百病針灸

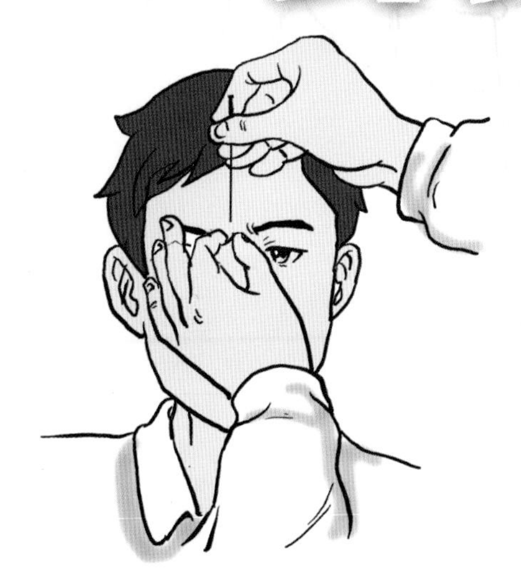

胡金生 主編

萬里機構·萬里書店出版

百病針灸

主編
胡金生

副主編
胡潔

顧問
趙中振

責任編輯
師慧青

插圖者
邵麗娜　陳焯嘉

封面設計
鄭遠芳

版面設計
劉紅萍

出版
萬里機構・萬里書店
香港鰂魚涌英皇道1065號東達中心1305室
電話：2564 7511　　傳真：2565 5539
網址：http://www.wanlibk.com

發行
香港聯合書刊物流有限公司
香港新界大埔汀麗路36號中華商務印刷大廈3字樓
電話：2150 2100　　傳真：2407 3062
電郵：info@suplogistics.com.hk

承印
中華商務彩色印刷有限公司

出版日期
二〇一二年一月第一次印刷

ISBN 978-962-14-4662-6

有關本書內容查詢，可電郵至iacm.hkbu.edu.hk

序言

胡金生教授主編的《百穴針按》上市後很受讀者歡迎，其後不久人民衛生出版社便相約在中國內地出版簡體版。《百穴針按》與《百病針灸》為姊妹篇，前者重點在取穴定位，後者側重具體疾病的治療。兩書互相呼應，相得益彰。

40年前針灸傳入美國，此後引發了國際性的針灸熱潮。針灸是中國的國粹，操作簡便、無污染。

針灸為世人解除痛苦的同時，也成為專業人士賴以生存的職業和西方醫療保健的一部分。隨着愈多人士對針灸的關注，雅俗共賞的針灸專業讀物，亦倍受市場歡迎。

《百病針灸》凝聚着胡金生教授30餘年在海內外從事針灸教學與臨床的寶貴經驗。本書的出版，為中醫藥《百字》系列叢書又增加了新的一員。本書圖文並茂、深入淺出，是普及中醫藥知識的精品之作。

胡教授是我多年的好友，治學嚴謹。本人作為本書的第一個讀者與第一個受益者，先睹為快之餘，故樂為之序。

趙中振

2011年8月

目錄

第四篇　骨外科

第五篇　皮膚科

第六篇　婦產科

第七篇　五官科

第八篇　兒科

第九篇　保健預防

穴位索引

概述

◎總論

◎針刺方法

總論

臨床工作者運用不同的治療手段，取得療效以解除患者的病痛為己任。針灸治療是在中醫理論指導下，應用辨證方法、處方配穴、手法操作、醫患配合而完成。

一、辨證準確：辨證準確是取得療效的重要一環。臨床可採用定位辨證、定性辨證，辨病相結合方法。

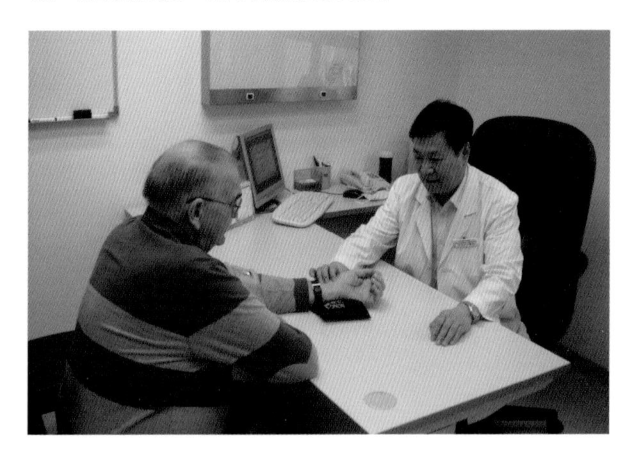

1. **定位辨證**：臨證時，根據患者病況選用不同的辨證方法，確定患病的部位。在確定病位後，運用「四診」所得確定病痛的具體位置及層次。例如：腰痛，要確定其痛具體位置在何處，仔細檢查病痛的位置，分清病變所在的皮、肉、筋、骨層次，為治療打好基礎。
2. **定性辨證**：確定患者屬於虛、實、寒、熱，分別應用不同的治法。
3. **結合辨病**：參考西醫的診斷有助於定位診斷。如：X-ray、MRI等。

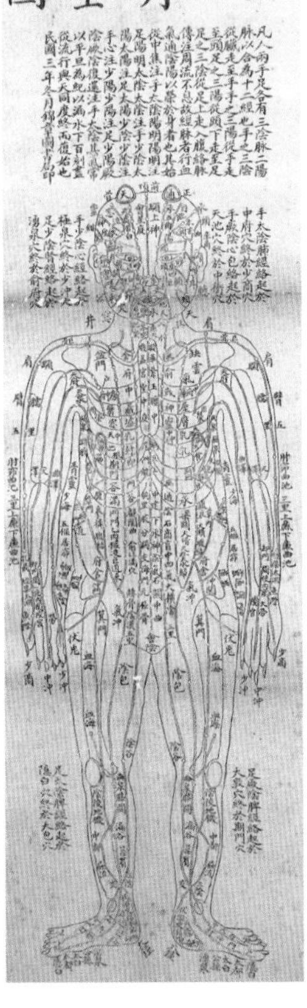

「明堂圖」和「銅人圖」為中國古代兩大系列針灸經絡和穴位圖。最原始版本已經失傳，現存國內外博物館、圖書館及私人收藏版本多為歷代「複製」的明堂圖和銅人圖。複製版本同樣具有很高的學術價值，不同版本體現了製作者對經脈和穴位的理解，也包含了各代針灸醫家的臨床經驗。此圖為明堂圖系列之一的正面圖，屬於質素較高的「紅圖」，刊印於民國，原圖現由李永明收藏。

（鳴謝：李永明）

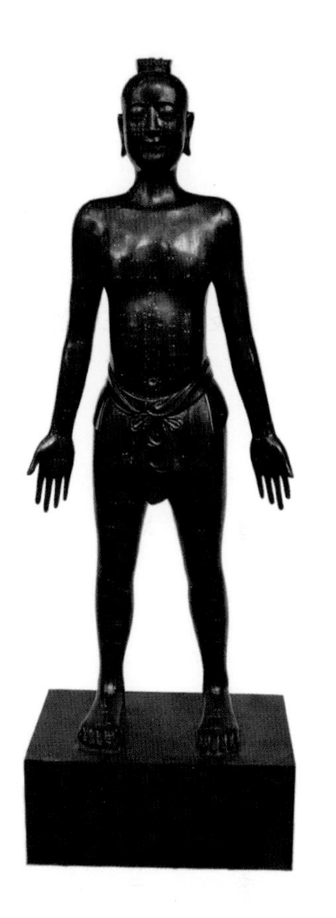

二、處方恰當：臨床應根據辨證的結果，參照局部選穴、遠部選穴和對症選穴選出恰當的針灸處方。

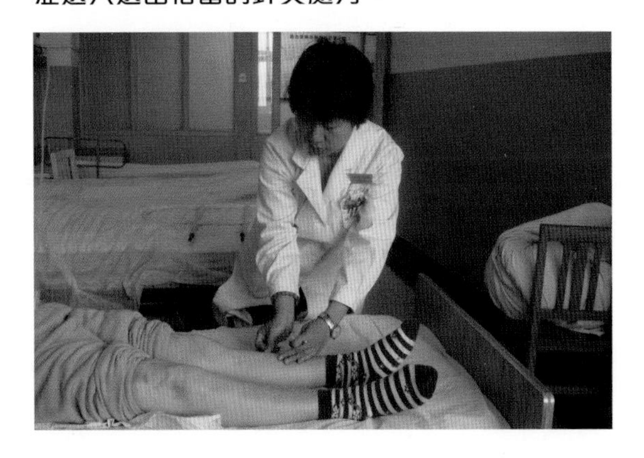

1. **基本處方**：每種病證有其基本處方，臨床可根據基本方加減應用。例如膝關節痛其基本方為：鶴頂、血海、梁丘、犢鼻、內膝眼。臨床可根據患者的不同情況加減：如局部腫脹加陰陵泉、三陰交；關節活動受限加陽陵泉；下肢無力加足三里；膝關節內、外側痛加局部阿是穴。

2. 分清主次：如患者同時患有數種病症，需分清輕重緩急，首先解決最困擾患者的問題，同時應參考其療效而定。

三、手法適宜：手法適宜是取得療效的關鍵。臨床應針對患者的病證特點，選擇適宜的補瀉手法。操作時可參考患者對針刺第一針的反應和第一次治療後的效果，找出適宜的手法。

1. **患者反應**：注意觀察患者對第一針的反應，參考反映制定適宜的手法。

2. **針後效果**：依據第一次治療後的效果，作為下一步治療的參照。

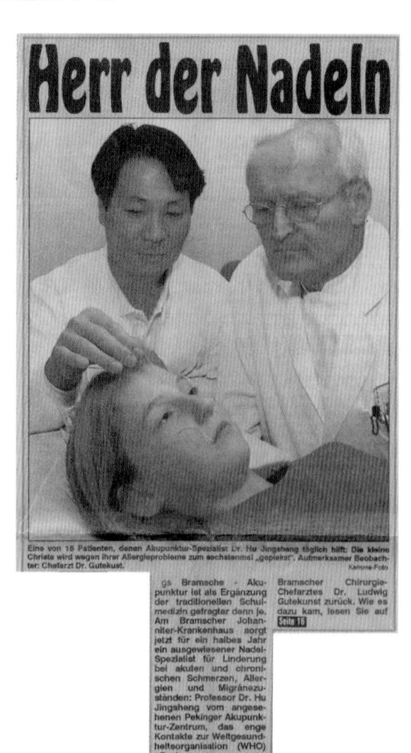

Herr der Nadeln

Eine von 15 Patienten, denen Akupunktur-Spezialist Dr. Hu Jingsheng täglich hilft: **Die kleine Christa wird wegen ihrer Allergieprobleme zum sechstenmal „gepiekst". Aufmerksamer Beobachter: Chefarzt Dr. Gutekust.**

Kemme-Foto

gs Bramsche - Akupunktur ist als Ergänzung der traditionellen Schulmedizin gefragter denn je. Am Bramscher Johanniter-Krankenhaus sorgt jetzt für ein halbes Jahr ein ausgewiesener Nadel-Spezialist für Linderung bei akuten und chronischen Schmerzen, Allergien und Migränezuständen: Professor Dr. Hu Jingsheng vom angesehenen Pekinger Akupunktur-Zentrum, das enge Kontakte zur Weltgesundheitsorganisation (WHO) pflegt.

Die Zusammenarbeit geht auf die Initiative des Bramscher Chirurgie-Chefarztes Dr. Ludwig Gutekunst zurück. Wie es dazu kam, lesen Sie auf Seite 16

四、醫患合作：醫患結合對疾病的治療有積極意義。

1. **治療時間**：告知患者將要進行的治療方法，使其配合。例如：肩周炎患者，在應用遠端穴位治療時，要指導患者進行肩部運動。

2. **治療期間**：囑肩周炎患者進行肩部功能鍛煉：如「上舉爬牆」，「背伸摸椅背」等。恰當的功能鍛煉對疾病的恢復有益。

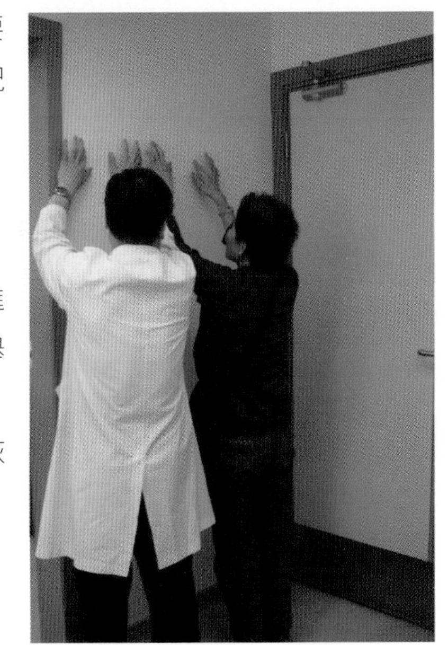
醫師指導患者做「上舉爬牆」

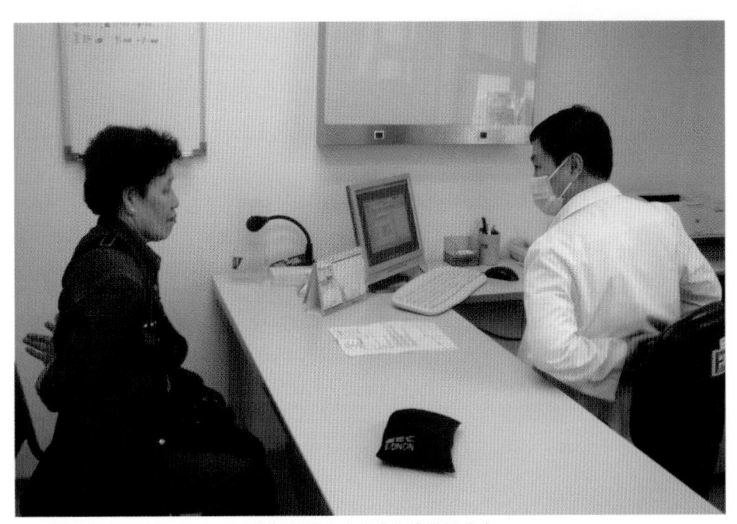
醫師指導患者做「背伸摸椅背」

《百病針灸》收集了百餘種病證，並保持《百字》系列叢書圖文並茂、簡潔明快的風格與特色，使讀者易懂易用。

所列病證。分為：認識本病、臨床見證、治療方法、具體操作、注意事項五部分討論。

- 認識本病：中西醫對本病的認識。
- 臨床見證：病證特點、診斷要點。
- 治療方法：簡明有效的針法和灸法。
- 具體操作：手法操作及臨證經驗。
- 注意事項：客觀評價有效性及臨床應注意的問題。

全書分為急症、痛證、臨床各科病證及保健預防四部分。

其中「急症」部分，介紹針灸治療急證快速有效的方法。及時緩解病痛，對危重病症針灸可起到急救，延長搶救時間的作用。

「痛證」，選擇常見的痛證，介紹有效的針灸方法以緩解病痛。

「臨床各科」，包括內、外、婦、兒、五官科的病種。

「保健預防」探討防病保健，提高生活質量的話題。人們常説「好醫生不僅治好病，而且使人不生病」。隨着人們生活水準的不斷提高，前來尋求針灸保健預防、調理身體的人漸多，這對臨床工作者提出了新的要求及挑戰。

針刺方法

傳統針刺法使用的金屬醫針有九種不同的形狀和用途，稱為「九針」。後來發展到金針、銀針，再到當今應用的不銹鋼針，傳統針刺法也發展成為現代毫針療法。

【毫針的構造、規格】

常用的毫針有三種：

- 1寸針0.22mm(直徑)x 25mm(長度)，多用於頭面、手腳末端。
- 1.5寸針0.25mm(直徑)x 40mm(長度)，多用於四肢、肌肉豐滿處。
- 3寸針0.30mm(直徑)x 75mm(長度)，多用於臀部。

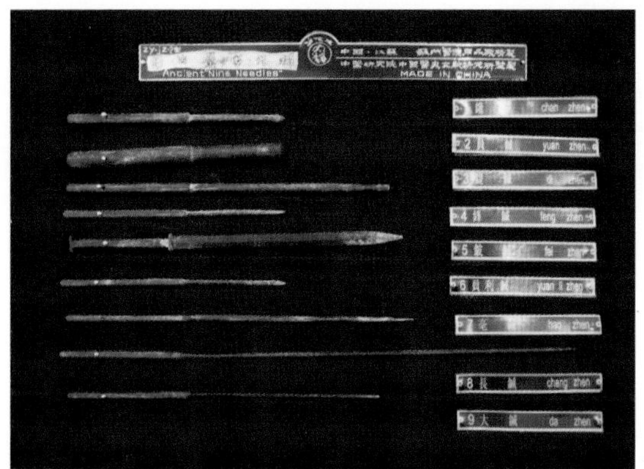

九針

【消毒】

針具、醫生手指、患者針刺部位均可用75%的酒精消毒。

【進針法】

進針的關鍵在於減輕皮膚疼痛，進針技巧為「輕、巧、快」。

1. 雙手進針法

- 指切進針：用左手拇指或食指指端按在腧穴位置的旁邊，右手持針，緊靠左手指甲將針刺入腧穴。

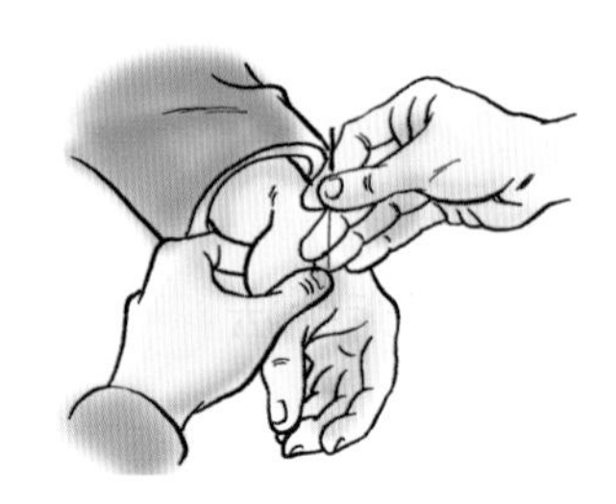

- 舒張進針：用左手拇指和食指將所刺腧穴部位的皮膚向兩側撐開，使皮膚繃緊，右手持針，使針從左手拇指和食指間刺入。

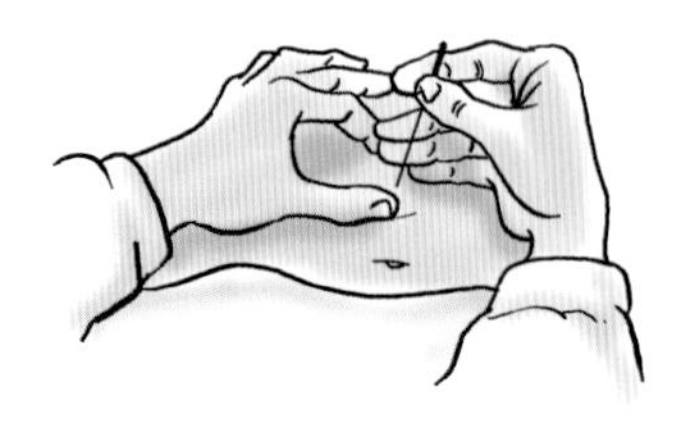

- 駢指進針：用左手拇指和食指拿着消毒棉球，夾住針身下端，將針尖固定在所刺腧穴的皮膚表面位置；右手捻動針柄，將針刺入腧穴。

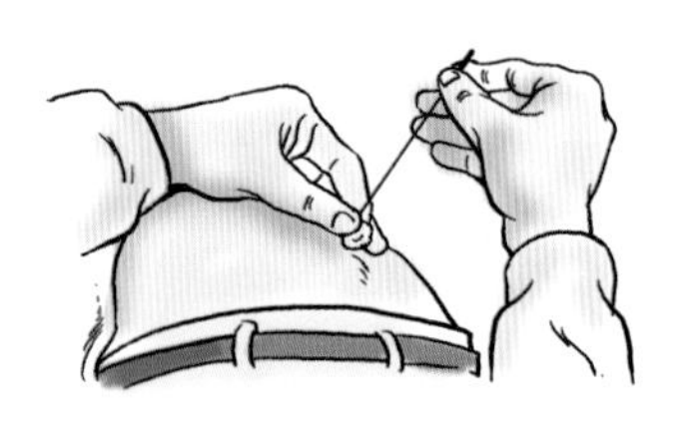

- 挾持進針：用左手拇指和食指將針刺腧穴部位的皮膚捏起，右手持針，從捏起的上端將針刺入。

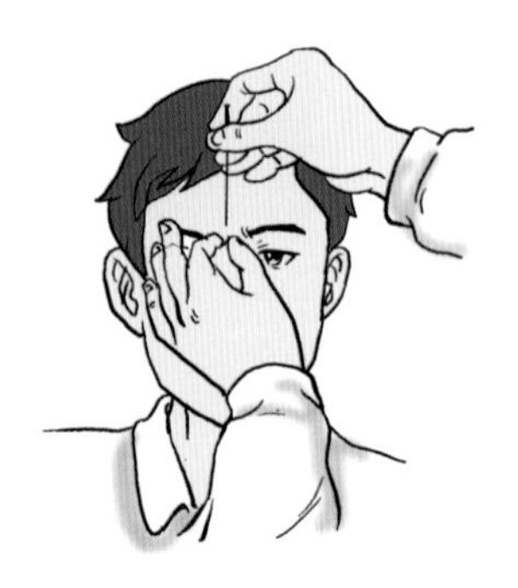

2. 單手進針法

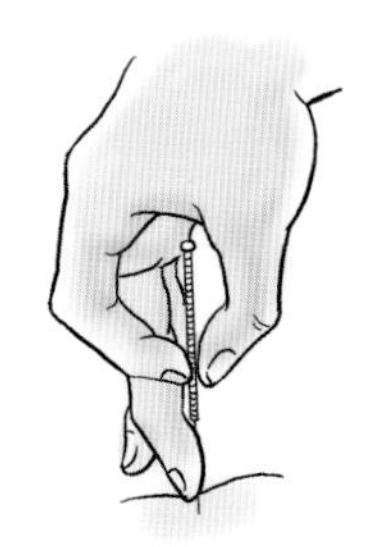

【基本操作手法】

1. 提插：針身在穴位內上提下插，稱為提插。提插時呈直線進出，幅度不宜過大。

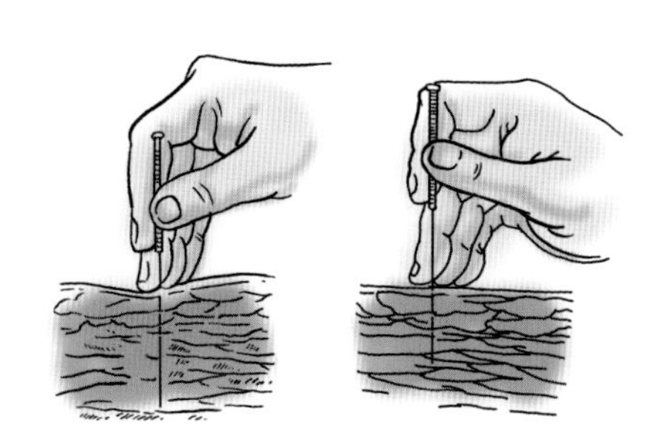

2. 捻轉：刺手執針，一前一後交替轉動。旋轉幅度一般在180°~ 360°左右，不可單向旋轉。

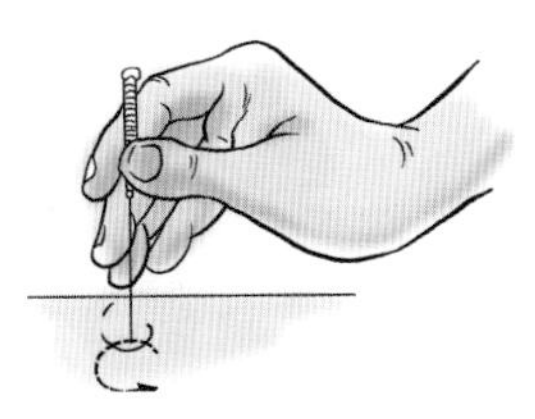

【針刺的角度】

- 直刺：將針體垂直，與皮膚呈90°角刺入，全身大多數穴位可以直刺。

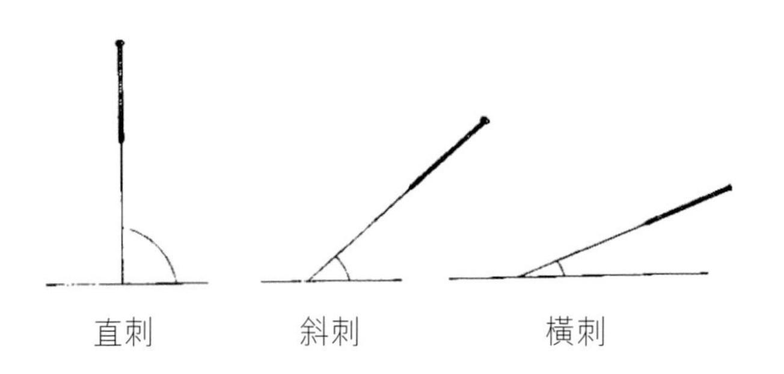

- 斜刺：針體與皮膚大約呈45°角刺入。某些穴位的部位，肌肉較薄，或穴位的深部當重要內臟所在，如胸背部穴位，適合斜刺。
- 橫刺：進針時，將針體與皮膚呈15°～25°角刺入。用來刺肌膚淺薄的穴位，如頭面、四指末端。

【針刺的深度】

針刺的深度是指針身刺入皮膚的深淺。臨床應根據病情、部位、體質、年齡等因素決定。

【得氣】

「得氣」又稱「針感」，指針刺時腧穴部位獲得經氣感應。《靈樞》中云：「刺之要，氣至而有效，效之信，若風之吹雲，明乎若見蒼天。」可見得氣與否以及得氣的快慢與療效有密切的關係。針刺過程中，有效的刺激強度就是以「得氣」為標誌。

得氣可從醫、患兩方面來體會。一般來說，醫者會感到運針的手下有沉緊的感覺，而患者受針的部位則會出現酸、麻、重、脹的感覺。

【針刺補瀉】

根據中醫「實則瀉之，虛則補之」的辨證論治思想，針刺時可運用補法、瀉法等不同的手法。

- **提插補瀉**

  補法：重插輕提。

  瀉法：重提輕插。
- **撚轉補瀉**

  補法：小幅度、慢速撚轉。

  瀉法：大幅度、快速撚轉。
- **平補平瀉**：得氣後均勻提插撚轉。

第一篇

急症

◎昏厥
◎癲癇發作
◎暈車船
◎心絞痛
◎胃痙攣
◎膽絞痛
◎痛經
◎高熱
◎中暑
◎急性腰扭傷

昏厥

中醫稱為厥證。西醫指休克、虛脫、昏厥、中暑、低血糖昏迷等。

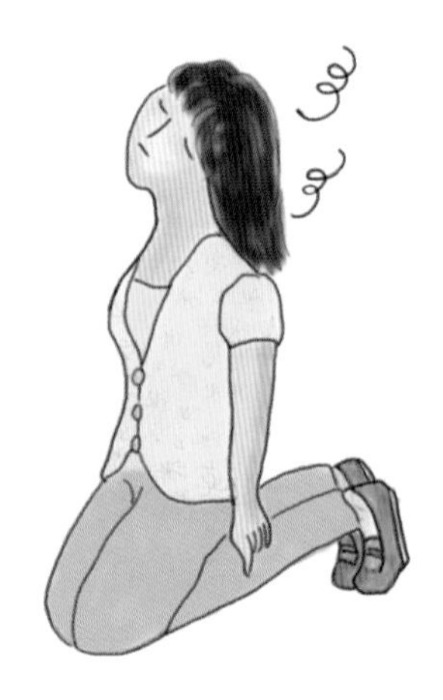

臨床見證

以突然昏倒，不省人事，四肢厥冷，血壓下降為特點的一種病症。

臨床分為虛證、實證。

虛證：患者體虛，面色蒼白，呼吸微弱，汗出肢冷，舌淡，脈沉細無力。

實證：素體健壯，面紅目赤，呼吸急促，四肢厥逆，舌紅，脈沉弦。

治療方法

實證：蘇厥開竅。　**處方**：人中、內關。

虛證：回陽救逆。　**處方**：神闕、足三里。

具體操作

針刺

❶實證：人中斜刺向上方0.5~0.7寸，用提插手法；內關用撚轉手法。持續行針至血壓回升，病情好轉為止。

❷虛證：神闕用大艾炷灸，不計壯數至肢溫回厥為止。足三里針刺用補法。

注意事項

針灸可起到蘇厥，延長搶救時間的作用。如病情惡化應及時搶救。

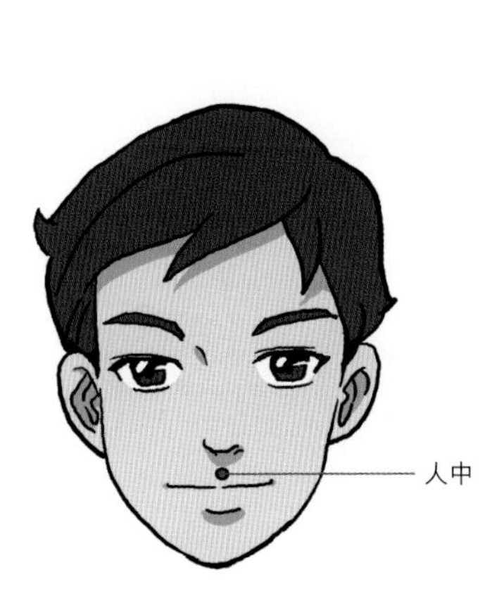
人中

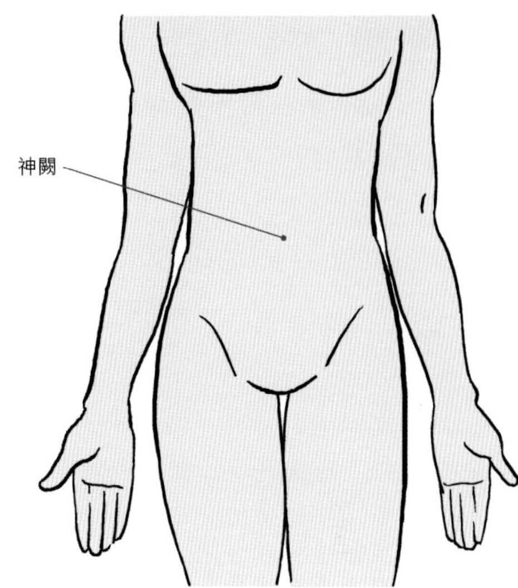
神闕

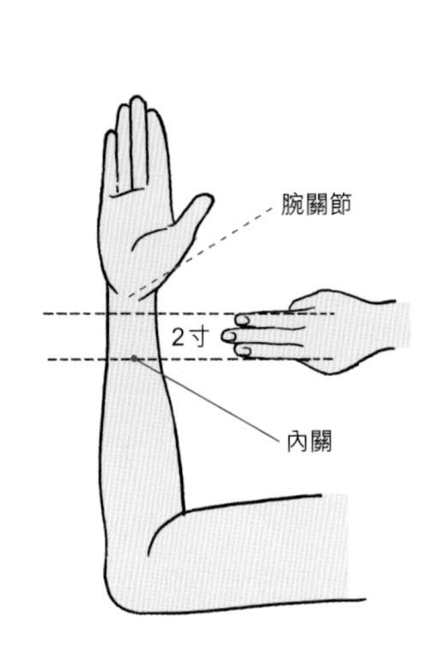
腕關節
2寸
內關

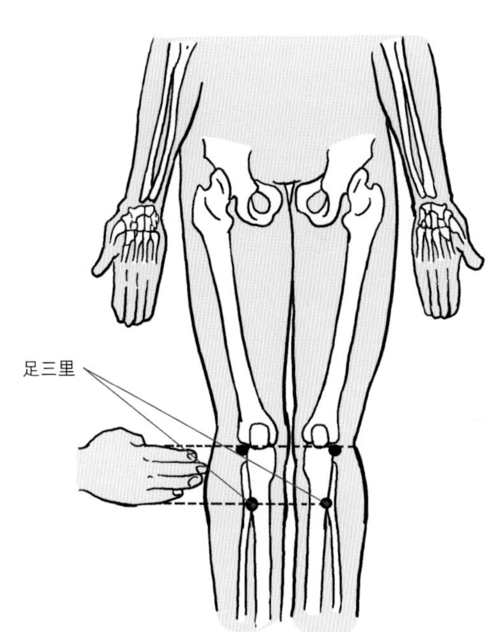
足三里

癲癇發作

癲癇是一種發作性精神失常的疾病。俗稱「羊癲瘋」。

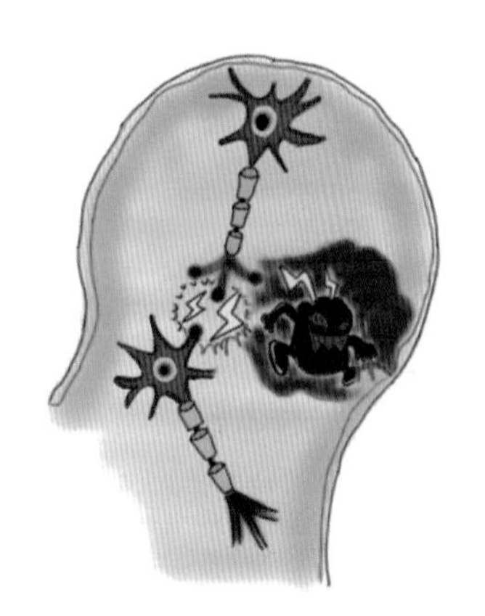

臨床見證

發作時突然撲倒，昏不知人，口吐涎沫，四肢抽搐，或有鳴聲，醒如常人。

治療方法

化痰開竅，熄風定癇。

處方：人中、風池、太沖。

加減：持續不醒加湧泉。

具體操作

針刺

❶人中：斜刺向上方0.5~0.7寸，提插行針30秒，每間隔1分鐘重複操作，至患者清醒。

❷風池：刺向對側口方向1~1.2寸，得氣後持續撚轉30秒，每間隔1分鐘重複。

❸太沖：斜刺向足跟方向1寸，得氣後行提插撚轉30秒，每間隔1分鐘重複。

❹湧泉：直刺0.5寸，得氣後撚轉30秒，每間隔1分鐘重複操作至患者清醒。

注意事項

針刺可起到縮短癲癇的發作時間，使之儘快蘇厥避免進一步發生意外。

繼發性癲癇應積極治療原發病。

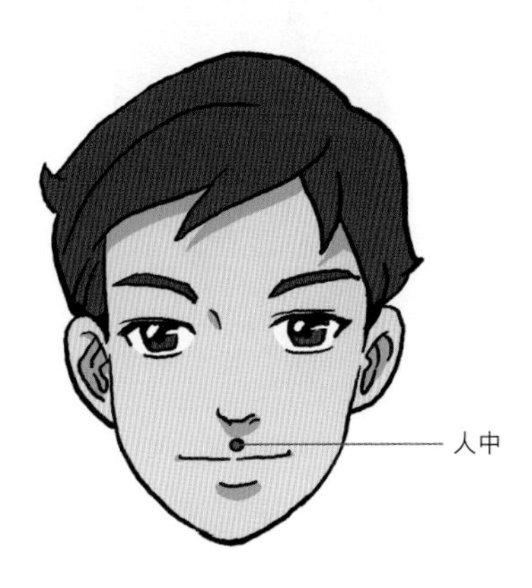
人中

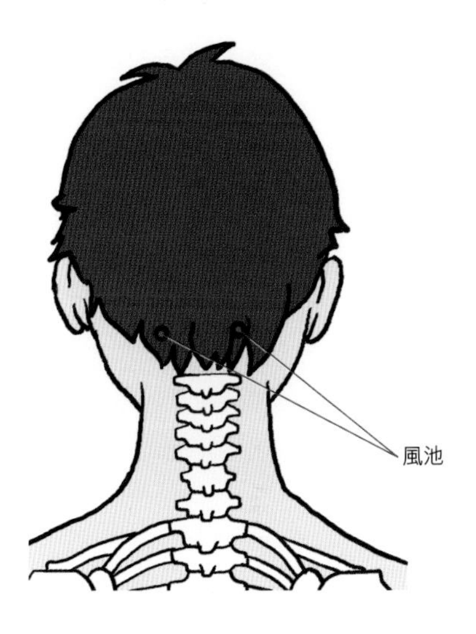
風池

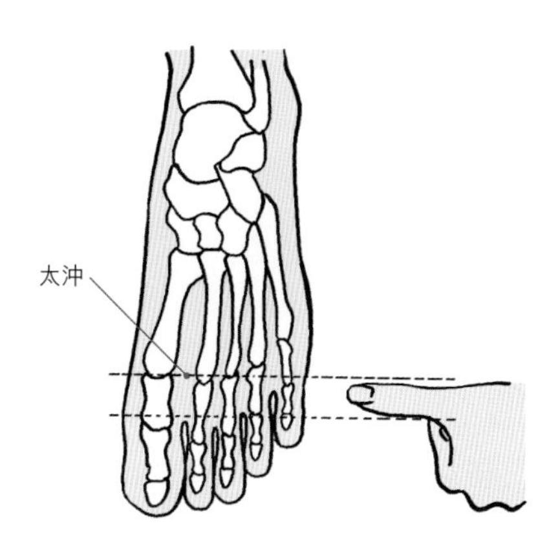
太沖

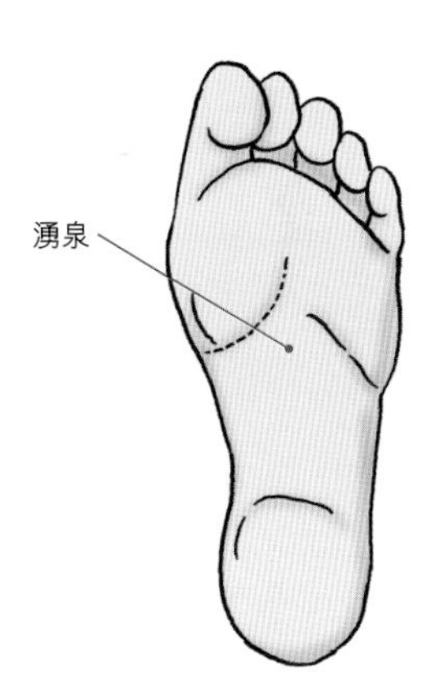
湧泉

暈車船

暈車、暈船、暈機等暈動病的總稱。

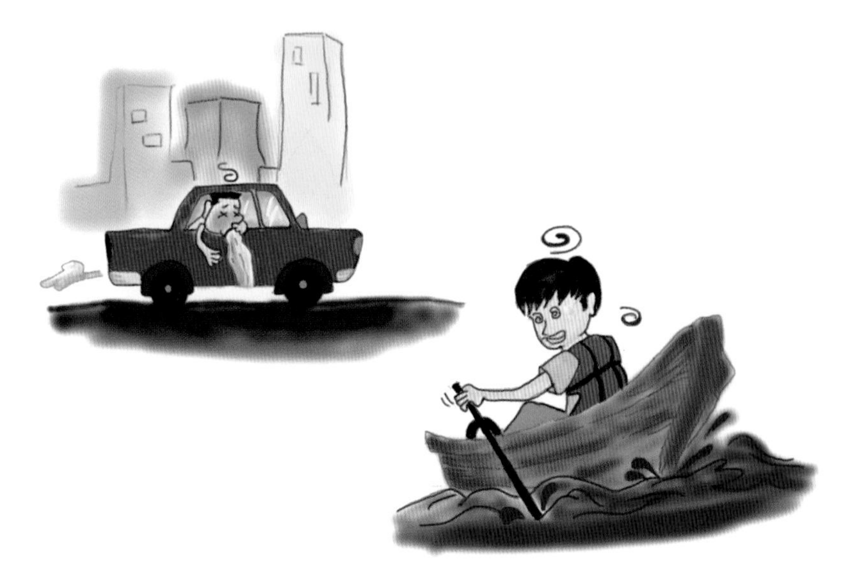

臨床見證 乘坐交通工具時出現出冷汗、噁心、嘔吐、頭暈等症狀。

治療方法 平衡止暈。

處方：印堂、太陽、風池、內關。

按摩：印堂、太陽、風池、內關。

具體操作 **針刺**：乘車船前，針刺上述穴位，採用平補平瀉法，印堂穴可於乘坐中留針。

按摩：乘車船前和乘坐中用食指按揉印堂、太陽穴每次1分鐘，間隔10分鐘重複1次。風池、內關穴用拇指按揉，方法同印堂、太陽穴。

注意事項 避免不良的視覺刺激。乘車、船、飛機時少向窗外觀看，看書易誘發暈動病，因此閉目養神可減少暈動病的發生。

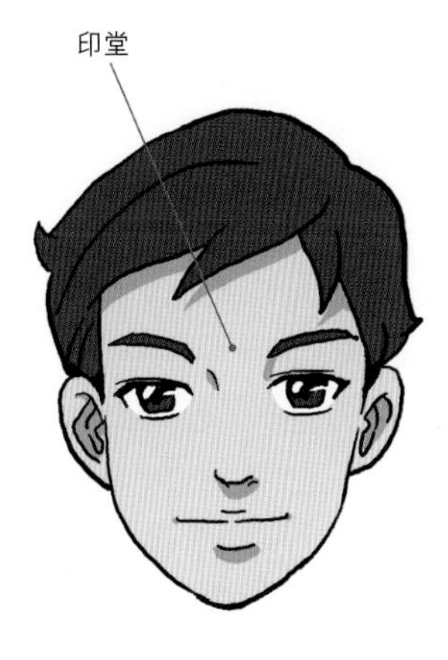
印堂

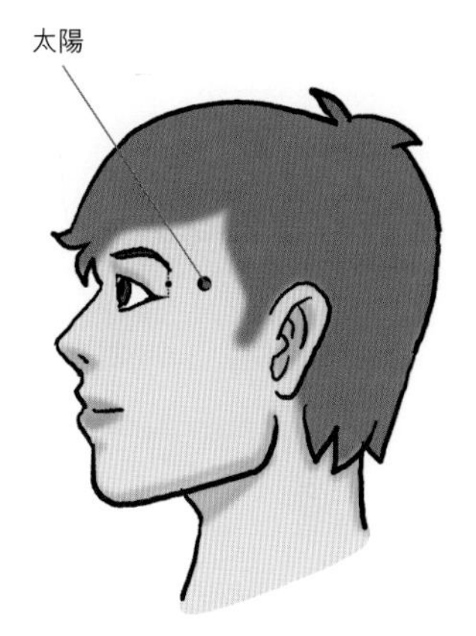
太陽

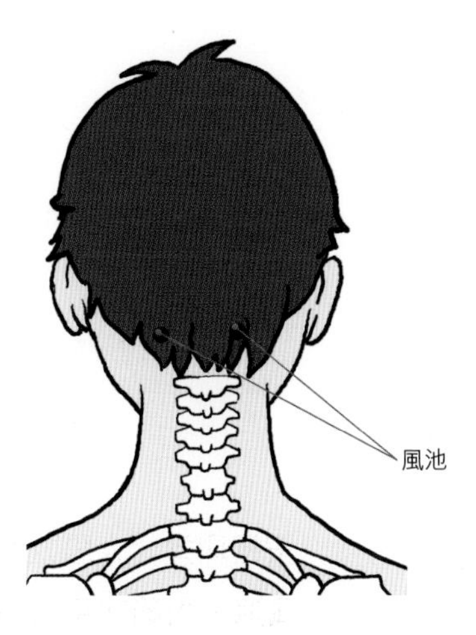
風池

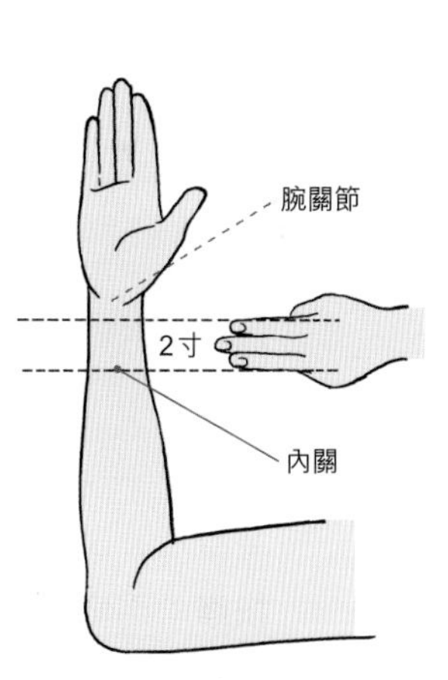
腕關節
2寸
內關

心絞痛（劇痛）

中醫稱為「胸痹」。包括西醫指的冠心病、心絞痛等。

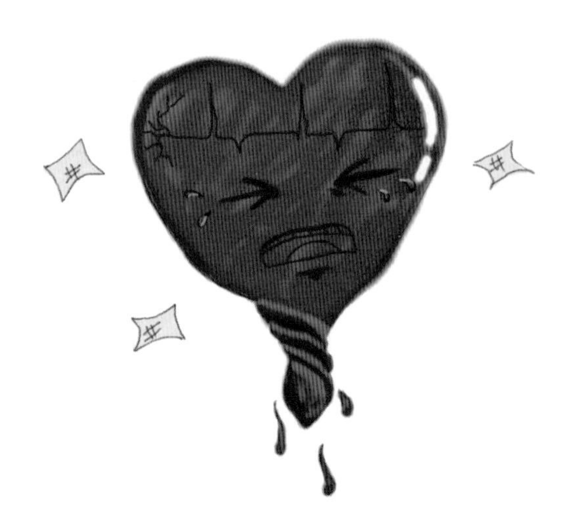

臨床見證　胸悶、胸痛，痛引背部，心悸、氣短、喘息、汗出、肢冷。

治療方法　通陽散寒，化瘀止痛。

處方：內關、膻中、心俞、厥陰俞。

耳針：心、小腸、胸、神門、交感、皮質下。

按摩：內關。

具體操作　**針刺**：上述4穴針刺得氣後用撚轉手法，持續30秒，留針30分鐘，每隔10分鐘行針1次，至疼痛緩解。

耳針：針刺用強刺激，留針30分鐘。每10分鐘行針1次，至疼痛緩解。

按摩：用拇指持續按壓內關穴，至疼痛緩解。

注意事項　針刺、按摩可以改善冠心病心絞痛引起的胸悶、胸痛，心悸等症狀。

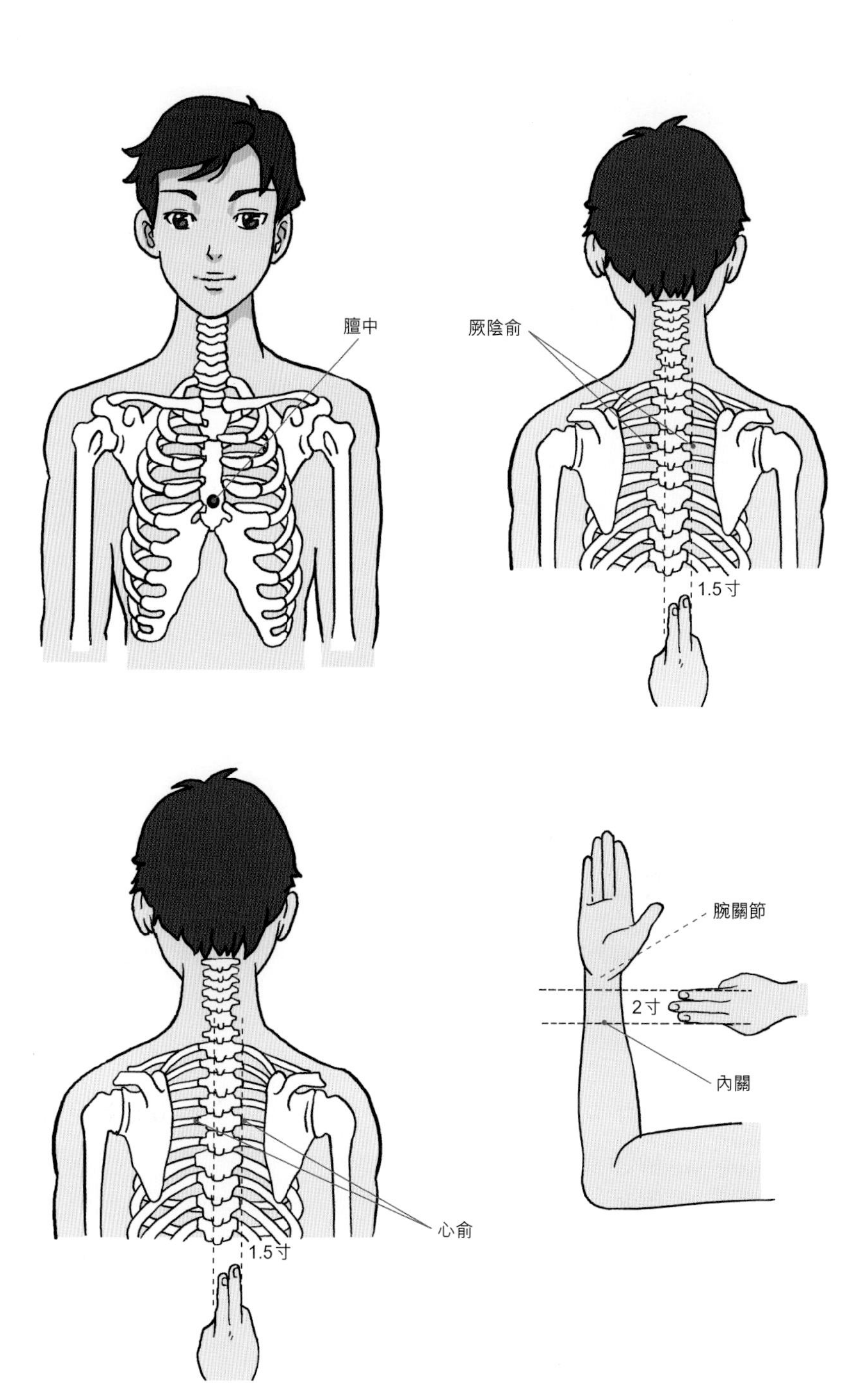
膻中
厥陰俞
1.5寸
腕關節
2寸
內關
心俞
1.5寸

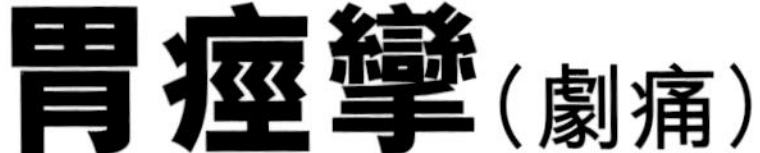

胃痙攣（劇痛）

急慢性胃炎，消化性潰瘍等引發的急性、痙攣性劇痛。

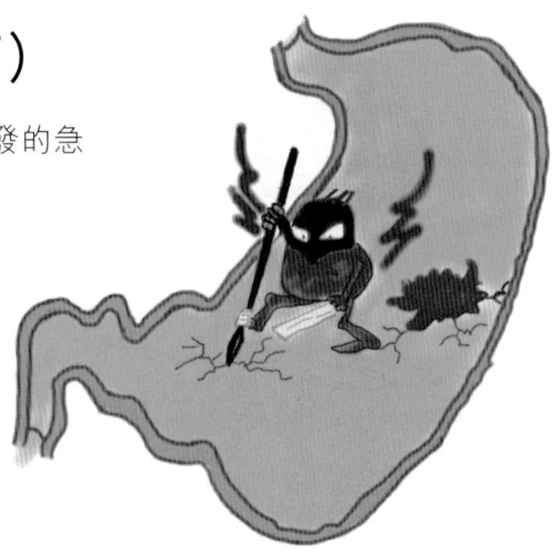

臨床見證 突發胃脘疼痛。

治療方法 和胃理氣止痛。

處方：足三里、中脘、膈俞、陽陵泉。

耳針：胃、神門、交感、肝。

按摩：膈俞、胃俞。

具體操作 **針刺**：足三里進針得氣後誘導針感上行為佳，留針30分鐘；中脘、膈俞得氣留針；陽陵泉可用於因情緒波動引起的胃痛。

耳針：針刺用強刺激，留針30分鐘。每10分鐘行針1次，至疼痛緩解。

按摩：膈俞、胃俞用拇指持續按揉，至疼痛緩解。

注意事項 針刺有較好緩解胃痙攣疼痛的作用。

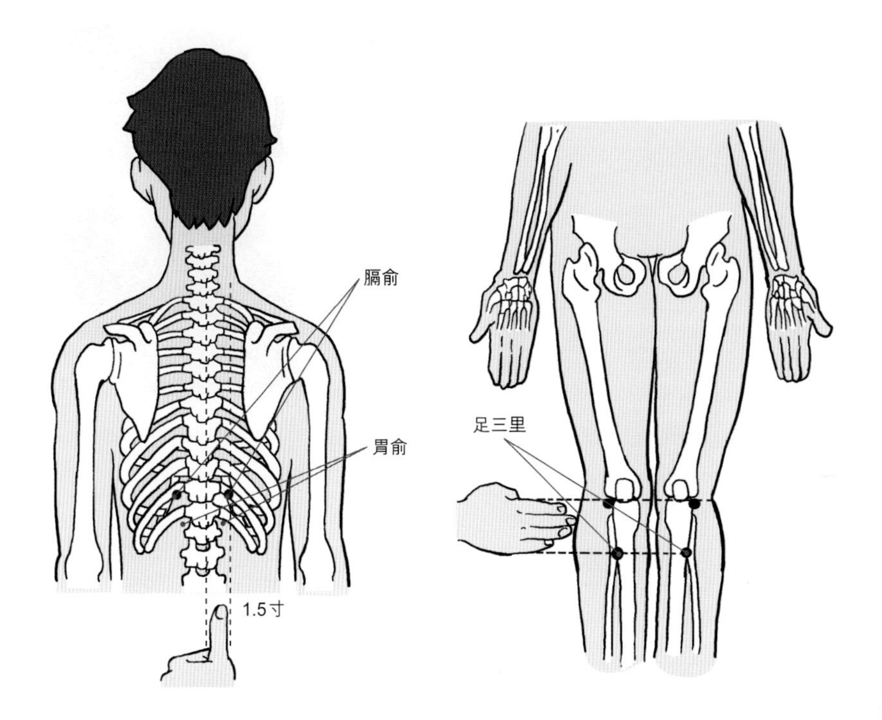
膈俞
胃俞
1.5寸
足三里

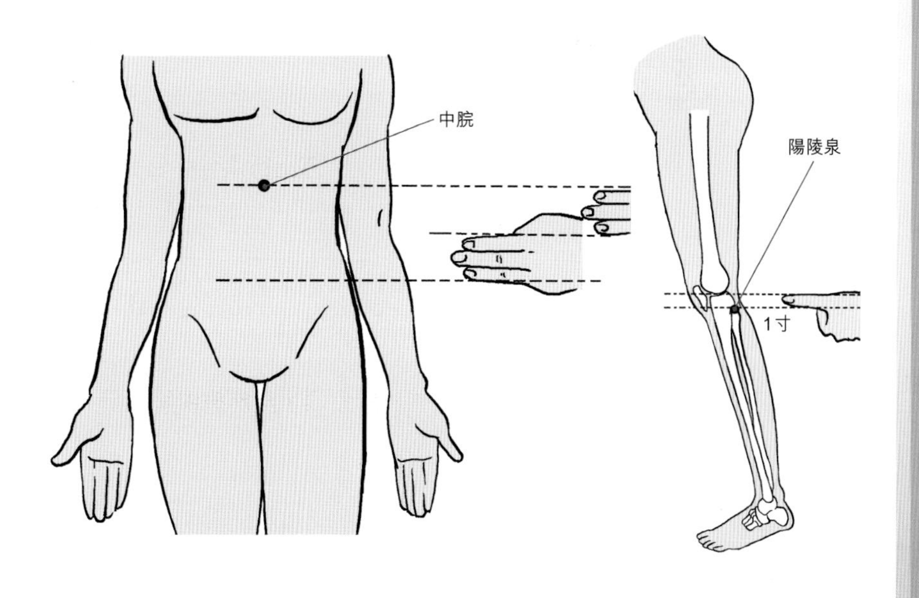
中脘
陽陵泉
1寸

膽絞痛（劇痛）

膽結石、膽囊炎急性發作引起的劇痛。

不趕緊立即清除道路堵塞的危險物，膽管路要「爆炸」
膽
絞
痛
氣油
結石
結石

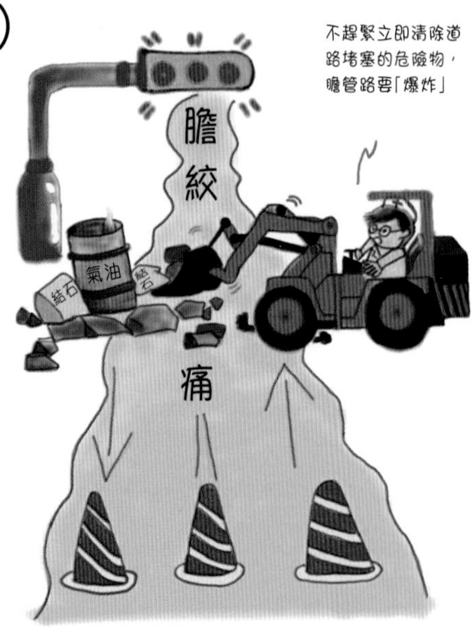

臨床見證 脅肋部（右上腹）劇痛，陣發性加劇，痛處拒按。

治療方法 疏肝利膽，行氣止痛。

處方：日月（右）、期門（右）、膽俞、肝俞、膈俞、支溝、陽陵泉。

電針：日月（右）、期門（右）、支溝、陽陵泉。

耳針：肝、膽、交感、神門、皮質下。

具體操作 **針刺**：上穴得氣後用提插瀉法，運針30秒，留針30~60分鐘，每10分鐘行針1次，至疼痛緩解。

電針：每選2穴，通電連續波30分鐘。

耳針：針刺強刺激，留針30分鐘。至疼痛緩解。

注意事項 於處方中所列穴位附近找出阿是穴或疼痛反映點針刺效果較佳。

膽絞痛疼痛劇烈，且不易緩解，體、耳、電針可配合應用。

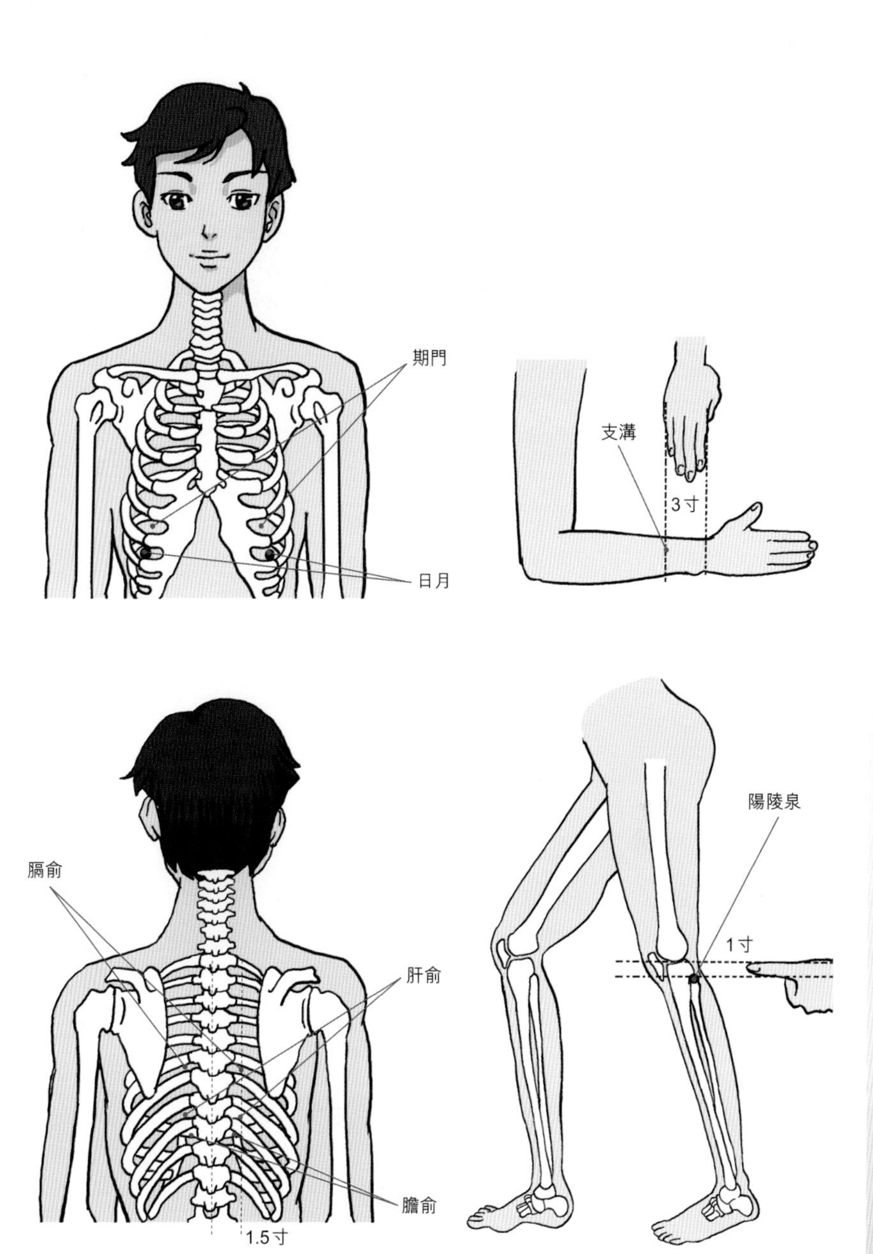
期門
日月
支溝
3寸
膈俞
肝俞
膽俞
1.5寸
陽陵泉
1寸

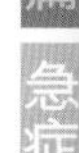

痛經（劇痛）

痛經急性發作引起的劇痛。

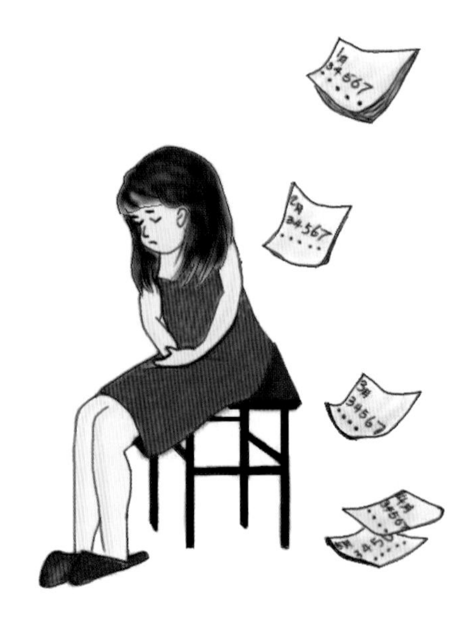

臨床見證 小腹、腰部疼痛，劇痛難忍。

治療方法 通經理氣止痛。

處方：中極、地機、三陰交、合谷、太沖。

耳針：子宮、內分泌、交感、神門、腹、肝。

具體操作 **針刺**：上穴得氣後用撚轉手法，留針30分鐘，每10分鐘行針1次，至疼痛緩解。

耳針：針刺強刺激，留針30分鐘，至疼痛緩解。

注意事項 囑患者經期避免情緒波動及受寒冷。

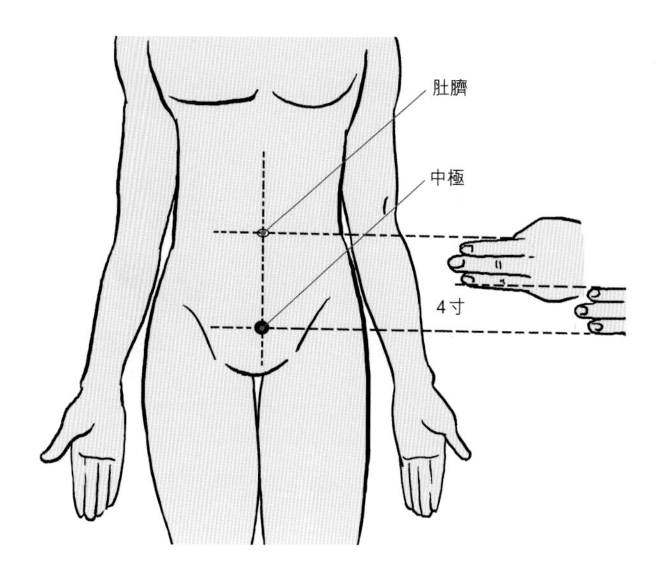
肚臍
中極
4寸

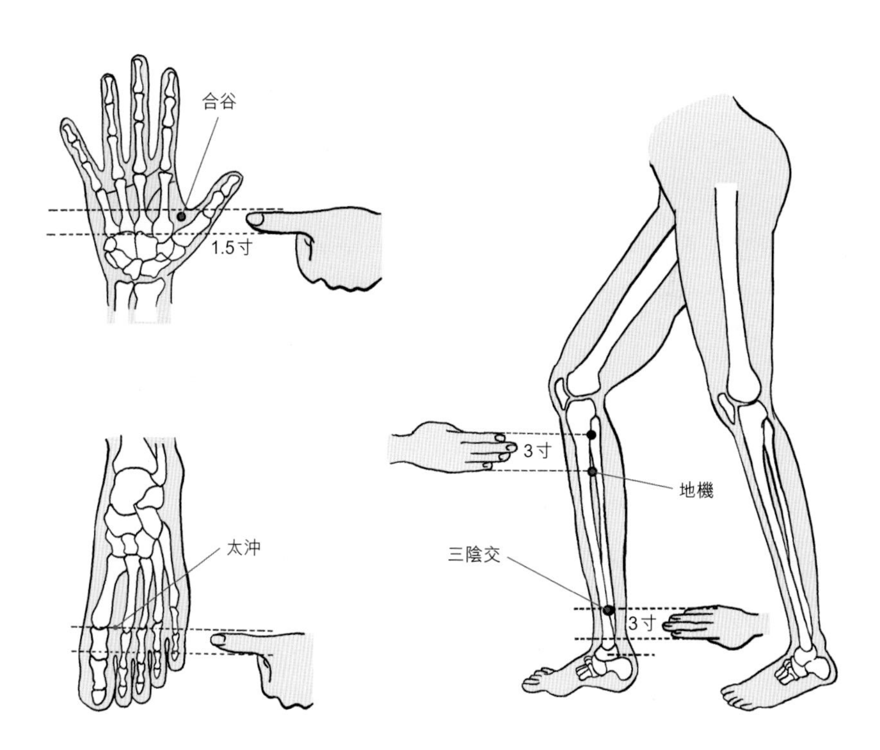
合谷
1.5寸
3寸
地機
太沖
三陰交
3寸

高熱

指體溫超過39度。

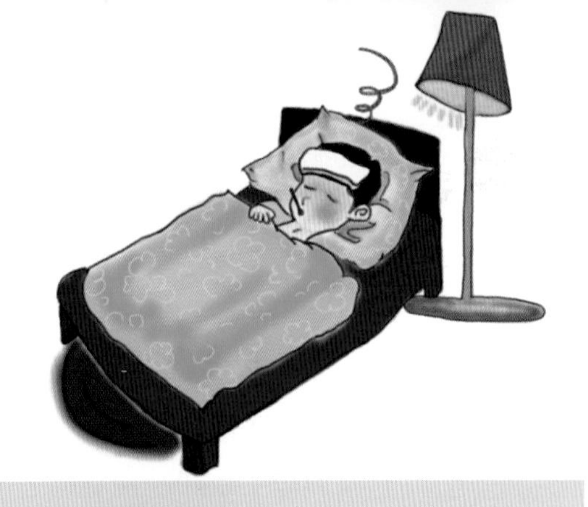

臨床見證 持續高熱不退。

治療方法 清熱降溫。

針刺：曲池、大椎、合谷、十宣。

耳針：神門、腎上腺、耳尖。

具體操作 **針刺**：曲池、大椎、合谷用提插瀉法，十宣放血，每穴放血量為5滴。

耳針：神門、腎上腺、強刺激，留針30分鐘，耳尖用放血，放血量為5滴。

注意事項 針刺對高熱有一定的療效，但應查明原因，並針對病因進行治療。

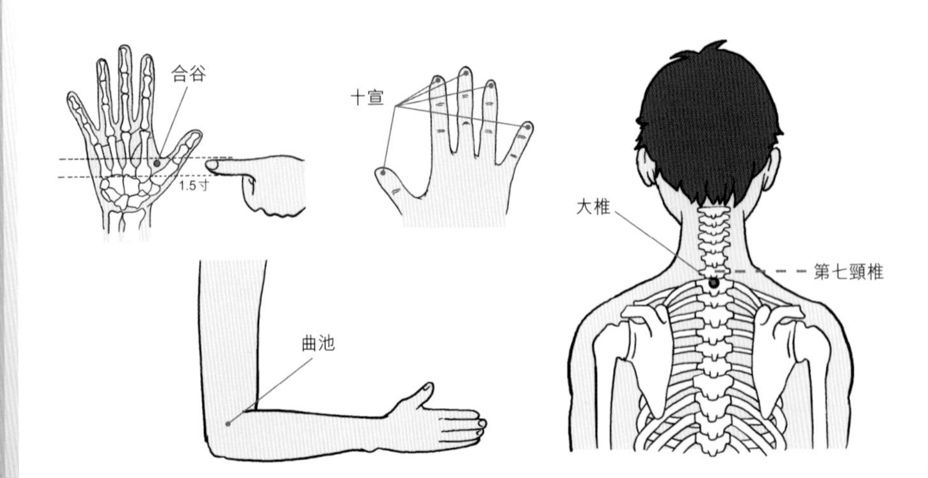

中暑

中暑是一種急性病。

臨床見證 壯熱、煩悶噁心，甚則昏倒、不省人事。臨床分為輕證和重證。

輕證：頭暈，汗多，口乾、煩渴、脈數。

重證：頭痛，煩渴，汗出，突然昏倒，不省人事，脈沉無力。

治療方法 **輕證**

處方：大椎、內關、曲池、委中。

重證

處方：人中、百會、十宣、曲澤、委中。

具體操作 **針刺**：採用瀉法，其中委中、十宣、曲澤用放血法，每穴出血5滴。

注意事項 為避免中暑，盡量減少高溫時戶外活動。

高溫環境下應注意補充水分。

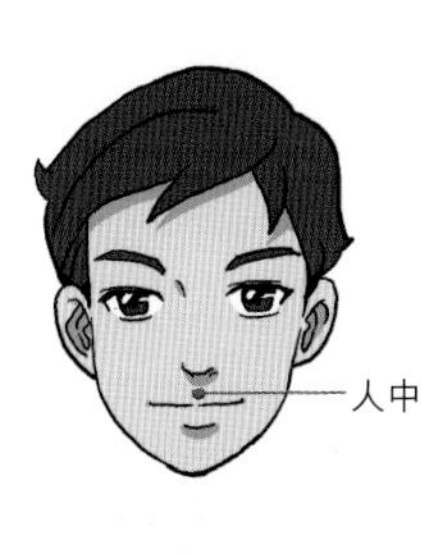

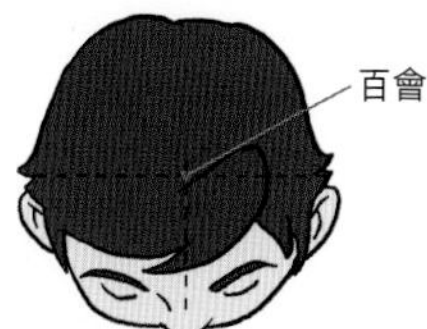

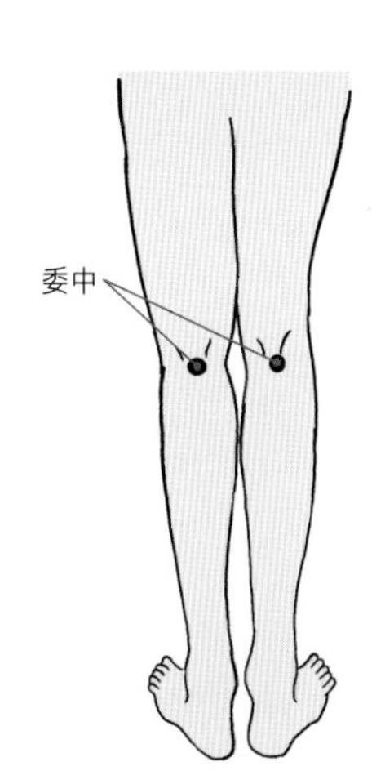

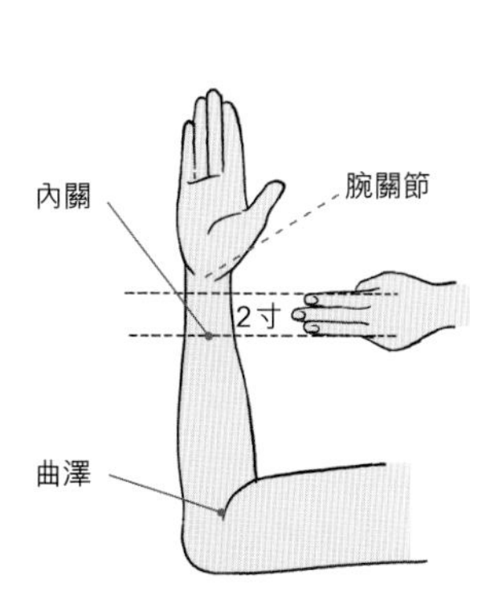

急性腰扭傷

急性腰扭傷多見於腰部軟組織損傷。

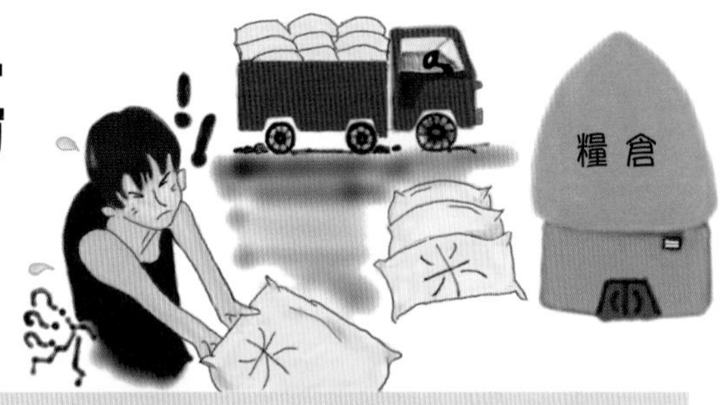

臨床見證　腰脊強痛，活動受限。

治療方法　通經活絡止痛。

處方：

❶對應取穴法：適應於一側腰肌損傷。

❷人中刺法：適應於急性腰扭傷，腰脊強痛者。

❸刺腰痛穴：適應於急性腰扭傷引起的疼痛。

具體操作　**針刺：**

❶對應取穴法：在受損部位找出壓痛點，將壓痛點及其對側相對應部位作為針刺點，同時針雙側。壓痛點採用較輕的刺激，對應點採用較強的刺激。上兩點得氣行針30秒後，將針提至皮下，令患者活動腰部，上法可重複3次。

❷人中刺法：人中斜向上方刺入0.5~0.7寸，得氣後用撚轉手法，邊行針邊令患者活動腰部。每次行針30秒，可重複3次，中間間隔10分鐘。

❸刺腰痛點：由兩側向掌中斜刺0.5~1寸，雙側同用。針刺得氣後用撚轉手法，邊行針邊令患者活動腰部，每次行針30秒，可行針3次，中間間隔10分鐘。

上述3種方法，可分別應用，也可配合應用。

注意事項　針刺治療急性腰扭傷時，注意令患者配合活動。

針刺治療腰部軟組織損傷引起的急性腰痛效果顯著。

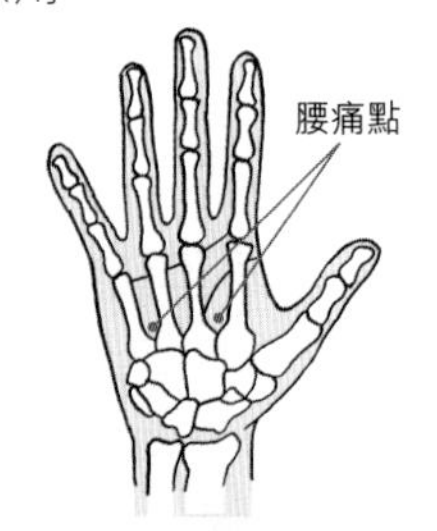

第二篇

痛證

◎頭痛
◎偏頭痛
◎面痛
◎肩痛
◎背痛
◎脊柱痛
◎肘痛
◎腕痛
◎胃脘痛
◎腹痛
◎脅痛
◎腰痛
◎腿痛
◎膝關節痛
◎足跟痛
◎踝關節痛

頭痛

頭痛見於多種急慢性疾患。中醫認為外感、內傷均可導致頭痛。

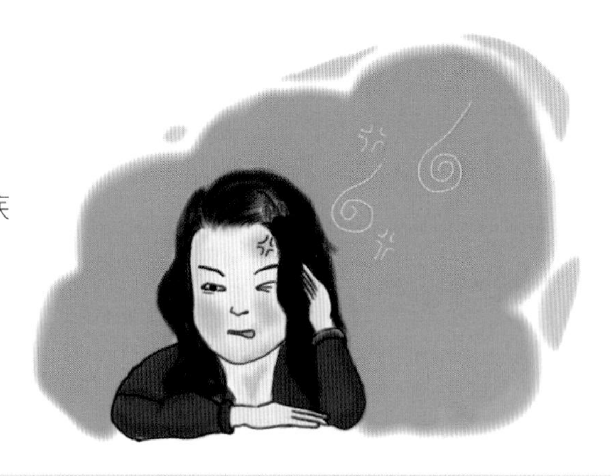

臨床見證

外感頭痛發病急，病勢較劇，伴外感特點；內傷頭痛，起病緩慢，病勢較緩，伴臟腑功能失調的特點。

治療方法

分經局部取穴與遠端配穴。外感頭痛以祛邪為主，內傷頭痛應調整臟腑氣血功能。

處方：

❶前頭痛：陽白、攢竹、頭維、合谷、內庭；

❷側頭痛：風池、太陽、頭維、率谷、外關、足臨泣；

❸後頭痛：風池、天柱、玉枕、後溪、崑崙；

❹頭頂痛：百會、四神聰、風池、太冲、湧泉。

加減：外感風寒加灸大椎、風門；風熱加刺大椎、曲池；風濕加陰陵泉；腎虛加腎俞、關元、太溪；肝陽偏亢加肝俞、行間；氣血虛加氣海、足三里、三陰交。

具體操作

針刺：實證宜瀉，虛證宜補。因風寒所致者可配合灸法。風池為治療頭痛的要穴。針刺斜向上方1~1.2寸，得氣後誘導針感傳導至頭側部位。

注意事項

內傷頭痛，經治療痛止後，應進一步調整失衡的臟腑功能以治本，防止復發。

頭痛久治不癒，應考慮顱內或其他病變，建議進一步檢查與治療。

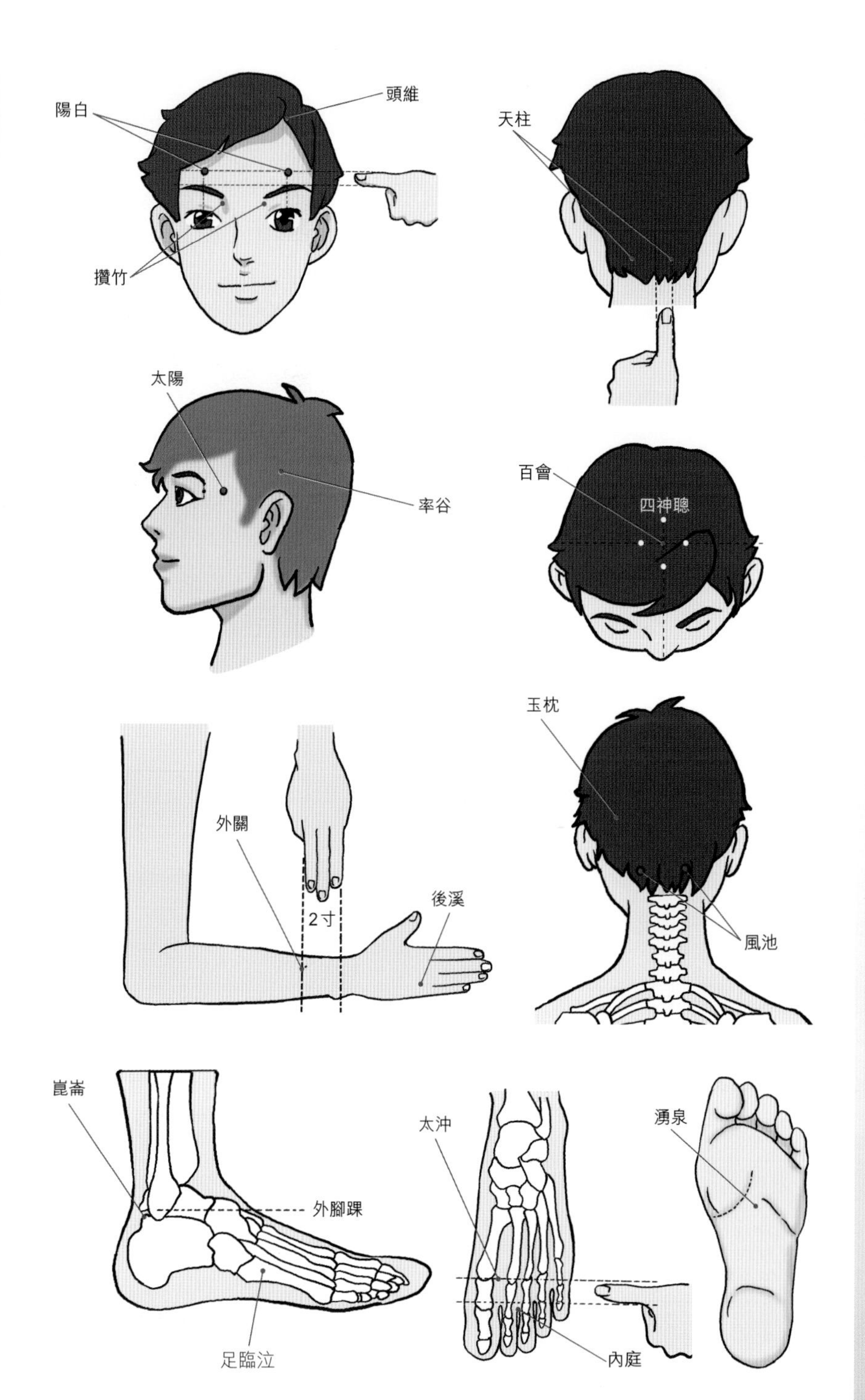
陽白
頭維
攢竹
天柱
太陽
率谷
百會
四神聰
玉枕
外關
2寸
後溪
風池
崑崙
外腳踝
足臨泣
太沖
內庭
湧泉

偏頭痛

偏頭痛是一種發作性病證。因其常因風邪而作，又稱為「頭風」。

臨床見證

頭痛劇烈，痛處多固定於頭部一側。

寒濕頭痛：氣候變化或陰雨天發作，頭部沉重，舌苔白膩，脈沉弦。

氣滯血瘀：頭痛劇烈，部位固定，婦女於經前或經期發作，舌暗或有瘀斑，脈弦。

肝陽上亢：頭痛，煩躁易怒，每於情志不暢而發作，舌紅苔黃，脈弦數。

頸項強痛：頭痛，頸項部肌肉僵硬、疼痛，脈弦。（與頸椎病有關）。

治療方法

處方：風池、率谷、懸鐘、太陽、外關、合谷、太沖、阿是穴[註]。

加減：寒濕加太溪、關元；氣滯血瘀加關元、血海、三陰交；肝陽上亢加神門、內關；頸椎病加頸部夾脊穴。

電針：率谷、風池。

具體操作

針刺：風池於得氣後，誘導針感到達頭側為佳。阿是穴多在頭側部、頸部或下肢內側的肝經循行線上，針刺施以瀉法，亦可點刺出血，在頭痛發作時，尤為有效。餘穴用平補平瀉法，留針30分鐘。寒濕所致可以配合灸法。

電針：率谷、風池。得氣後用電針30分鐘。

頭風的治療，每於感受風寒而頭痛作，痛勢劇烈。可在患部重用灸法，阿是點針以瀉之。

久痛入絡，即頭痛經久不癒，成為血瘀頭痛，痛處固定。在痛處局部採用三棱針點刺放血，出血量為5~10滴。

頭痛與月經有關者，在治療頭痛時，應注意調經，可選取任、肝、脾經穴。

注意事項

注意當地氣候對本病的影響。香港多濕熱，應加強健脾利濕清熱。

經治療頭痛止後，應繼續治療5~10次，以調整失衡的臟腑功能，防止復發，手法以平補平瀉為主。

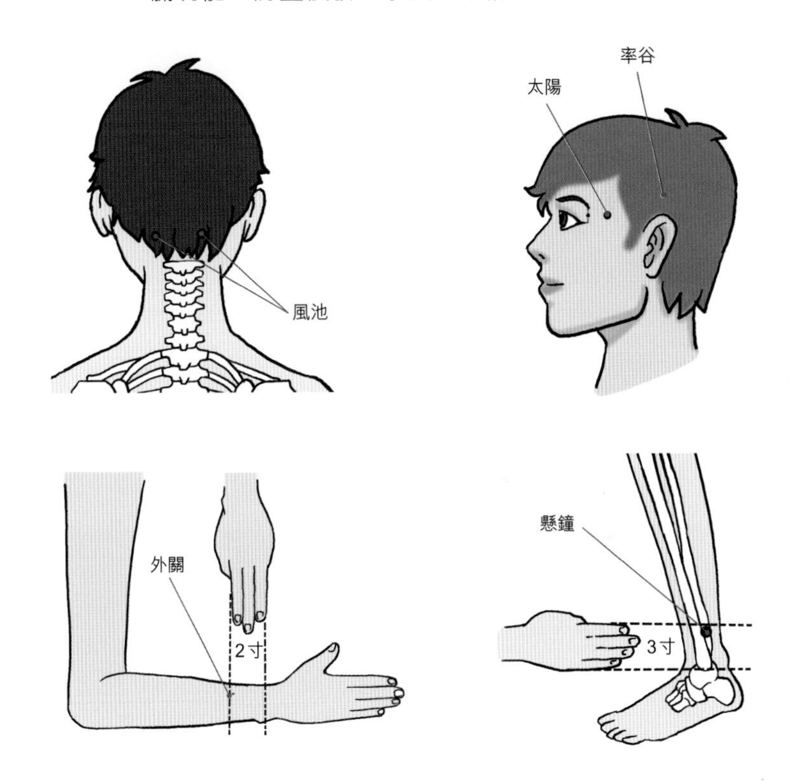

註：

阿是穴：無固定位置，隨病而定，以病痛局部或與病痛有關的壓痛或緩解點為腧穴。全書通用。

面痛（三叉神經痛）

面部、三叉神經分佈區內出現陣發性、短暫性劇烈疼痛。屬於中醫面痛範疇。

臨床見證

常因觸及面部某一點而突然發作，如洗臉、漱口、進食和談話等。發作其痛難忍，呈刀割、針刺、燒灼感，部分患者伴有患側面肌抽搐、流淚。

治療方法

瀉火、通經、活絡、止痛。

處方：

第1支痛，主穴：魚腰，局部配穴為陽白、太陽。

第2支痛，主穴：下關，局部配伍四白、顴髎。

第3支痛，主穴：夾承漿，局部可配頰車、翳風。

配穴：外關、合谷、足三里、陽陵泉。

加減：胃火加內庭；肝火盛加行間；陰虛火旺加然谷、太溪。

扳機點：三叉神經痛患者，常因觸及某個部位而誘發，此點稱為扳機點。多出現在口角週圍。

具體操作

針刺：主穴得氣後採用提插撚轉瀉法，局部配穴應用平補平瀉法。

❶肝、胃火盛用瀉法；陰虛火旺用平補平瀉法。

❷留針30~60分鐘，每隔10分鐘行針1次。

❸扳機點：每次可選1~2個針刺，用毫針淺刺平補平瀉法。

注意事項

❶繼發性三叉神經痛應考慮治療其原發病。

❷囑多食用粗纖維蔬菜及水果，以保持大便通暢，使「火」有出路，邪火得泄。

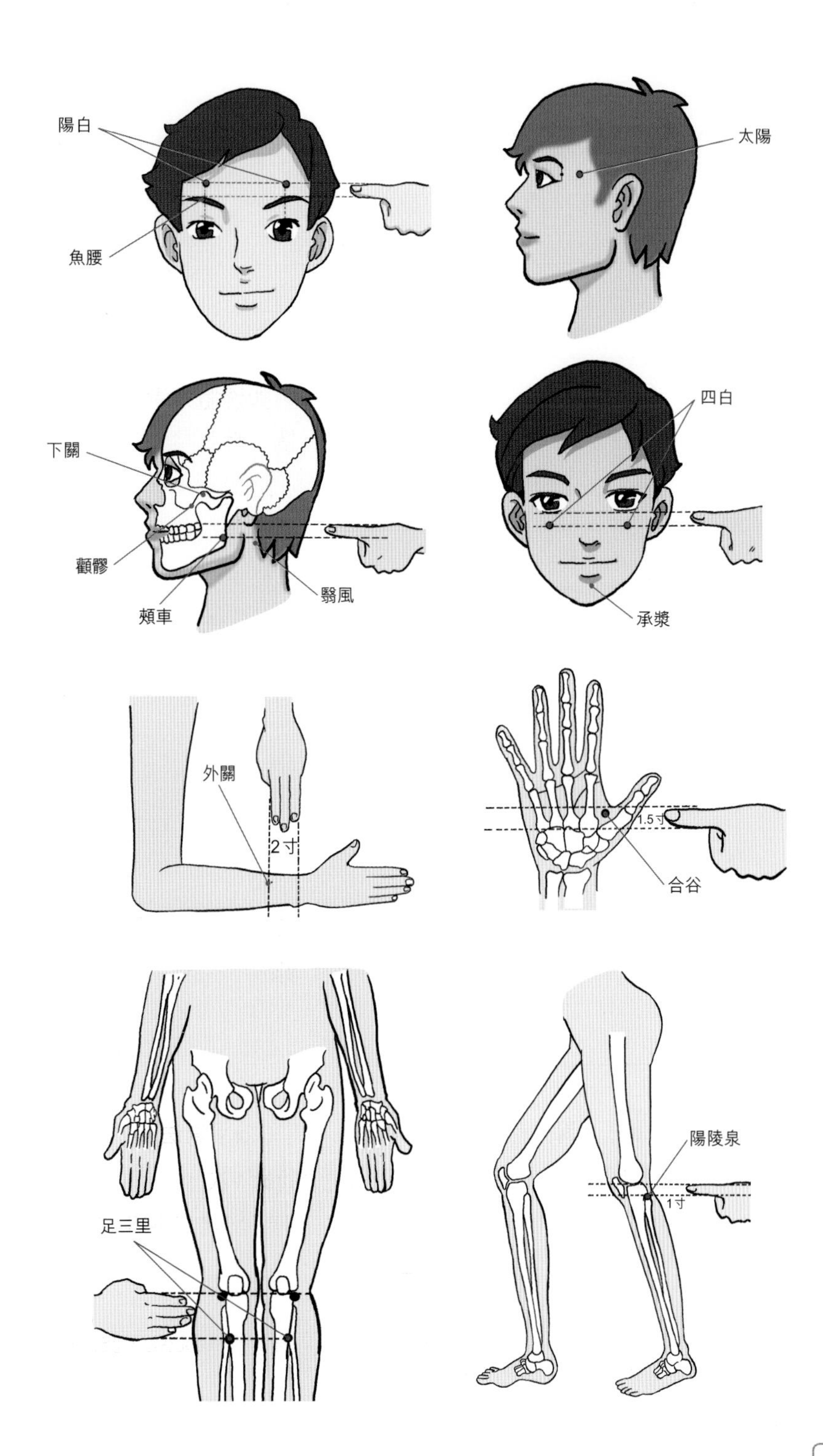
陽白
魚腰
太陽
下關
顴髎
頰車
翳風
四白
承漿
外關
2寸
1.5寸
合谷
陽陵泉
1寸
足三里

肩痛（肩關節週圍炎）

50歲上下的人群易患此病，所以本病又稱「五十肩」。中醫稱為「漏肩風」、「凍結肩」等。

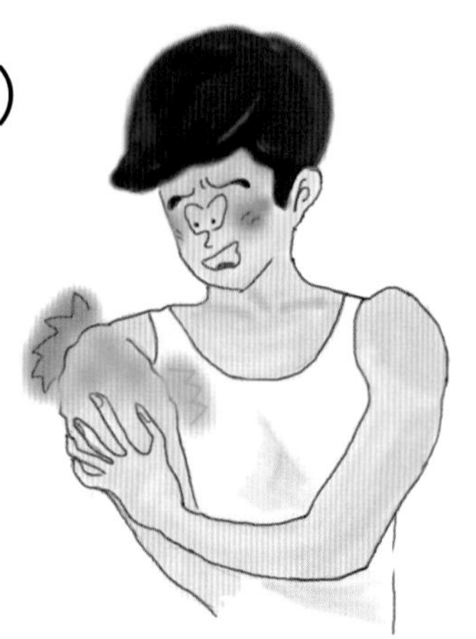

臨床見證 肩部疼痛，日輕夜重，影響肩關節功能活動。

治療方法 通調氣血，舒筋活絡。

處方：肩髃、肩髎、肩內陵、肩貞、曲池、外關、合谷、阿是、條口透承山。

具體操作 **針刺**：阿是穴用瀉法，餘穴用平補平瀉法。

條口透承山得氣後用提插撚轉手法，同時囑患者活動肩部。對肩部功能活動受限者有較大的幫助。

注意事項 肩部避免風冷刺激。

肩部功能鍛煉：

❶ 上舉爬牆。具體為：身體貼近牆面，兩臂上舉，以手指向上攀爬牆面。

❷ 背伸摸椅背。每個動作5分鐘，每日2次。

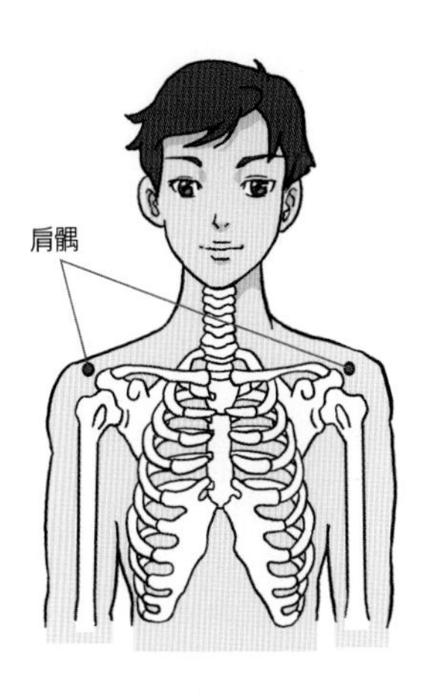
肩髃

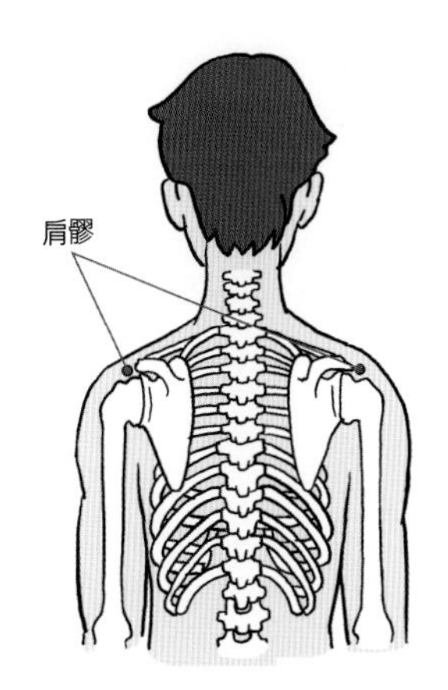
肩髎

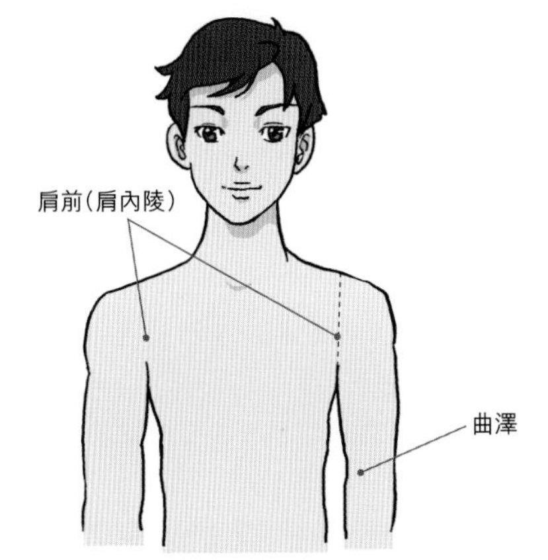
肩前(肩內陵)
曲澤

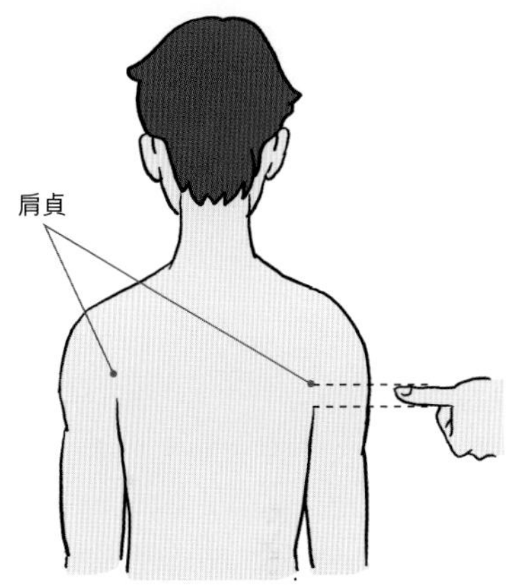
肩貞

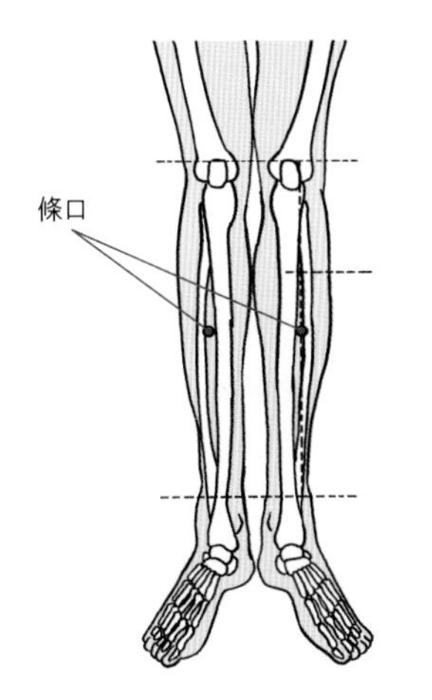
條口

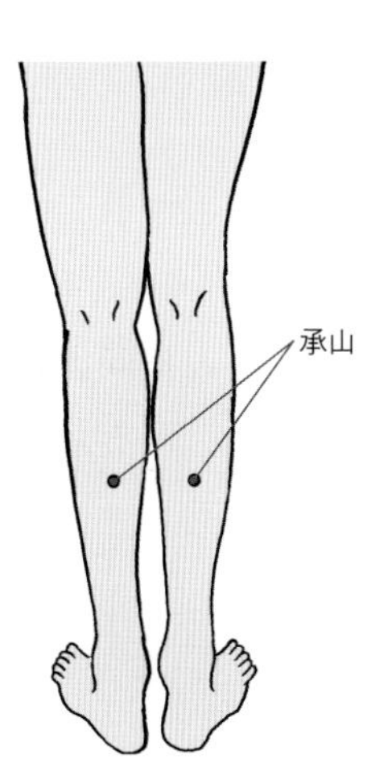
承山

背痛

背部軟組織損傷引起的疼痛。

臨床見證 背部酸痛、沉重，如負重、背山感。

治療方法 疏通經絡止痛。

處方：肩井、秉風、曲垣、天宗、阿是穴。

火罐：穴位同上。

具體操作 **針刺**：得氣留針30分鐘。

火罐：每穴閃罐5次，再採用坐罐5分鐘。

注意事項 注意背部穴位的針刺深度。

針刺配合火罐治療背痛有較好的作用，可以起到移去背部背山的沉重感覺。

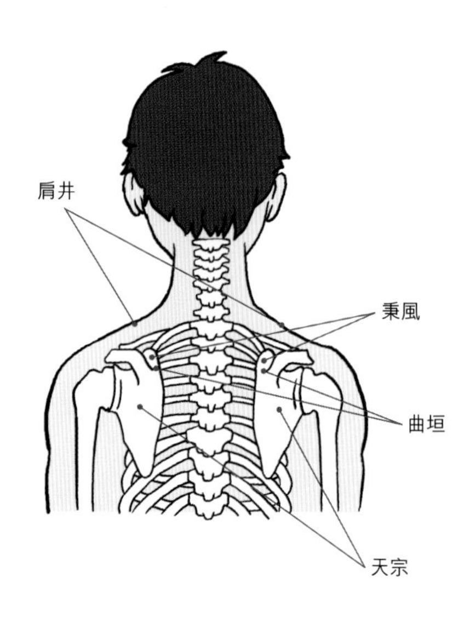

脊柱痛

運動損傷或脊柱本身病變引起的疼痛。

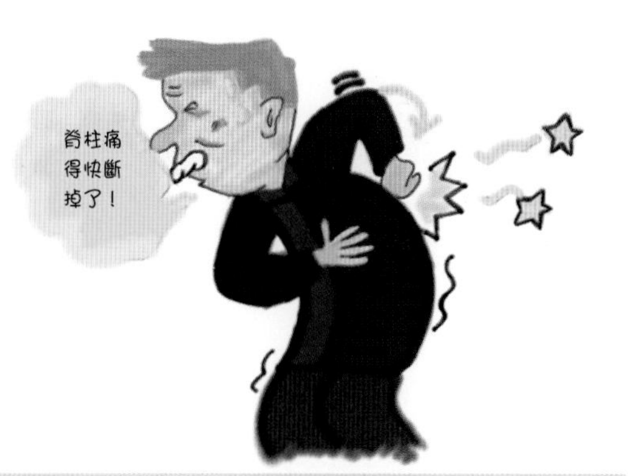

臨床見證 脊柱某個部位疼痛。

治療方法 疏通經絡止痛。

處方：大椎、長強、華佗夾脊、阿是穴。

灸法：患處局部。

具體操作 **針刺**：大椎、長強、華佗夾脊、阿是穴。得氣留針，可配合電針。

灸法：患處局部採用艾條溫和灸。每次10分鐘，每日1次。

注意事項 針對運動損傷引起的脊柱痛療效較好，對強直性脊柱炎可以減輕疼痛。

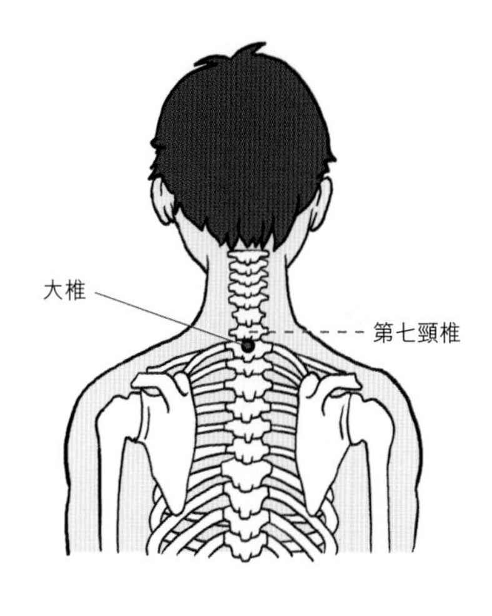

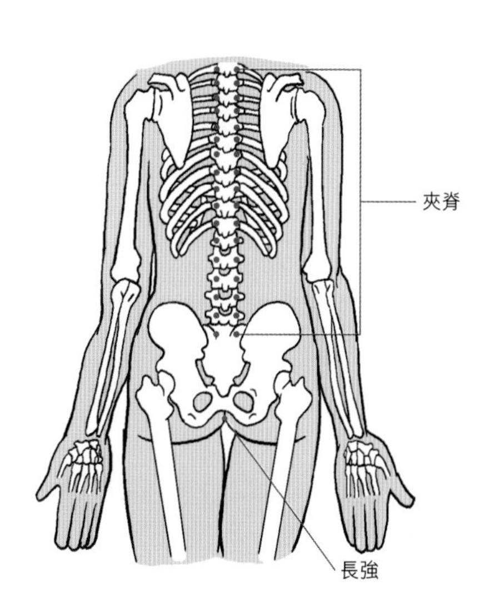

肘痛（網球肘）

「網球肘」為肱骨外上髁炎的俗稱。
中醫稱為「肘勞」。

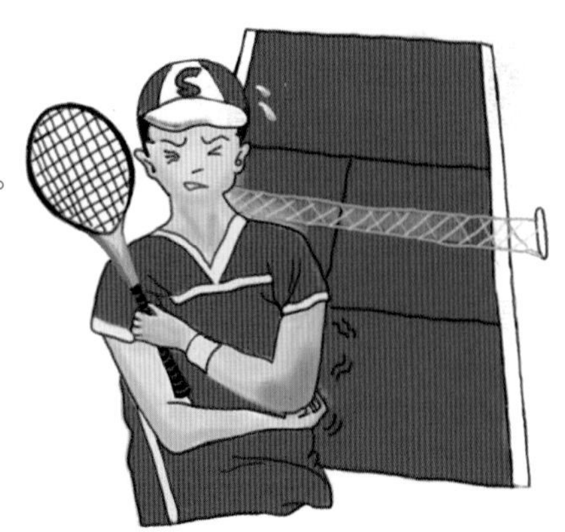

臨床見證 肘部疼痛、無力、可至前臂，勞累加重，局部有明顯壓痛。

治療方法 舒筋通絡。

處方：阿是穴、曲池、手三里、外關、合谷。

灸法：阿是穴。

具體操作 **針刺**：阿是穴採用一穴多針法，多為三針刺法（齊刺），三針之針尖均刺向病灶中心，其餘穴用平補平瀉法。

註：「齊刺者，直入一，傍入二，以治寒氣小深者。」這種刺法是直入正中一針，並於兩旁各刺一針，三針齊下，故名齊刺，又稱三刺。治療病變範圍較小而部位較深的痹證。

艾灸：局部用艾條灸，每次10分鐘，每日1次。

注意事項 治療期間應減少患肢持重及用力等運動，避寒涼，注意局部保暖。

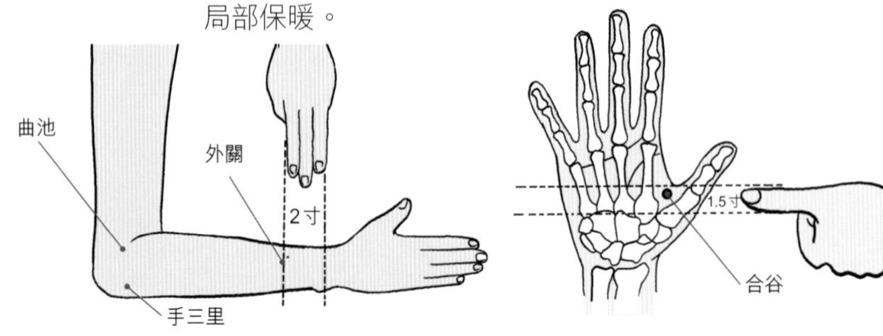

腕痛（腕管綜合症）

腕管內容積減少或壓力增高，使神經受壓，引起手指麻木、疼痛，動作不靈活為主要表現的綜合症。

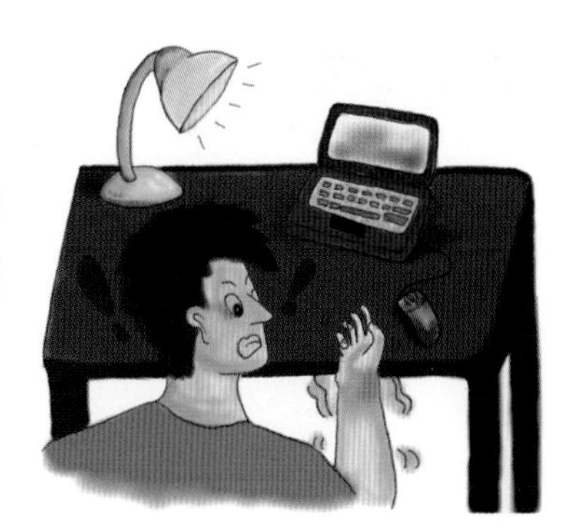

臨床見證　手腕部刺痛，無力，不能握拳和持物。

治療方法　舒筋活絡、消瘀止痛。

處方：阿是穴、內關、大陵、陽溪、陽池、列缺、合谷、手三里。

電針：阿是穴。

灸法：阿是穴。

具體操作　**針刺**：在壓痛點處沿腱鞘平行線，自兩側向壓痛點方向斜刺0.5寸，其他穴位得氣後留針。

電針：阿是穴。針刺得氣後用電針30分鐘。

灸法：阿是穴。用艾條溫和灸。每次10分鐘，每日1次。

注意事項　患者應注意局部保暖，防受寒涼。

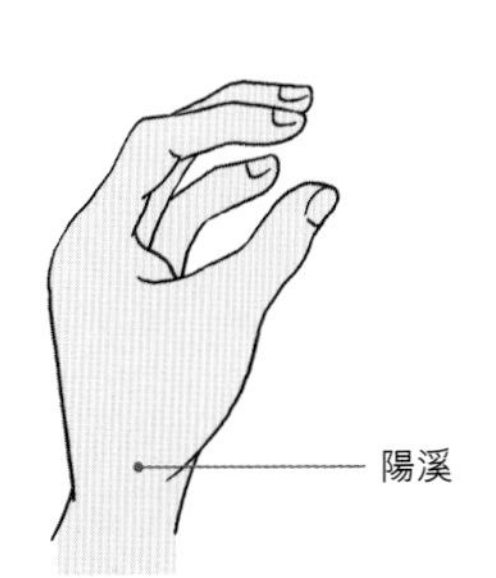

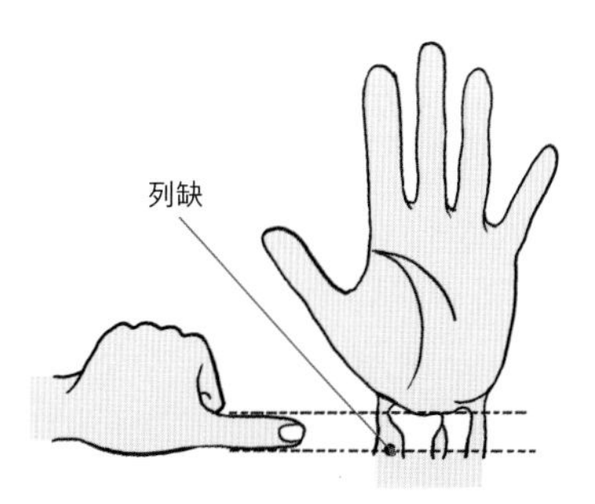

胃脘痛

由肝氣犯胃，脾胃虛寒，飲食失節和寒邪凝滯引起的胃脘部疼痛。主要涉及胃、肝、脾等臟腑。

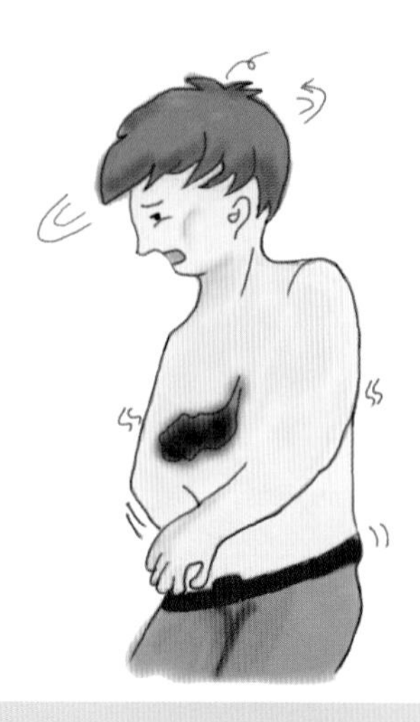

臨床見證

肝氣犯胃，以脹痛為主；脾胃虛寒，則痛勢隱隱，喜暖喜按；傷食以飽脹疼痛為特點；寒邪犯胃，胃痛暴作，得熱痛減。

治療方法

和胃止痛。

處方：中脘、梁門、梁丘、足三里。

加減：肝氣犯胃加肝俞、膽俞、太沖；脾胃虛寒加膈俞、脾俞、胃俞、氣海；傷食加建里、內庭；寒邪灸中脘及脾俞、胃俞。

灸法：中脘、足三里、脾俞、胃俞。

拔罐：膈俞、肝俞、膽俞、脾俞、胃俞。

按摩：足三里、膈俞、肝俞、膽俞、脾俞、胃俞。

耳針：胃、脾、肝、神門、交感、皮質下。

具體操作

針刺：虛證用補法；虛寒證、寒邪犯胃者加灸；傷食及肝氣犯胃用瀉法。

背俞穴：肝氣犯胃以肝、膽、脾、胃俞為主；脾胃虛寒以膈俞、脾、胃俞為主。

可用針刺、艾灸、拔罐，指壓。

灸法：艾條灸每穴5分鐘，艾炷灸每穴5~7壯。每日1次。

拔罐：每穴先用閃罐20次，後用坐罐5分鐘。

按摩：用雙手拇指末端，在選穴的反應點上按揉，手法為輕-重-輕。每穴持續3 分鐘。

耳針：在上述區域尋找反應點，可用針刺法或王不留行籽埋豆法。

注意事項 注意飲食，避免過冷、過飽、過饑，忌油膩食物，避免情緒波動。

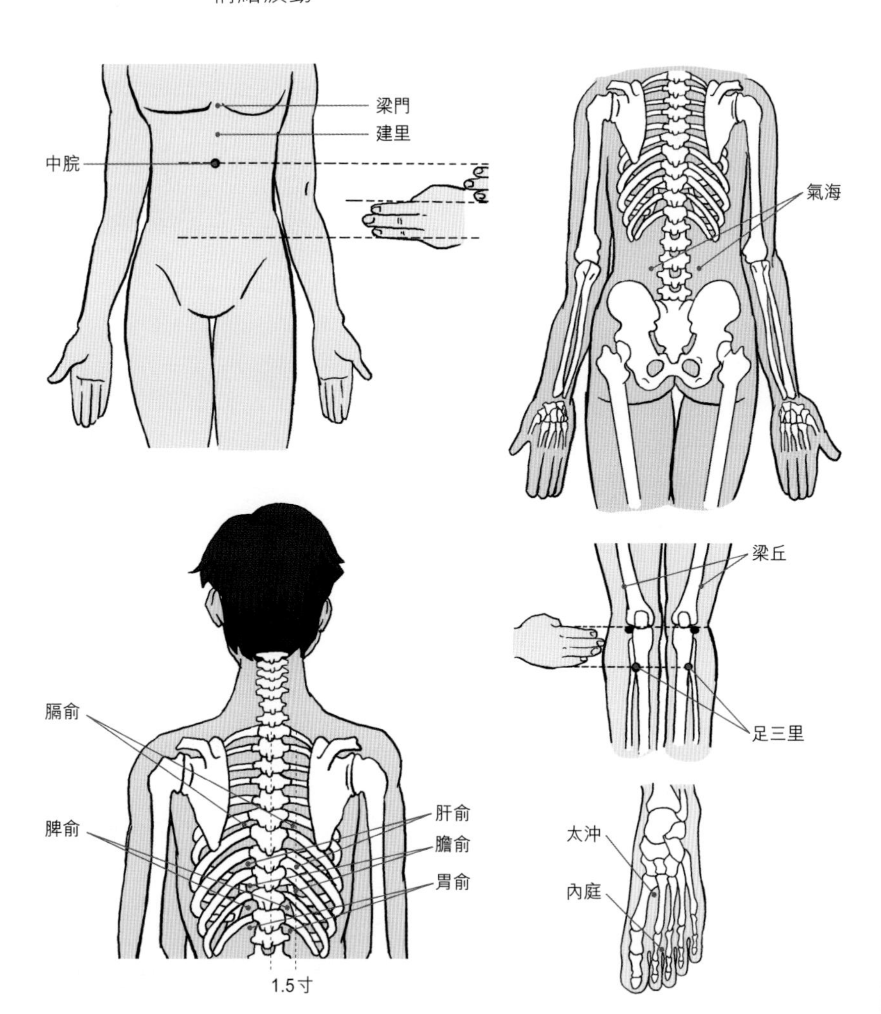

腹痛

腹痛涉及到脾、胃、肝、腎、大、小腸、膀胱、胞宮多個臟腑。

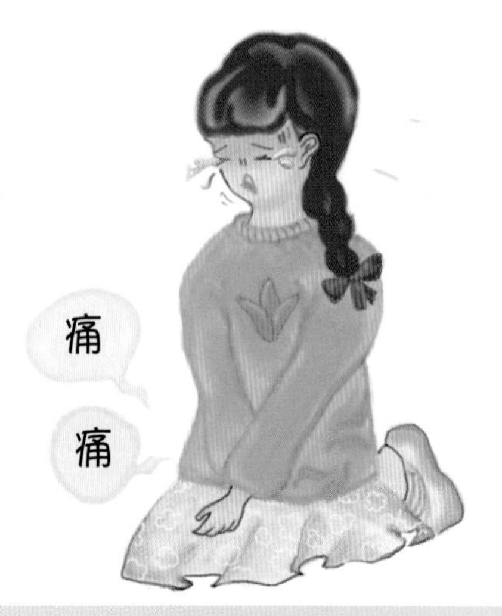

臨床見證 臍上為大腹屬脾；臍兩旁為少腹屬肝；臍下為小腹，多與膀胱、胞宮、沖脈及任脈有關。

治療方法 調和脾胃止痛。

處方：中脘、梁門、天樞、氣海、足三里、三陰交。

加減：噯腐吞酸，加陽陵泉；噁心，嘔吐加內關；下腹痛加中極、三陰交；小腹痛加陽陵泉。

耳針：神門、皮質下、脾、胃、肝、大腸、小腸、腹。

灸法：中脘、神闕。

按摩：腹部。

具體操作 **針刺**：實證用瀉法；虛證用補法；寒凝配合灸法。

耳針：可採用針刺法或王不留行籽埋豆法。

灸法：艾條灸每穴10分鐘，艾炷灸每穴5~7壯。每日1次。

按摩：雙手自臍中由內向外由小到大環形按摩，每側按摩15次，每日2次，時間分別為晨起和睡前。

注意事項 腹脹嚴重時，腹部穴位針刺時不宜過深、提插手法不宜過強，避免刺傷內臟。

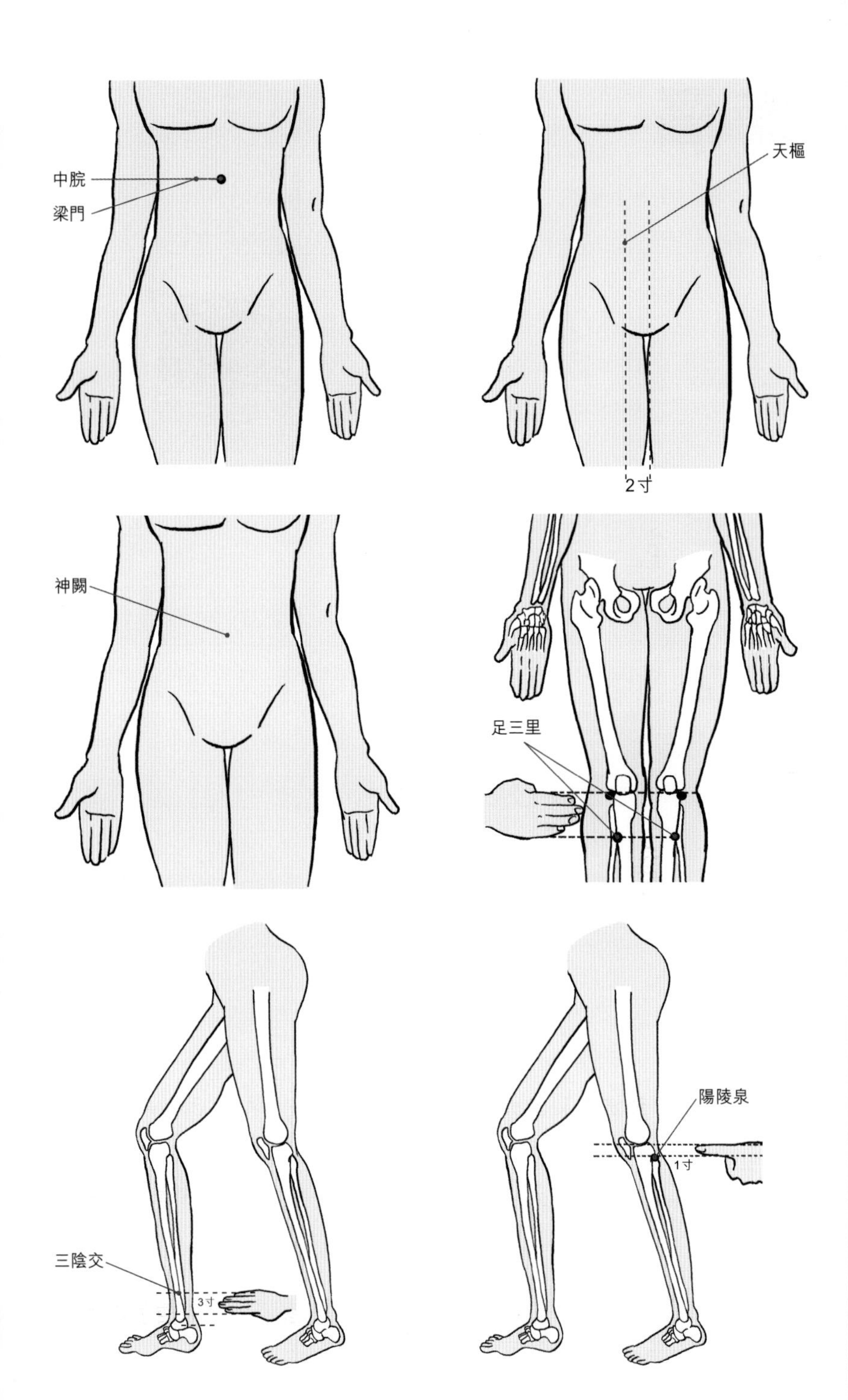
中脘
梁門
天樞
2寸
神闕
足三里
陽陵泉
1寸
三陰交
3寸

脅痛

脅是指胸部兩側由腋部以下至第十二肋骨之間。脅痛涉及到心、脾、肺、肝等臟腑，但主要由肝膽病變所致。

臨床見證

氣滯脅痛：胸脅脹痛，時作時止，胸悶不舒；血瘀脅痛：胸脅刺痛不移，胸悶不舒，或脅下有痞塊；肝陰虛脅痛：脅部隱痛，綿綿不止。

治療方法

疏肝理氣，通絡止痛。

處方：期門、陽陵泉、支溝、太沖、足三里。

配穴：肝、膽、脾、胃背俞穴、相應華佗夾脊穴。

具體操作

針刺：陽陵泉、支溝、太沖用瀉法；足三里用補法，餘穴用平補平瀉法。

注意事項

針刺對膽囊炎、膽結石、肋間神經痛引起的疼痛、有較好的療效。

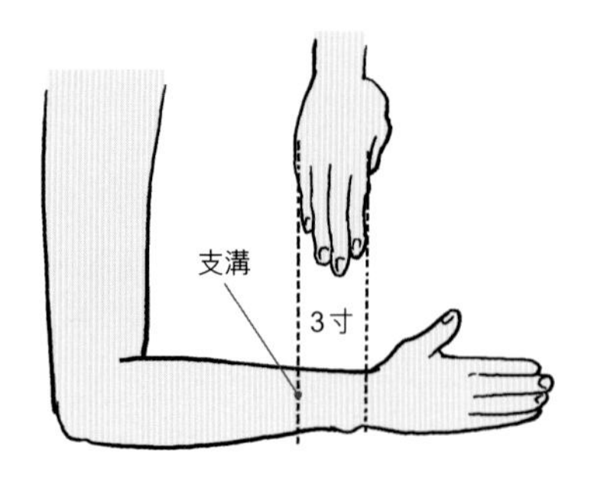

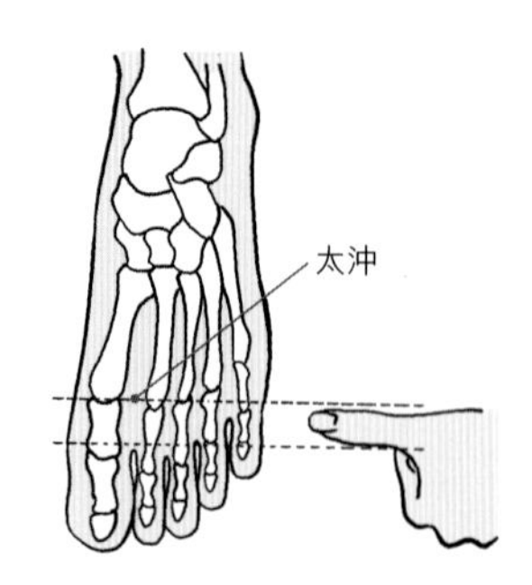

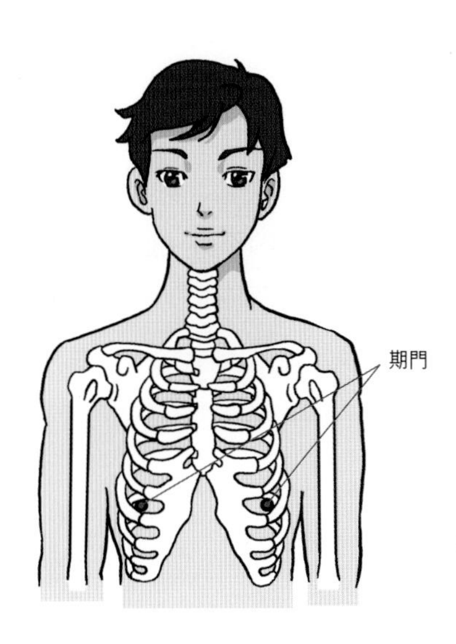
期門

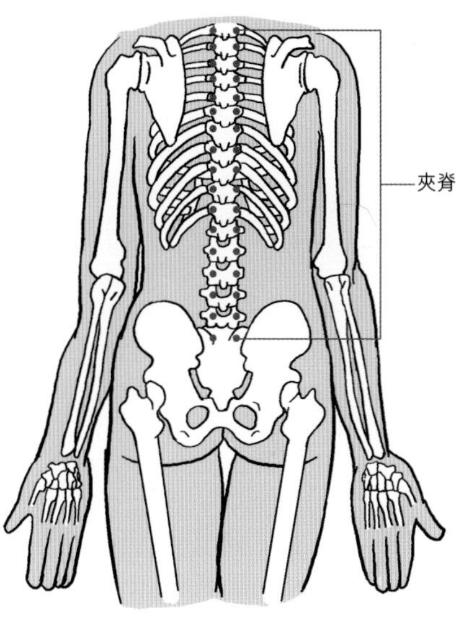
夾脊

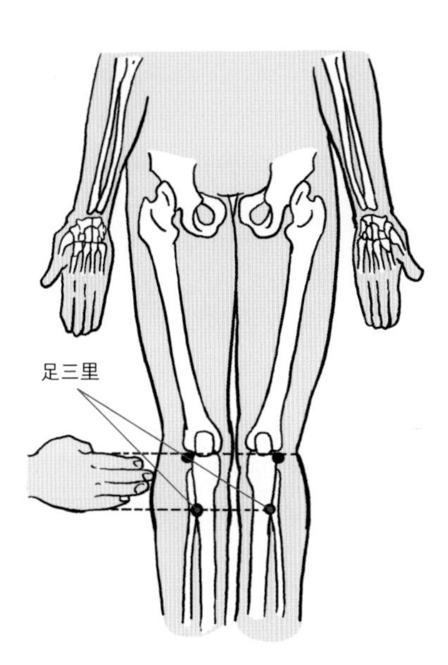
足三里

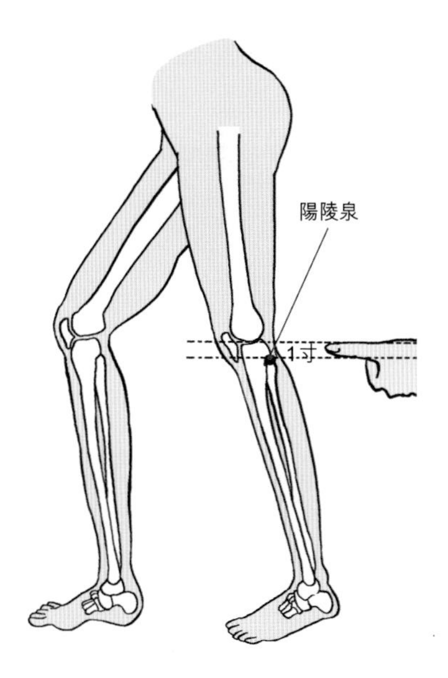
陽陵泉
1寸

腰痛

腰痛與腎虛、感受寒濕及外傷有關。

西醫分為：

❶腰部軟組織病變，肌肉、韌帶、筋膜的損傷。

❷腰部關節病變，創傷性關節炎、增生性關節炎、強直性關節炎。

❸椎間盤病變，腰椎間盤突出症等。

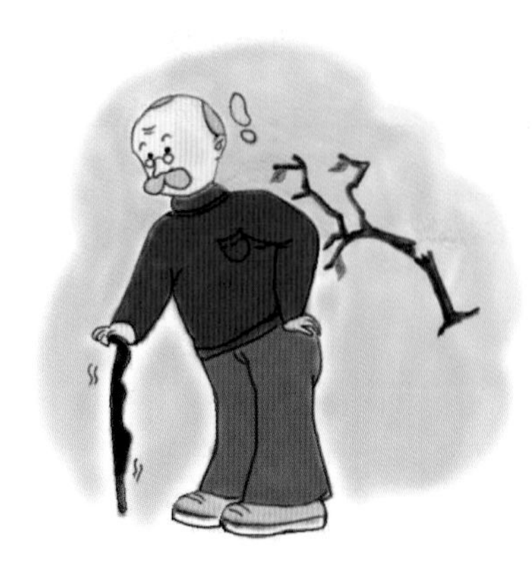

臨床見證 腰痛，活動受限，部分影響下肢，引發下肢竄痛、麻痹。

治療方法 行氣止痛，通經活絡。

處方：腎俞、大腸俞、腰陽關、委中。

加減：腎虛加命門、太溪；寒濕加灸法；外傷用阿是穴、人中、腰痛穴。

具體操作 **針刺**：腎俞、大腸俞、腰陽關、委中為腰痛的基本處方。腎虛者用補法加灸法；感受寒濕者用平補平瀉法配合灸法。

外傷：阿是穴、人中、腰痛穴，針用瀉法，或委中穴三棱針點刺出血。

腰部軟組織損傷者，於損傷的局部尋找阿是穴，針用單刺或圍刺法，對慢性損傷者，配用灸法。

腰部關節病變者，根據病變所累及的關節，選用相應水準的督脈以及膀胱經俞穴。

腰椎間盤病變者，可在病變椎體水準和上、下各一個椎體水準選用相應的華佗夾脊穴，針灸並用。

腰痛位於腰骶部，可選用上髎、次髎；為骶髂關節病變，可選骶髂關節處的阿是穴；痛在臀上部位，可選臀上部位的阿是穴。

注意事項 腰痛應辨證結合辨病，並仔細觸診檢查患病的位置，分清病變所在的深淺層次，針對不同類型的腰痛，採用相應的治療，做到有的放矢。

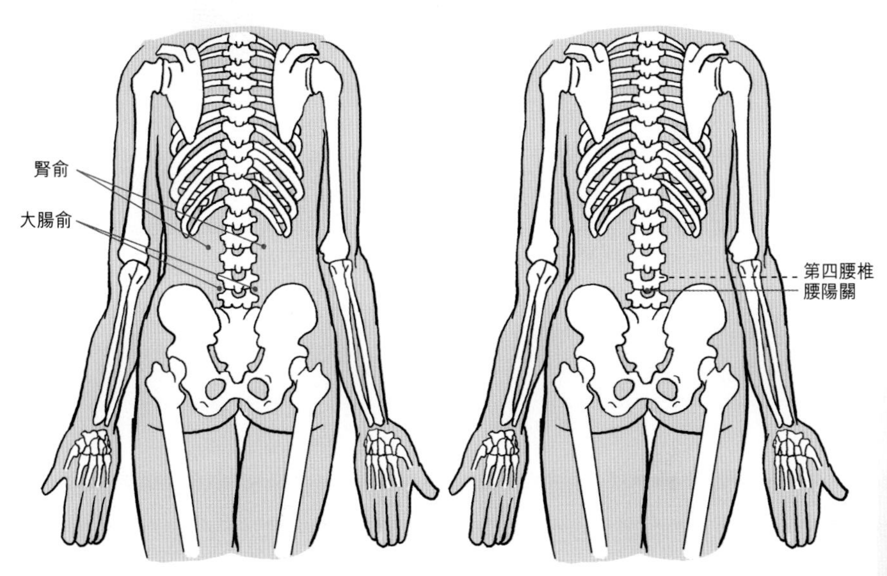

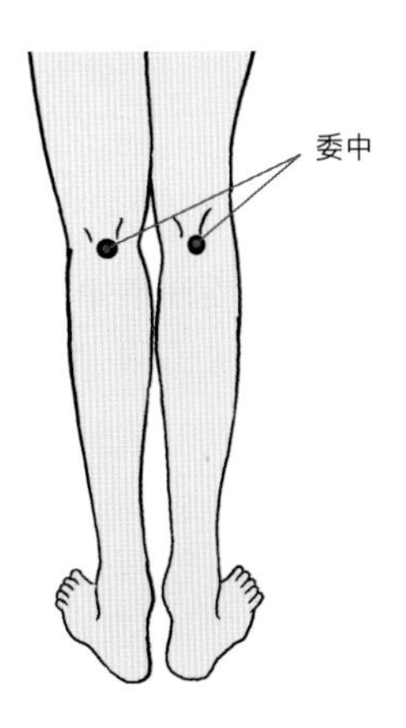

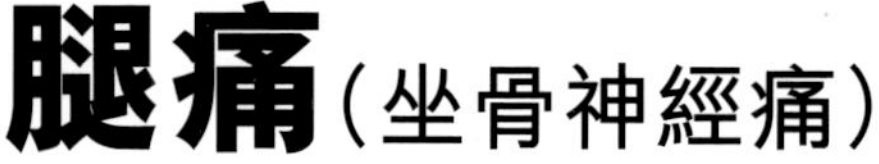

腿痛（坐骨神經痛）

坐骨神經痛是坐骨神經走行部位及其分佈區內疼痛。臨床分為原發性和繼發性坐骨神經痛。

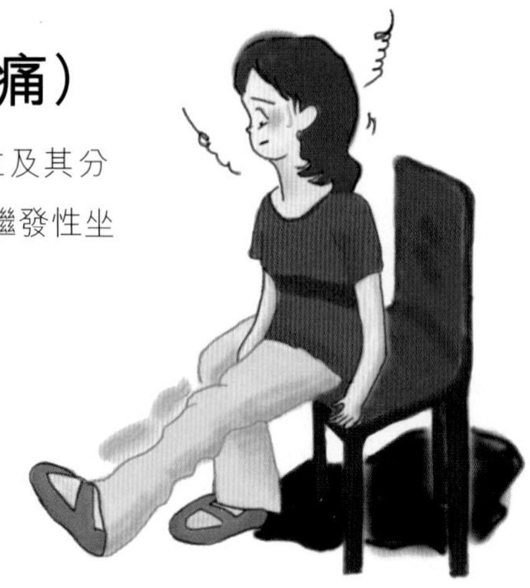

臨床見證

臀部、大腿後、外側、小腿外、後側至足痛。常沿膀胱經或膽經循行路線而作。

治療方法

通經止痛。

主穴：環跳、委中、陽陵泉。

備穴：腎俞、腰部夾脊、殷門、承山、懸鐘、崑崙。

具體操作

方法：環跳、委中、陽陵泉三穴針感以放射至足部為好，當出現上述針感時，可重複刺激3次；委中穴用淺刺的方法容易獲上述針感。

急性發作用瀉法，慢性用平補平瀉法，屬寒者配合灸法。

注意事項

❶主穴的應用，當疼痛減輕或痛止時，應改變針刺方法，避免過強刺激，以平補平瀉手法為佳。

❷治療過程中，囑患者注意平臥休息，避免負重，深蹲和彎腰等腰部運動、避免寒冷及節制房事。

❸原發性坐骨神經痛效果較好，繼發性坐骨神經痛易反覆。

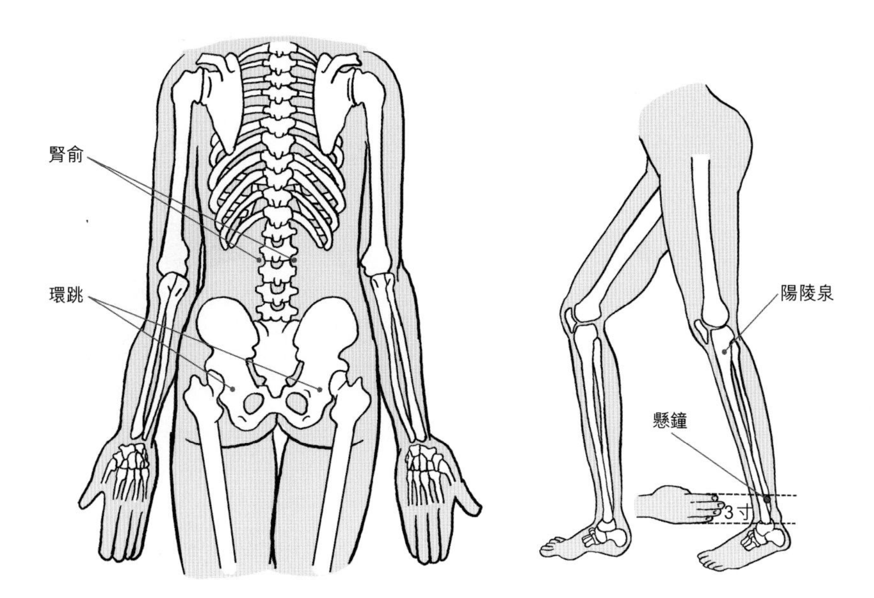
腎俞
環跳
陽陵泉
懸鐘
3寸

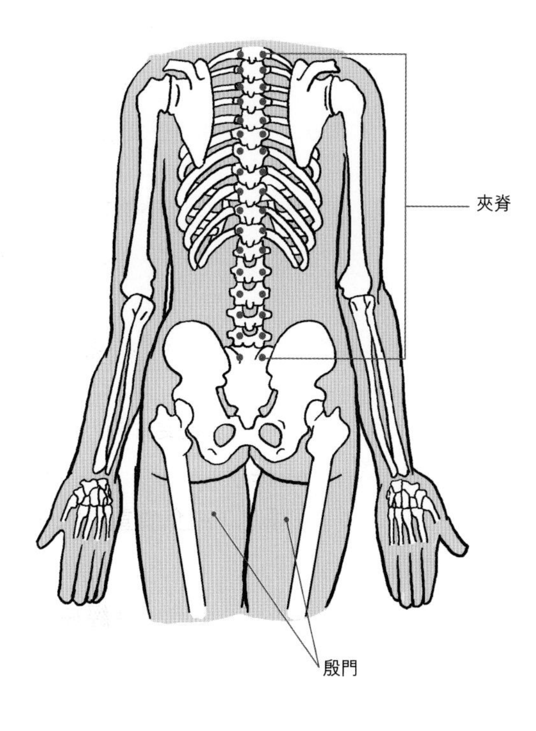
夾脊
殷門

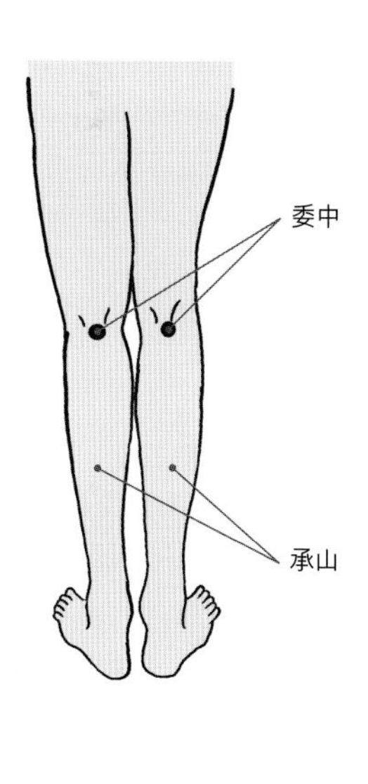
委中
承山

膝關節痛

包括膝關節炎，關節損傷。

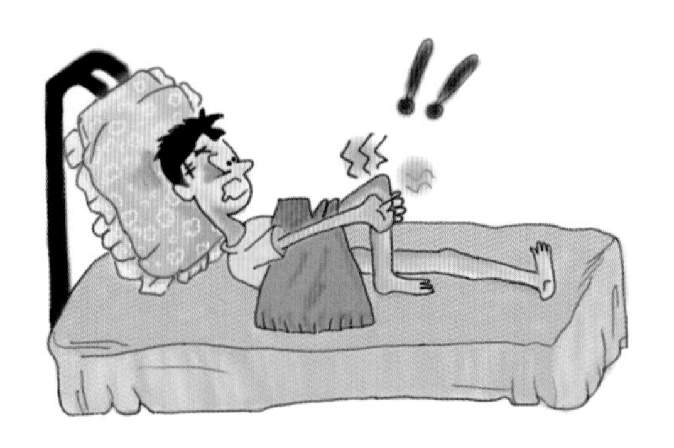

臨床見證 關節腫痛，活動受限。

治療方法 通經活絡止痛。

處方：鶴頂、血海、梁丘、犢鼻、內膝眼。

加減：局部腫脹加陰陵泉、三陰交；活動受限加陽陵泉；下肢無力加足三里；膝關節內、外側痛加局部阿是穴。

灸法：患處局部。

具體操作 **針刺**：鶴頂、血海、梁丘、犢鼻、內膝眼5穴位為膝關節痛的基本處方，5穴均刺向膝關節的方向，得氣留針。膝關節內、外側痛，可選用阿是穴多針刺法。

灸法：上述穴位施艾條溫和灸，每次10分鐘。每日1次。

注意事項 針刺治療膝關節痛有一定的療效。

類風濕性關節炎、骨性關節炎針灸能起到緩解疼痛的作用。

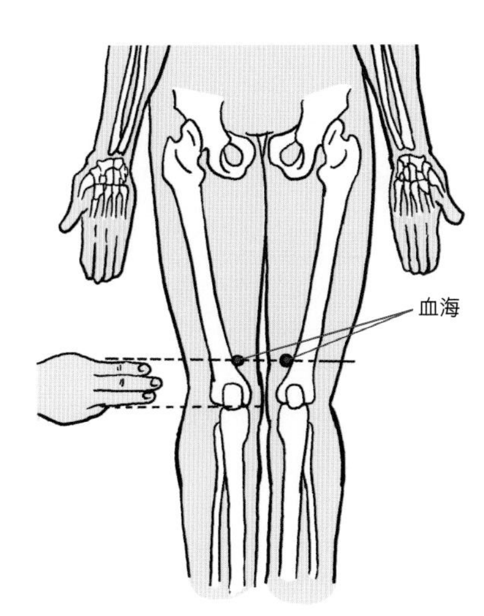
血海

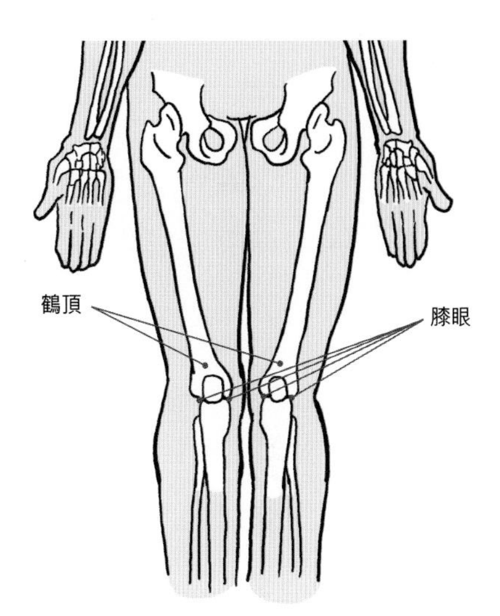
鶴頂
膝眼

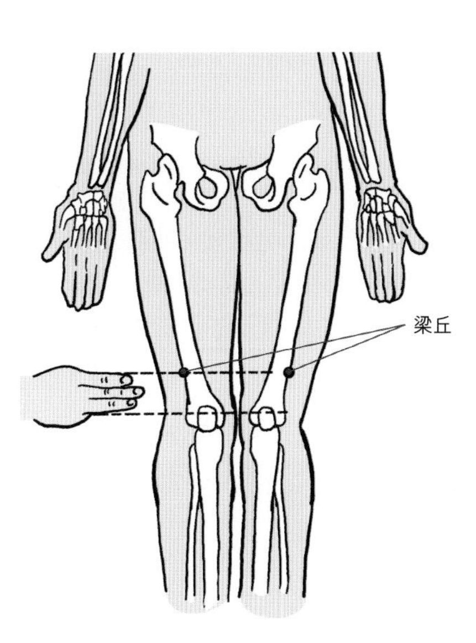
梁丘

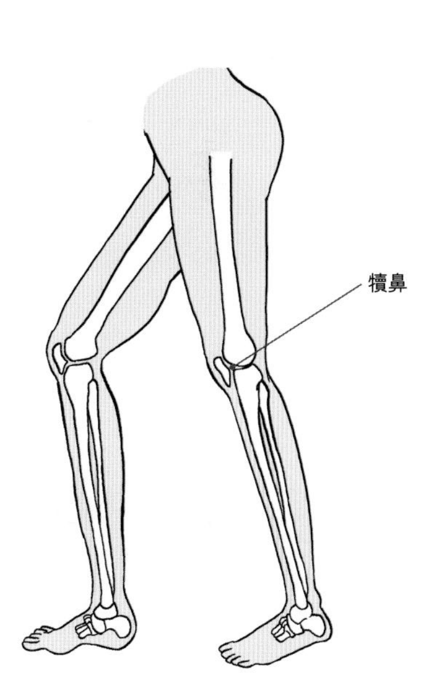
犢鼻

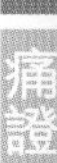

足跟痛

足跟痛多為足跟部軟組織損傷(筋膜炎)或骨質增生所致。中醫認為與腎虛或感受寒濕有關，屬「骨痹」範疇。

臨床見證　一側或雙側足跟痛，站立、行走時加重。

治療方法　益腎氣，祛寒濕。

處方：足底阿是、血海、足三里、三陰交、太溪。

電針：足底阿是。

具體操作　**針刺**：用毫針刺足跟部週圍。屬於跟骨骨刺者，於足底正中，直刺1針，深淺以針尖觸骨為度，其餘3針，在足跟內、外、後側沿跟骨基底部平行直刺1寸深，針尖均刺向跟骨中心，得氣留針20分鐘。筋膜炎患者，於足底部阿是穴直接針刺1~2針，視痛點大小而定。

血海平補平瀉；足三里、三陰交、太溪補法。

電針：以足底為主選2穴。針刺得氣後用電針30分鐘。

注意事項　針對骨痹，針刺時，針尖刺至骨方可有效。《靈樞．官針》「刺骨痹，稍搖而深之，致針骨所，以上下摩骨也」。

針刺對足跟痛有較好的鎮痛作用。從臨床觀察，針刺對跟骨骨刺亦有療效，似有使骨刺變小的趨向，有待進一步觀察。

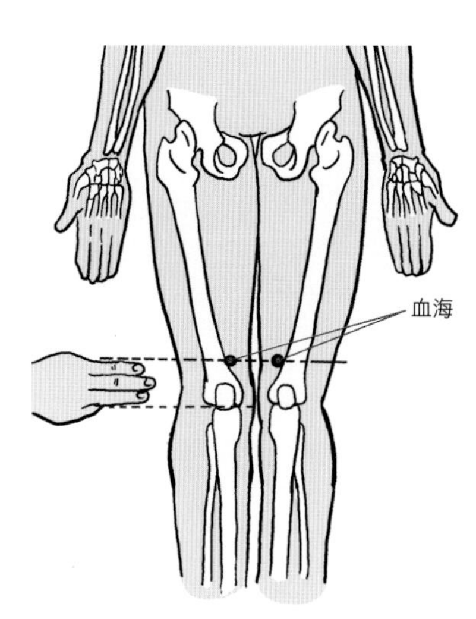
血海

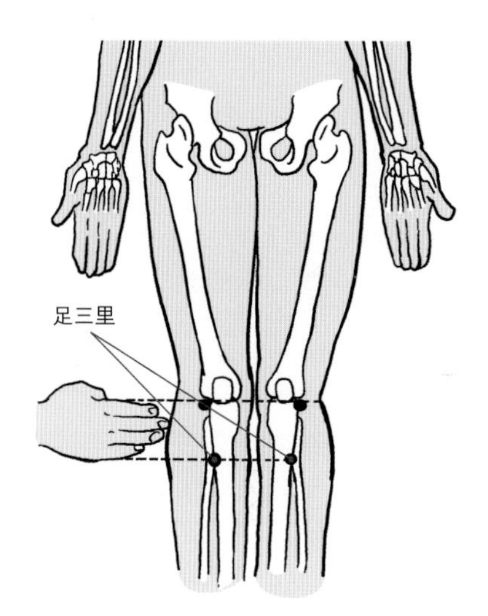
足三里

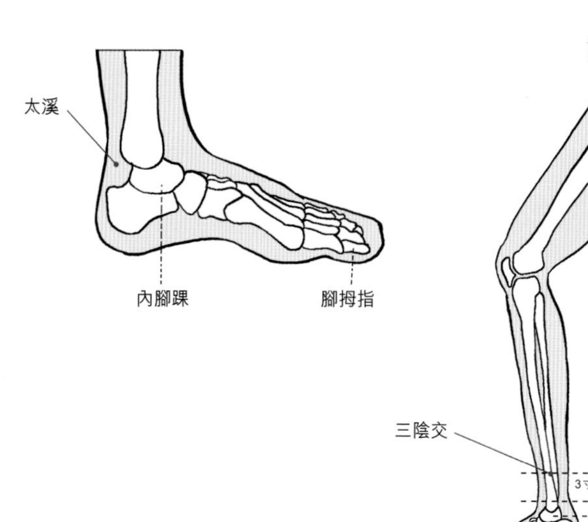
太溪
內腳踝
腳拇指

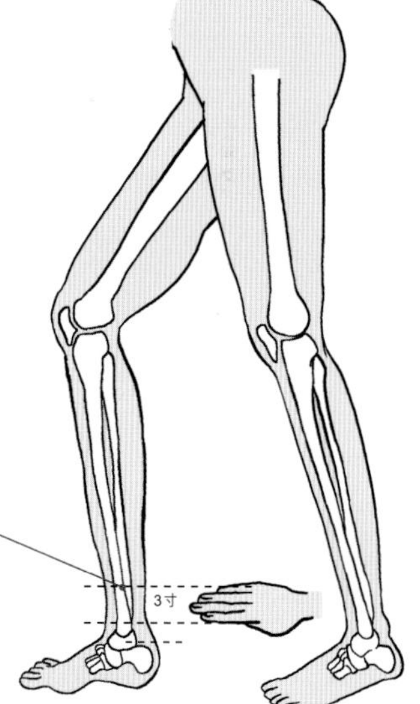
三陰交
3寸

踝關節痛

多見於踝關節扭挫傷疼痛。

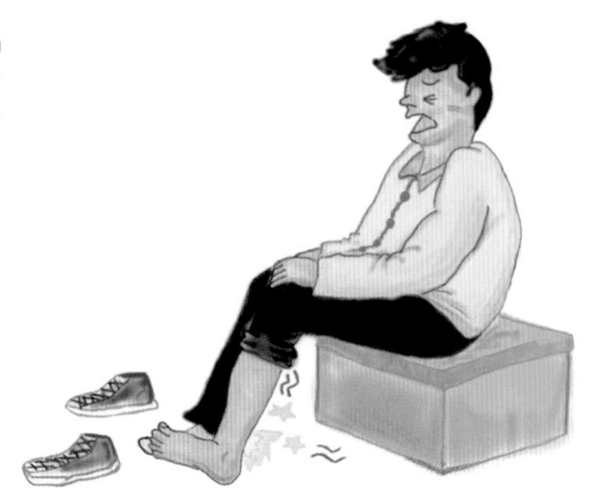

臨床見證 關節腫痛，活動受限。

治療方法 通經活絡止痛。

處方：丘墟、崑崙、解溪、商丘、太溪。

灸法：患處局部。

具體操作 **針刺**：上5穴均刺向踝關節的方向，採用平補平瀉法。

灸法：環繞上述穴位施灸，每次10分鐘。每日1次。

注意事項 針灸對踝關節軟組織損傷有較好的療效。

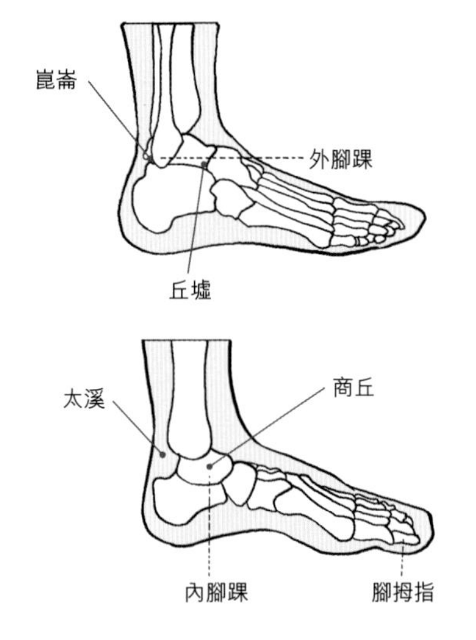

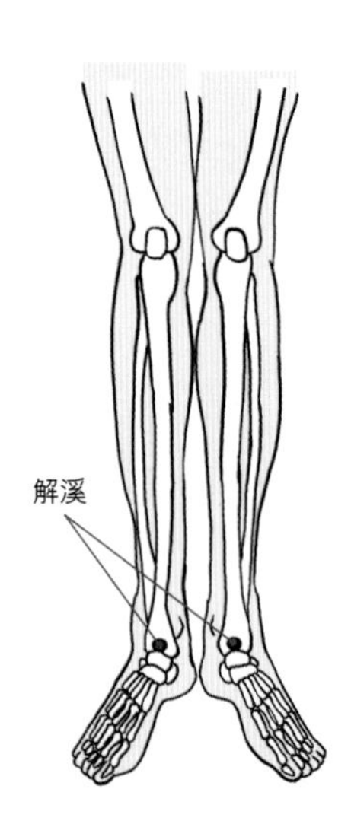

第三篇

內科

- ◎感冒
- ◎咳嗽
- ◎哮喘
- ◎呃逆
- ◎腹脹
- ◎腹瀉
- ◎嘔吐
- ◎便秘
- ◎胸痹
- ◎心悸
- ◎失眠
- ◎健忘
- ◎癲狂證
- ◎鬱證
- ◎遺精
- ◎陽痿
- ◎水腫
- ◎尿頻
- ◎癃閉
- ◎中風
- ◎痹症
- ◎眩暈
- ◎面癱
- ◎不安腿綜合症
- ◎痿證
- ◎梅核氣
- ◎面瞤
- ◎抽筋
- ◎戒煙
- ◎慢性疲勞綜合症
- ◎減肥

感冒

感冒病輕者為傷風，發病眾多並具傳染性為流感。

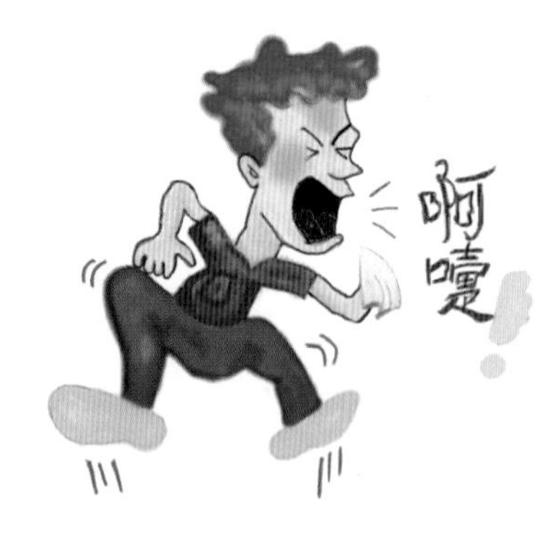

臨床見證 惡風、噴嚏、鼻塞、流涕、頭痛、發熱。臨床分為風寒、風熱證。

治療方法 **風寒證**：祛風散寒，宣肺解表。

處方：風門、風池、列缺、合谷。

加減：鼻塞加迎香。

火罐：大椎、風門。

風熱證：疏散風熱，清利肺氣。

處方：大椎、曲池、外關、合谷。

加減：咽痛加少商。

火罐：督脈、膀胱經。

具體操作 **針刺**：風寒、風熱證均用瀉法。合谷穴用提插撚轉手法，大椎穴於得氣後，採用上下左右四個方向提插瀉法。

火罐

風寒證：大椎、風門採用坐罐5分鐘。

風熱證：火罐沿督脈、膀胱經自上而下應用走罐瀉法，至背部潮紅為止。

注意事項 囑患者大量飲水對感冒有益。

感冒流行季節艾灸風門、足三里有預防作用，每穴5分鐘，每日1次。

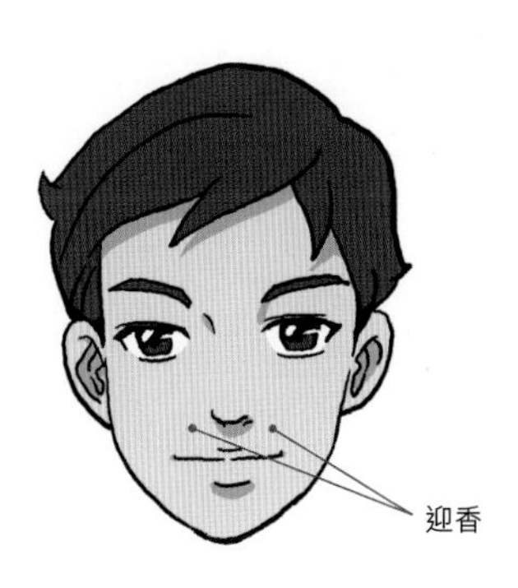
迎香

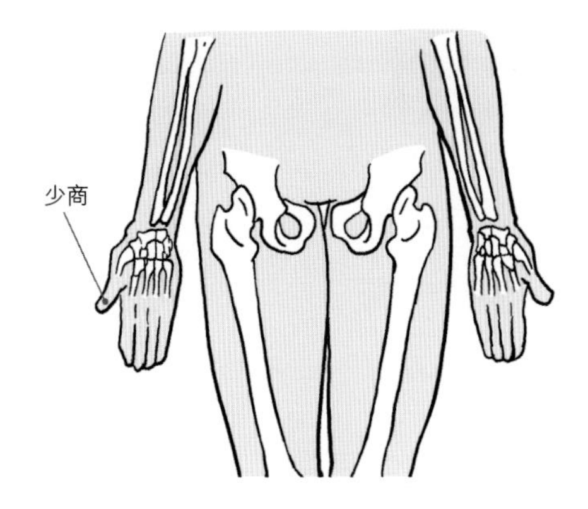
少商

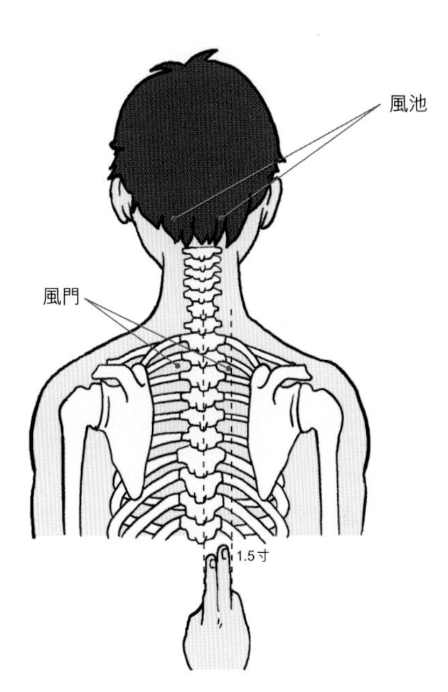
風池
風門
1.5寸

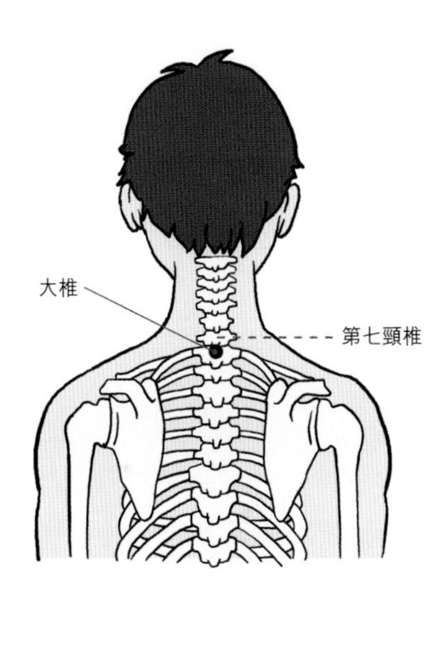
大椎
第七頸椎

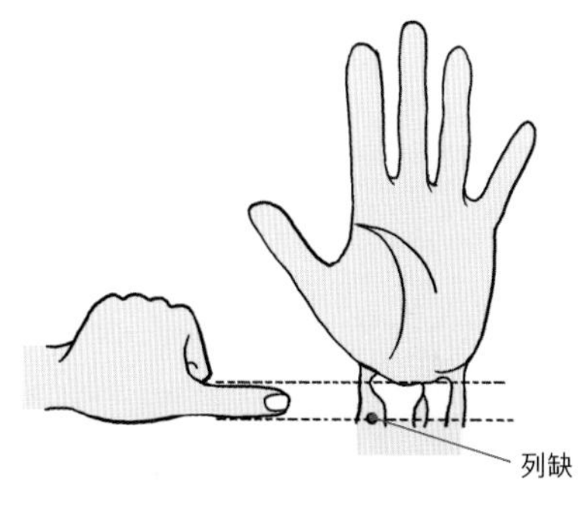
列缺

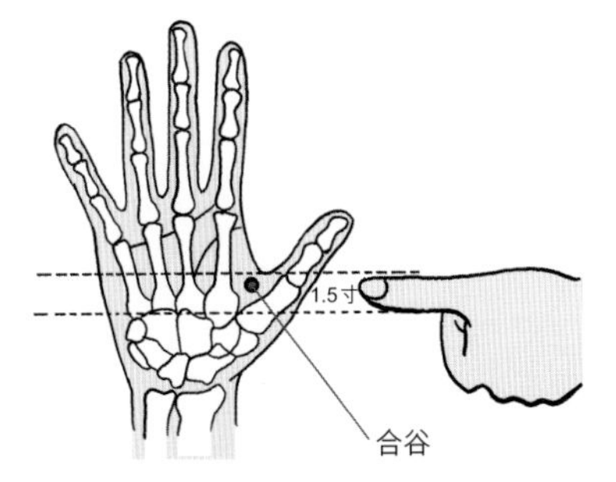
1.5寸
合谷

咳嗽

咳嗽由「肺失宣降」引起。分為外感、內傷咳嗽。西醫感冒、急慢性支氣管炎、支氣管擴張多見咳嗽。

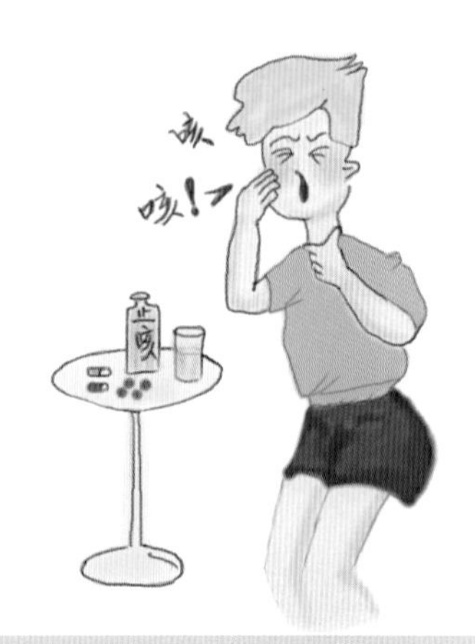

臨床見證 咳嗽、咳痰、胸悶、怕冷等。

治療方法

外感：宣肺解表。

處方：肺俞、列缺、合谷。

加減：風寒加灸肺俞、大椎；風熱加尺澤、曲池；發燒加大椎、外關；咽痛加少商、商陽。

內傷：健脾化痰。

處方：肺俞、中府、列缺、膻中、內關、足三里。

加減：痰多加中脘、豐隆；乾咳加照海、三陰交；咳血加孔最、膈俞。

火罐：風門、肺俞、膈俞、膏肓俞。

耳針：肺、支氣管、咽喉、神門、脾、大腸。

具體操作

針刺：外感咳嗽用瀉法，風寒用艾條灸肺俞、大椎，每穴5分鐘；少商、商陽放血，每穴出血5滴。內傷咳嗽足三里、三陰交用補法；中府穴直刺，據患者胖瘦針刺0.5~0.7寸。其他穴位用平補平瀉法。

火罐：先閃罐每穴5次，再用坐罐5分鐘。

耳針：王不留行埋豆，每次選5~6穴，每側埋穴3~4天。患者每日自行按壓3次，每穴10次。每週治療2次。

注意事項 囑患者避免受風寒防止復發。

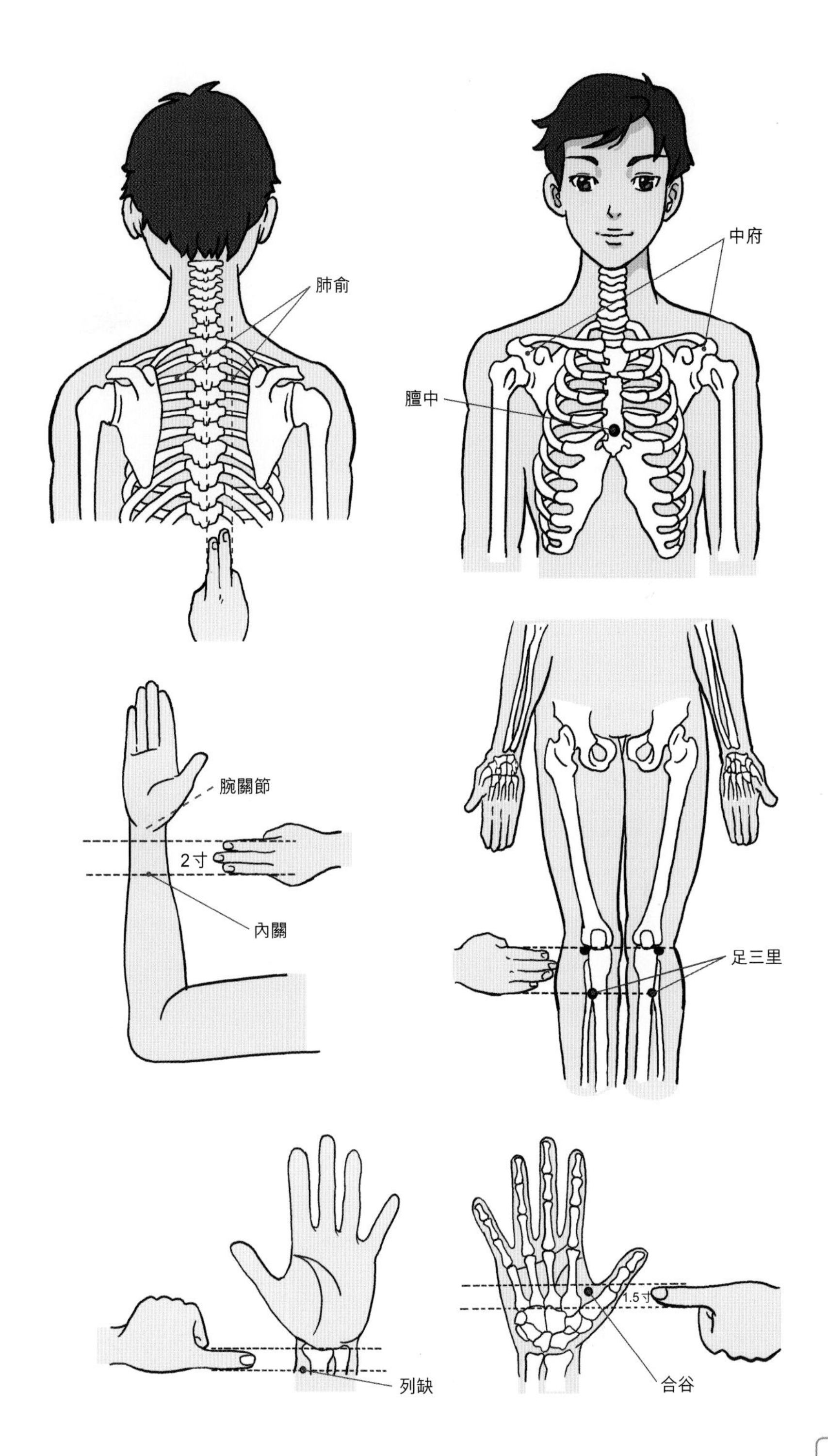
肺俞
中府
膻中
腕關節
2寸
內關
足三里
1.5寸
列缺
合谷

哮喘

哮喘多因外感引起，發病急，病情重。

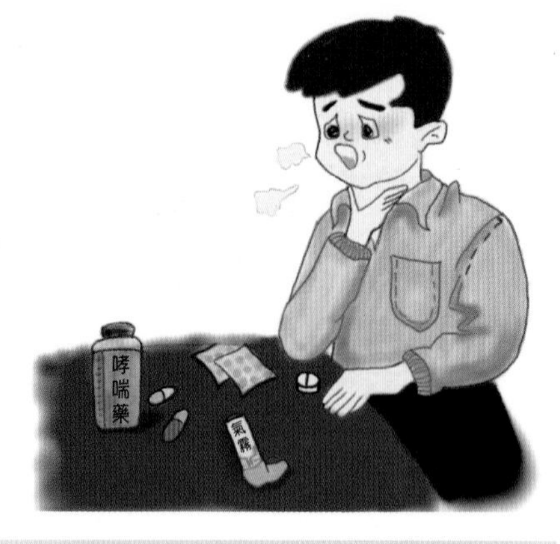

臨床見證 呼吸急促，張口抬肩。

治療方法 針灸應迅速平喘以儘快減輕患者的痛苦。

處方：定喘、魚際、孔最、肺俞、大椎、風門。

皮膚針：手太陰肺經循行部位，兩側胸鎖乳突肌。

耳針：神門、肺、大腸、過敏點、平喘、皮質下、腎。

火罐：大椎、肺俞、脾俞、腎俞。

具體操作 **針刺：**

❶定喘穴：向大椎方向斜刺進針1.0寸，用撚轉手法使針感達胸中，留針30分鐘，每隔10分鐘，撚轉1次。可用於各種哮喘發作。

❷魚際穴：直刺進針0.7寸，得氣後施以瀉法，留針30分鐘，每隔10分鐘行針1次。此法對痰熱所致哮喘發作效好。

❸孔最穴：毫針直刺0.7~1寸，施以提插撚轉瀉法，使針感向胸部傳導為佳，留針30分鐘，每隔10分鐘行針1次。可用於各種哮喘發作。

大椎刺入1寸；肺俞、風門刺入0.5~0.7寸，得氣留針30分鐘，中間行針3次，用撚轉補瀉法。用於各種哮喘發作。

❹皮膚針：依順序輕叩15分鐘左右，以皮膚微紅為度。用於哮喘發作期。

耳針：埋豆，每次選5~6穴，每側埋穴3~4天。患者每日自行按壓3次，每穴10次。每週治療2次。

火罐：每次每穴5分鐘。

注意事項

囑患者保持大便通暢；避寒濕，防外感，節制房事。

兒童患者，針刺治療有一定困難，採用耳穴埋豆配合拔罐法治療。

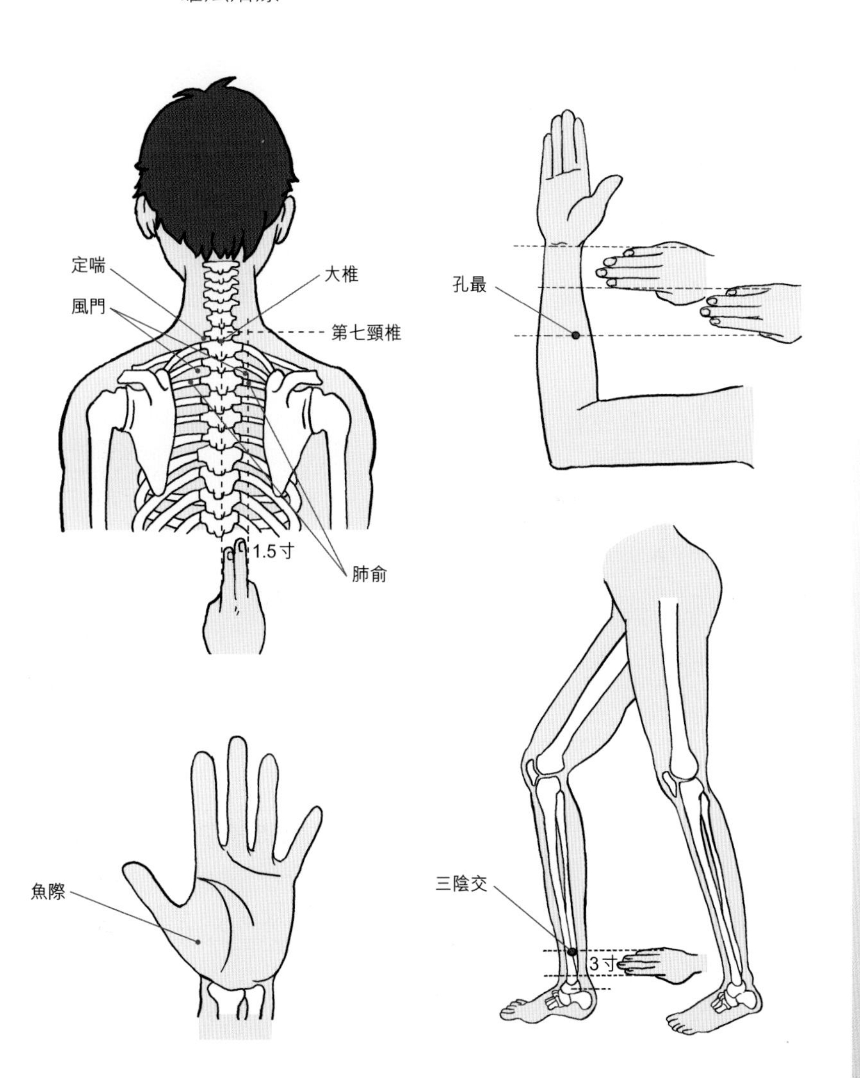

呃逆

呃逆的病機為胃失和降，胃氣上逆。病位在胃和肝。

臨床見證 臨床分為胃氣上逆；肝氣犯胃；脾胃虛弱。

治療方法 和胃降逆，疏肝理氣。

處方：中脘、天樞、足三里、內關、太沖、膈俞。

耳穴：膈、胃、肝、肺、神門、皮質下。

具體操作 **針刺**：太沖採用瀉法，餘穴用平補平瀉法。

耳針：針刺用強刺激，留針30分鐘。

埋豆：每次選5~6穴，每側埋穴3~4天。患者每日自行按壓3次，每穴10次。每週治療2次。

注意事項 簡易止呃法有：

❶指壓攢竹穴法。

❷用紙撚觸鼻引嚏法。

❸猝然使患者精神轉移法。

❹控制呼吸法：捏鼻捂嘴30秒鐘。

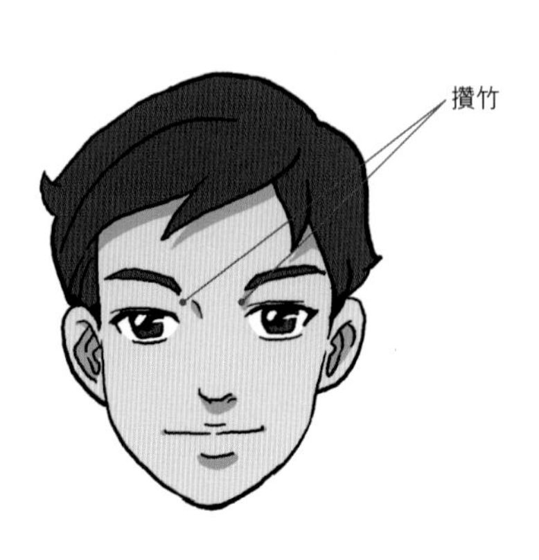

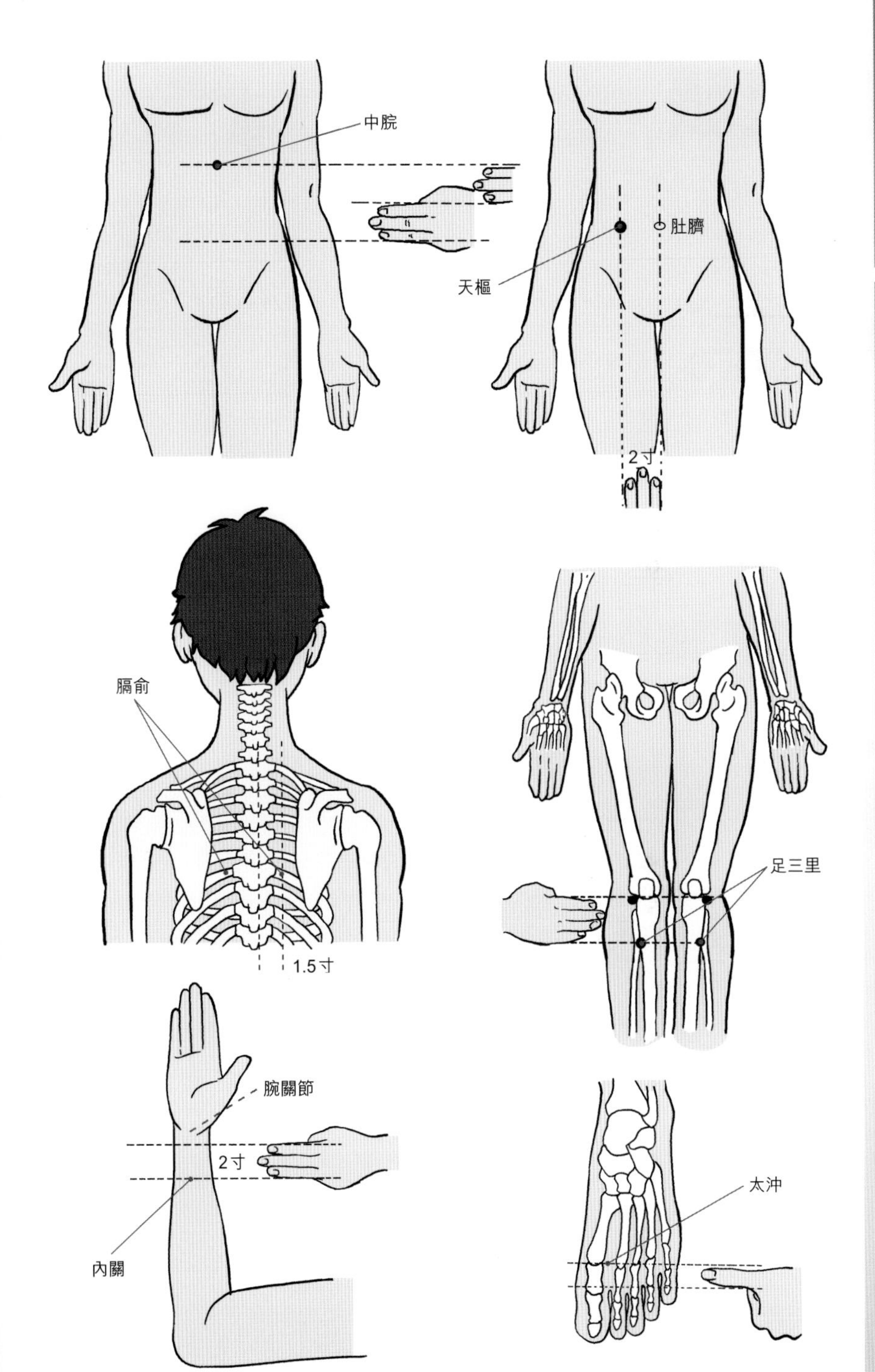
中脘
肚臍
天樞
2寸
膈俞
1.5寸
足三里
腕關節
2寸
內關
太沖

腹脹

中醫認為大腹屬脾，腹脹多關係於脾、胃、肝。

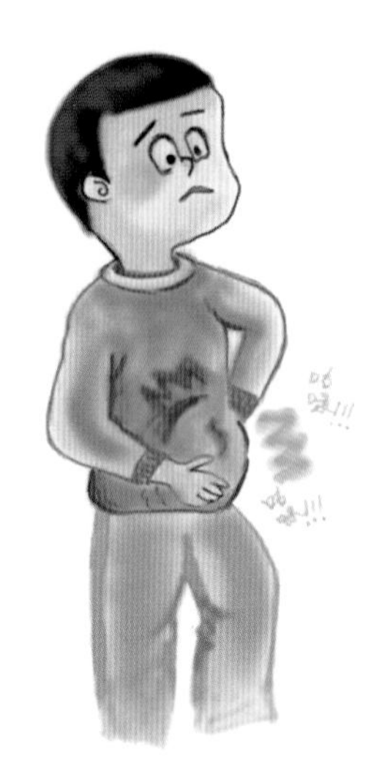

臨床見證 腹部脹悶不適。

治療方法 健脾疏肝、和胃除脹。

取穴：中脘、天樞、氣海、內關、膻中、足三里。

加減：食滯加胃俞、內庭；脾虛加脾俞、三陰交；肝氣加肝俞、陽陵泉。

耳針：脾、胃、肝、大腸、小腸、腹、神門。

具體操作 **針刺：**足三里、三陰交用補法；太沖用瀉法；餘穴用平補平瀉法。背俞穴選用1寸毫針直刺0.5~0.7寸，針達到上述深度後，用撚轉手法以促使得氣留針。

耳針：埋豆，每次選5~6穴，每側埋穴3~4天。患者每日自行按壓3次，每穴10次。每週治療2次。

注意事項 避免情緒波動。

進食易消化的食物。

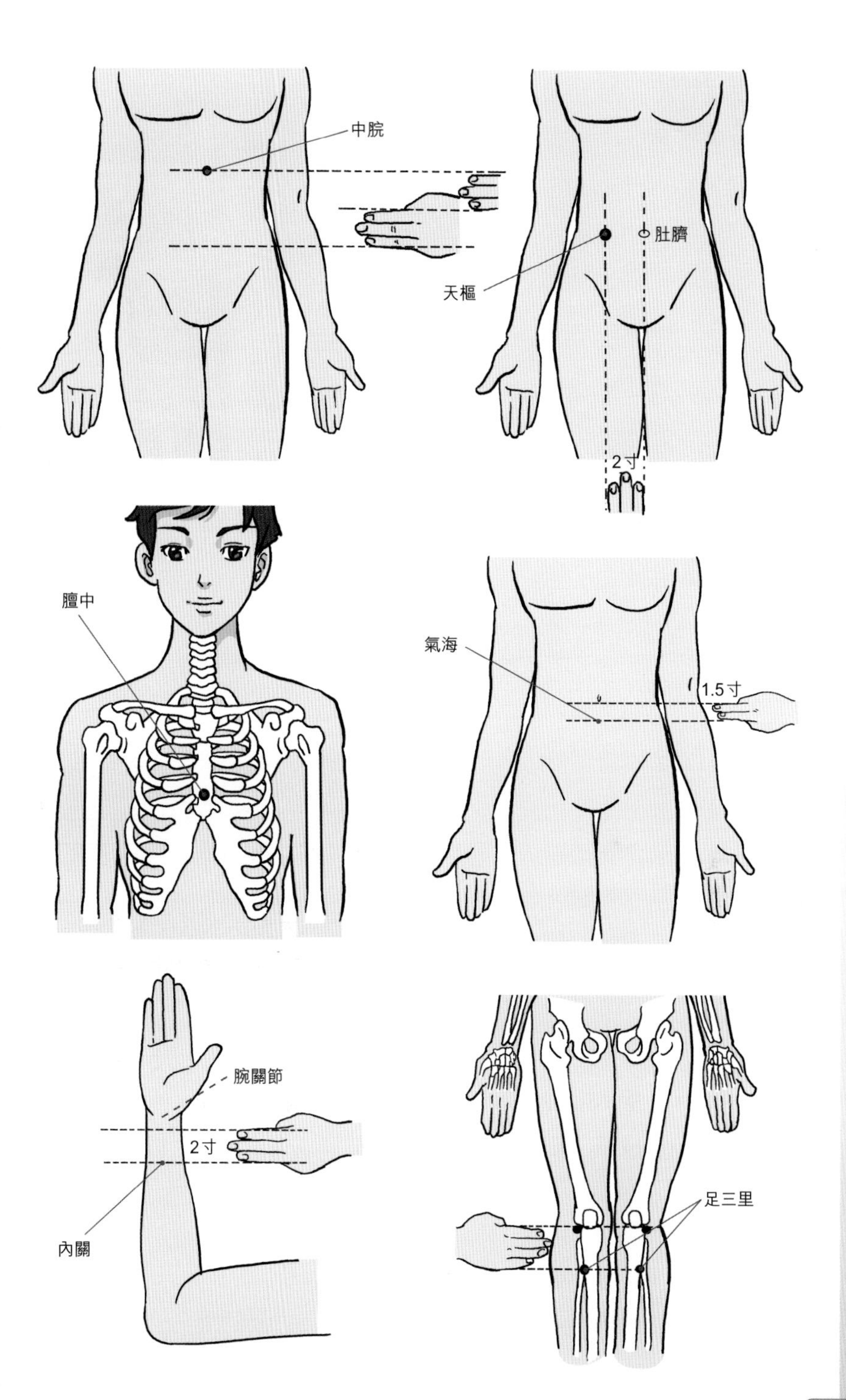
中脘
天樞
肚臍
2寸
膻中
氣海
1.5寸
腕關節
2寸
內關
足三里

腹瀉

急性腹瀉因內傷飲食，外受寒濕暑熱擾於腸胃而致。慢性腹瀉由脾腎不足、或肝氣犯胃所致。

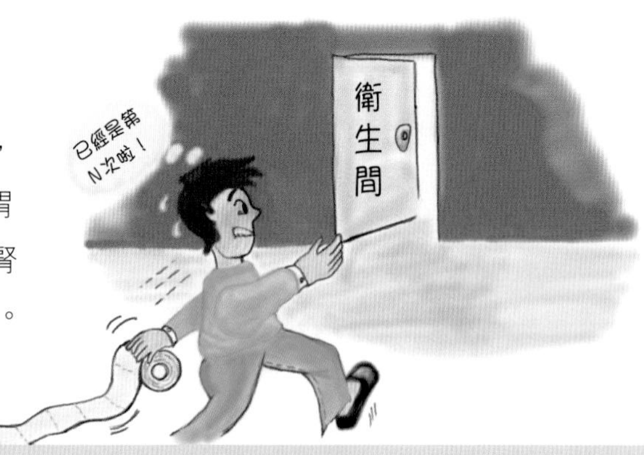

臨床見證 腹痛、腹瀉。

治療方法

急性腹瀉：調理腸胃。

處方：天樞、合谷、陰陵泉、上巨虛、下巨虛。

加減：傷食加內庭；寒濕中脘加灸；暑熱加十宣。

放血：急性胃腸炎於曲澤、委中放血。

慢性腹瀉：健脾、溫腎、疏肝。

處方：中脘、天樞、足三里、關元、陰陵泉、太沖、脾俞、腎俞、肝俞。

加減：脾虛加脾俞、三陰交；腎虛加腎俞、命門；肝郁加肝俞、太沖。

耳穴：肝、脾、腎、大、小腸、交感、神門。

灸法：肚臍(神闕)。

具體操作

針刺：急性腹瀉用瀉法；慢性腹瀉用補法。十宣放血，每穴出血5滴。

放血：急性胃腸炎吐瀉選曲澤或委中放血，每穴出血為1毫升。

耳針：針刺，根據辨證每次選5~6穴，急性留針20分鐘，每日1次；慢性留針30分鐘，隔日1次。

耳針：埋豆，每次選5~6穴，每側埋穴3~4天。患者每日自行按壓3次，每穴10次。每週治療2次。

灸法：急性腹瀉因寒濕者用隔薑灸中脘7壯；慢性腹瀉於肚臍大艾炷隔鹽重灸，連續不斷，一炷連一炷，至腹中有溫暖感覺為止。

注意事項

腹部避免寒濕侵襲。

飲食有節，避免過饑過飽。

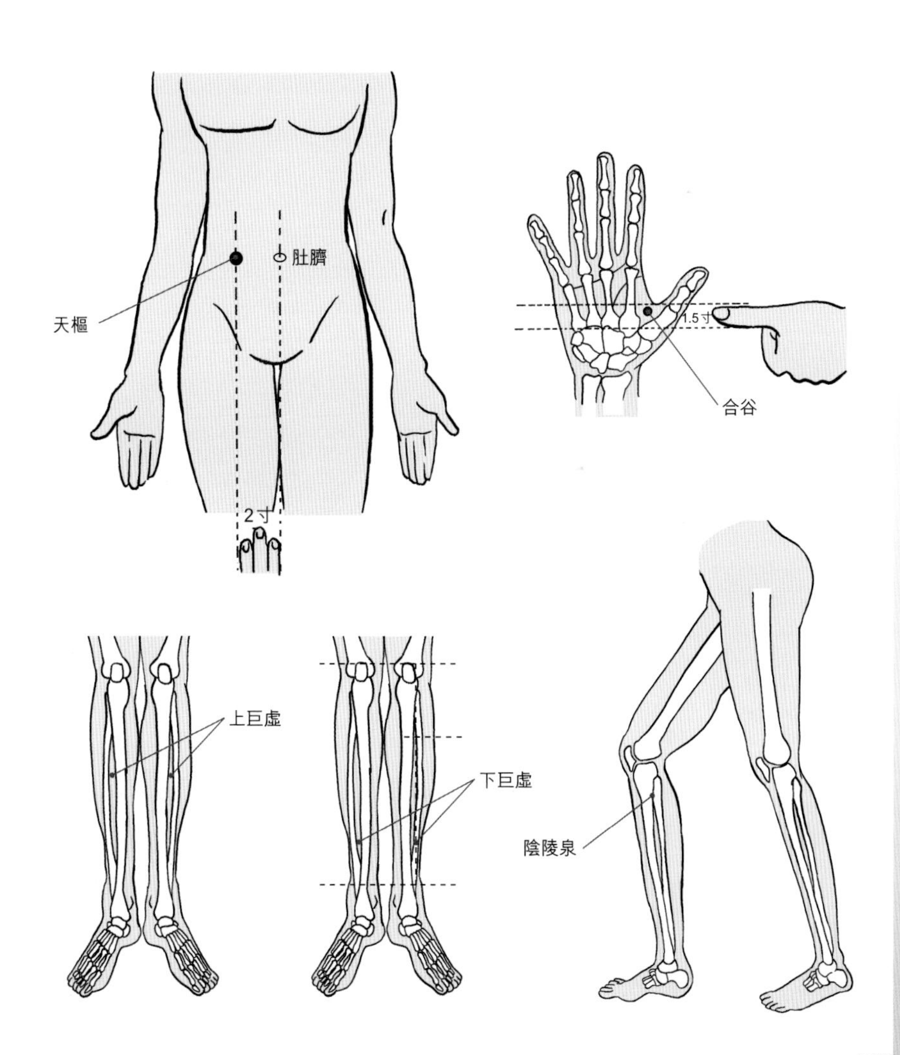

嘔吐

嘔吐由胃失和降，氣逆於上所致。臨床以飲食停滯、肝氣犯胃、脾胃虛弱常見。

臨床見證

飲食停滯：嘔吐腐酸，脘腹脹慢，噯氣厭食；
肝氣犯胃：嘔吐吞酸，噯氣頻繁，胸脅脹痛；
脾胃虛弱：面色萎黃，倦怠乏力，大便溏。

治療方法

疏肝理氣，和胃降逆。
處方：中脘、梁門、天樞、足三里、內關。
加減：飲食停滯加內庭；肝氣犯胃加太沖；
脾胃虛寒加氣海、三陰交。
耳穴：胃、腸、肝、神門、皮質下、交感。

具體操作

針刺：飲食停滯、肝氣犯胃用瀉法；
脾胃虛寒用平補平瀉法。
耳針：用毫針強刺激，留針30分鐘，留針期間可撚針2次。針後加埋耳豆。患者自己按壓，每日3次，每穴10次。

注意事項

囑患者忌食油膩及生冷之品，保持精神舒暢，配合自行腹部按摩。

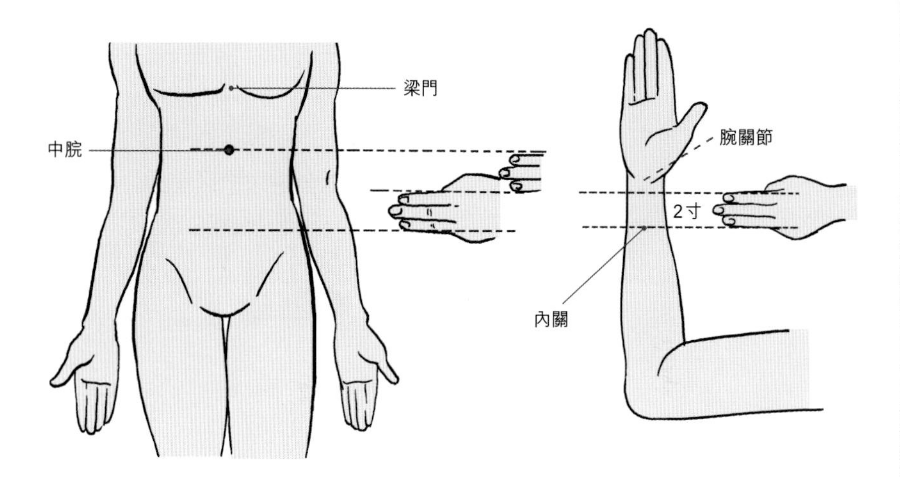
梁門
中脘
腕關節
2寸
內關

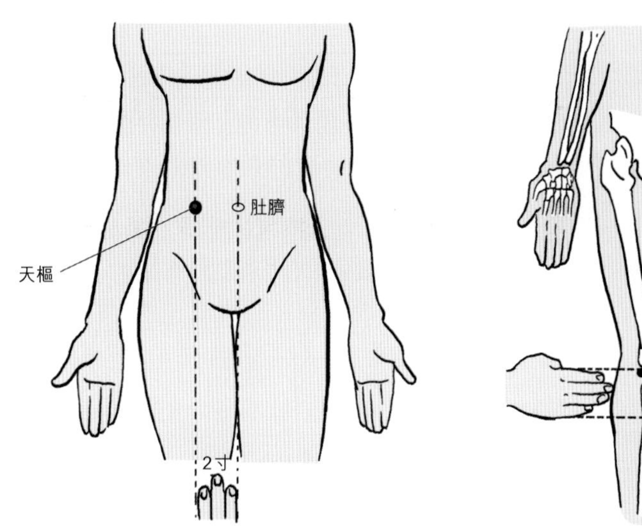
肚臍
天樞
2寸

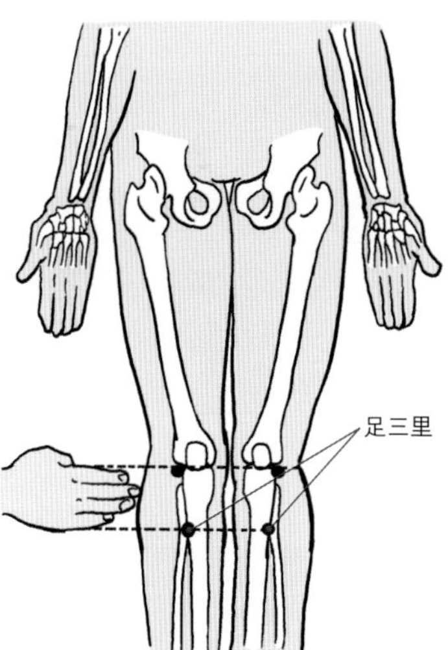
足三里

便秘

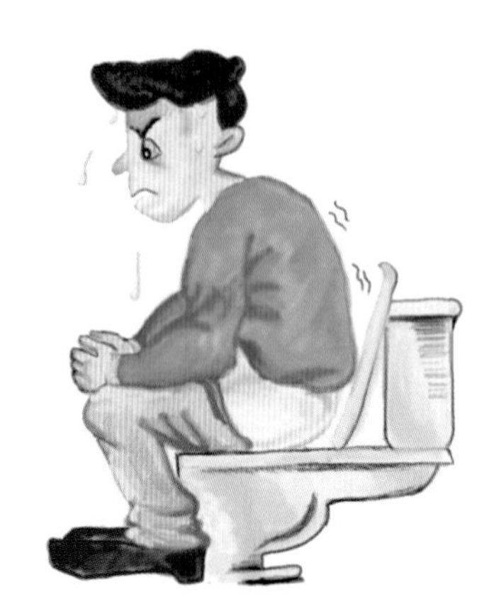

便秘是大便秘結不通，排便間隔時間延長，或欲大便而艱澀不暢的一種病症。因大腸傳導功能失常所致。

人體腸道可形容為河道，人體的糟粕(大便)比喻為行駛在河道中的船舶。正常情況下，船的運行依賴三方面因素：

❶「有水行舟」，需要河道中有足夠的水。

❷「有力行舟」，船的運行需要動力。

❸「河道通暢」，河道通暢，船可以正常行駛。

臨床見證

腸胃有熱，氣滯不行，氣虛無力，血虛腸道乾澀，均能導致便秘。

治療方法

熱秘：胃腸熱盛，耗傷津液，腸道乾結。(無水行舟)

氣秘：肝氣鬱滯、思脾氣結，氣機鬱滯，傳導失職。(河道不暢)

虛秘：肺脾氣虛，大腸傳導無力。(無力行舟)

虛秘：產後血虛，血虛則津液虧損不能濡潤腸道。(無水行舟)

冷秘：脾腎陽虛，寒邪內結，大腸傳導失職。(河道不暢)

處方：天樞、上巨虛、支溝、大腸俞。

加減：熱結加曲池、合谷；氣滯加中脘、太沖；氣血兩虛加足三里、三陰交、脾俞、胃俞；寒結加灸神闕、氣海。

耳針：脾、胃、大腸、肝、直腸下段。

按摩：腹部、骶尾骨。

具體操作

針刺：熱秘、氣秘針用瀉法；虛秘、冷秘針用補法。

耳針：毫針強刺激，留針30分鐘，留針期間可撚針2次。針後加埋耳豆。患者自己按壓，每日3次，每穴10次。

按摩：腹部用掌心圍繞臍中環繞按摩由內到外由小到大至全腹，左右手各按摩15圈，早晚各1次，在起床前和入睡前進行。

骶尾骨用食中無名拇3指自上而下沿骶骨正中及兩側按摩，左右手各進行15次，逐漸加力，每日2次。

注意事項

針刺治療單純性便秘效果較好；若西醫診斷為器質性病變，如腸道狹窄、腸道粘連、腸套疊以及神經損傷而致的腸道麻痹則效果較差。

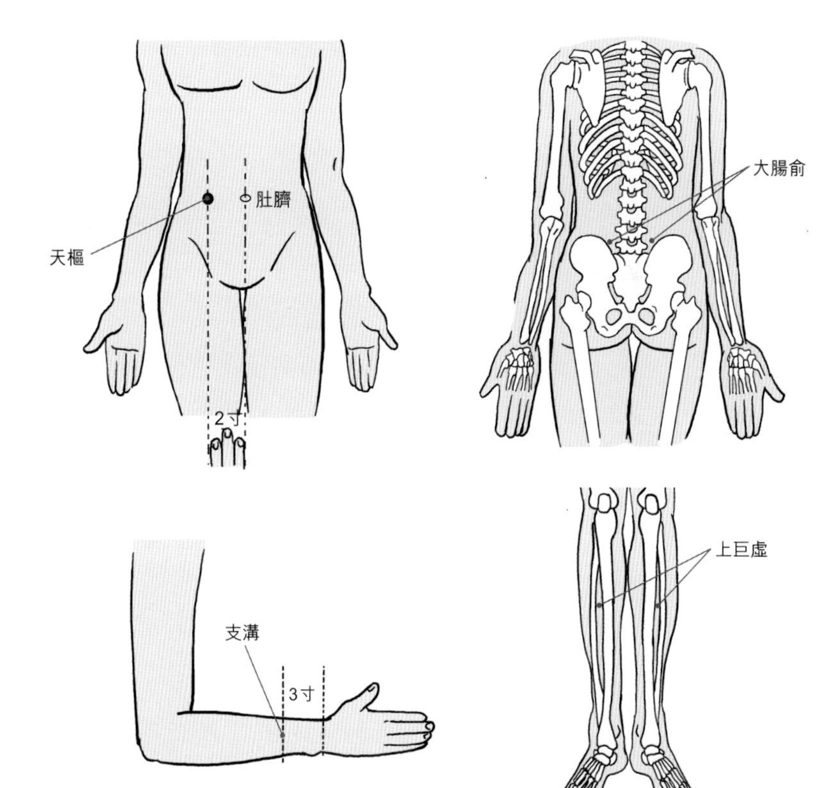

胸痹

指胸部疼痛。可見於冠心病、心絞痛。

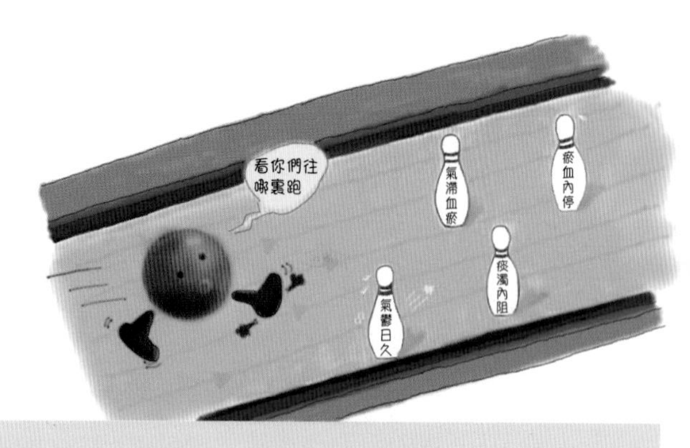

臨床見證

胸悶、胸痛如絞、氣短、心悸。分為：虛寒型、痰濁型、瘀血型。

治療方法

通陽散寒，化痰散瘀。

處方：內關、膻中、心俞、厥陰俞、足三里、三陰交。

加減：虛寒型加灸肺俞、關元；
痰濁型加豐隆；
瘀血型加膈俞。

耳針：心、小腸、胸、神門、交感、皮質下。

按摩：內關。

具體操作

針刺：豐隆、膈俞用瀉法，餘穴用平補平瀉法，留針30分鐘。
肺俞、關元用艾條溫和灸，每穴5分鐘。

耳針：每次選3~5穴，強刺激，留針30分鐘。

按摩：內關採用拇指按揉至疼痛緩解為止。

注意事項

冠心病、心絞痛為急危重症，針灸僅可起到緩解疼痛的作用，應注意觀察患者的病情變化，必要時送急診治療，切勿延誤時機。

囑患者避免情緒波動，增加室外活動。

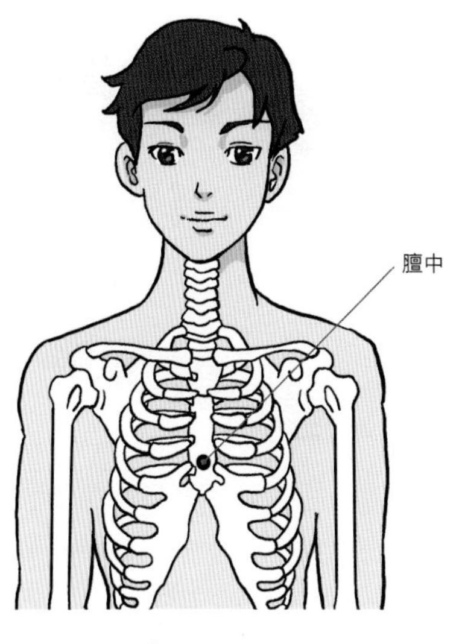
膻中

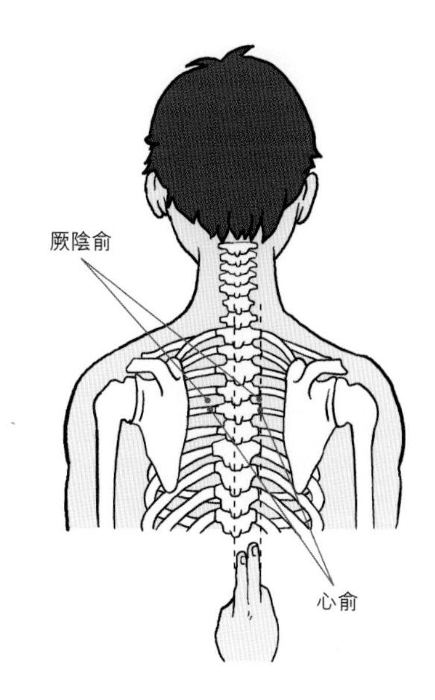
厥陰俞
心俞

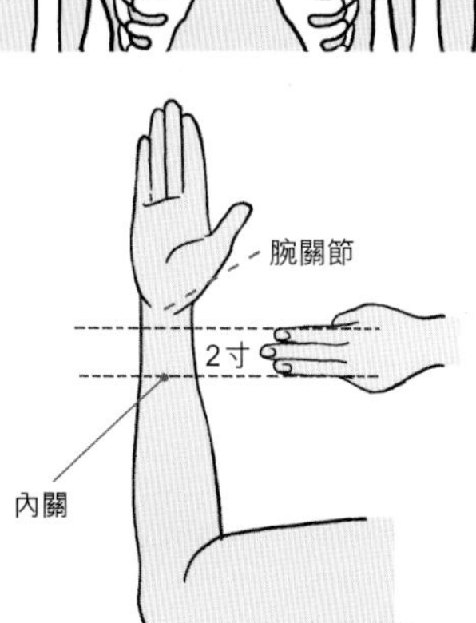
腕關節
2寸
內關

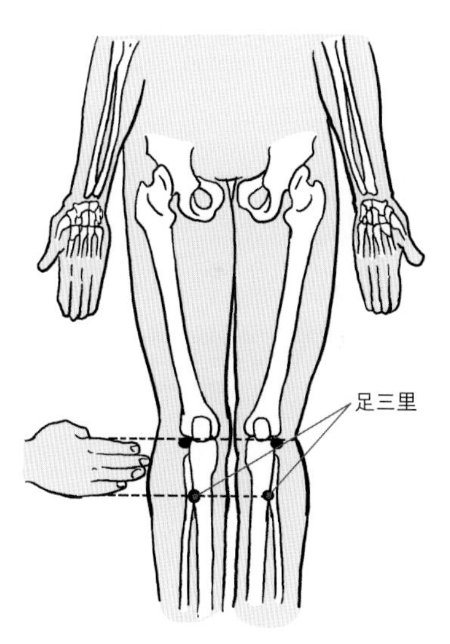
足三里

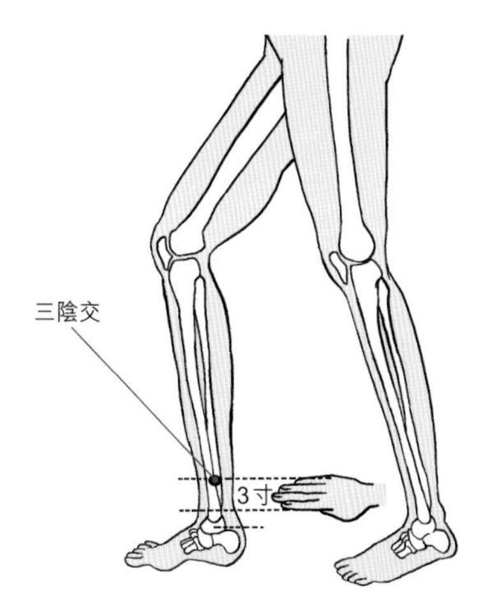
三陰交
3寸

心悸

患者自覺心跳過快，不能自主的一種症狀。

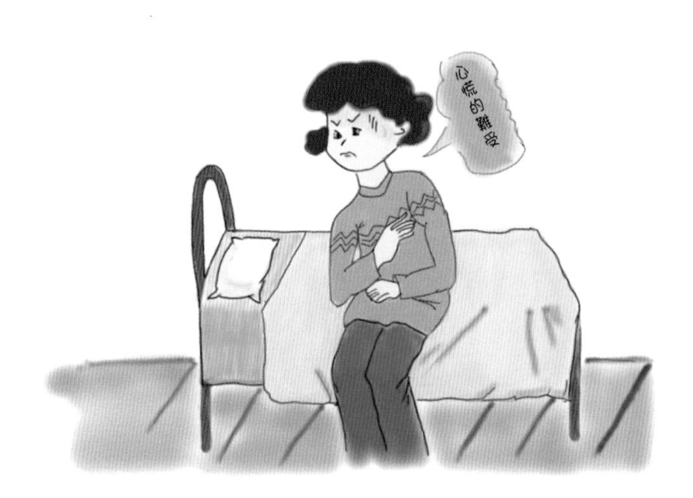

臨床見證 心悸、氣短、多夢、失眠。

治療方法 寧心安神。

處方：內關、神門、心俞、巨闕、足三里。

耳針：神門、皮質下、交感、心、小腸、脾。

具體操作 **針刺**：採用平補平瀉法，留針30分鐘。

耳針：耳穴王不留行籽埋豆法，每次選5~6穴，每側埋穴3~4天。患者每日自行按壓3次，每穴10次。每週治療2次。

注意事項 發作時，患者應放鬆心情。

自行按揉內關穴，每側5分鐘，每日1次。

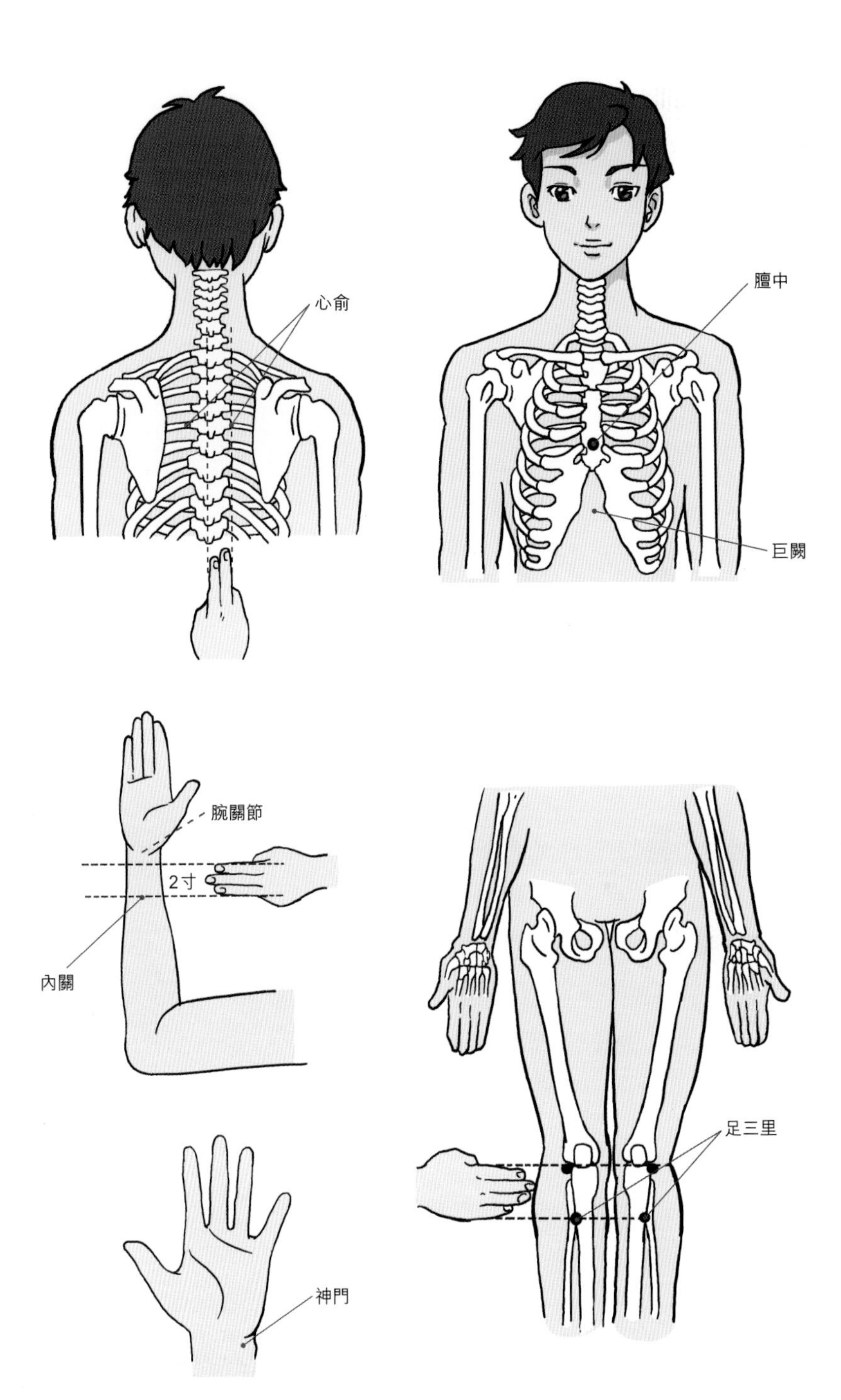
心俞
膻中
巨闕
腕關節
2寸
內關
足三里
神門

失眠

以經常不能獲得正常睡眠為特症的病症。

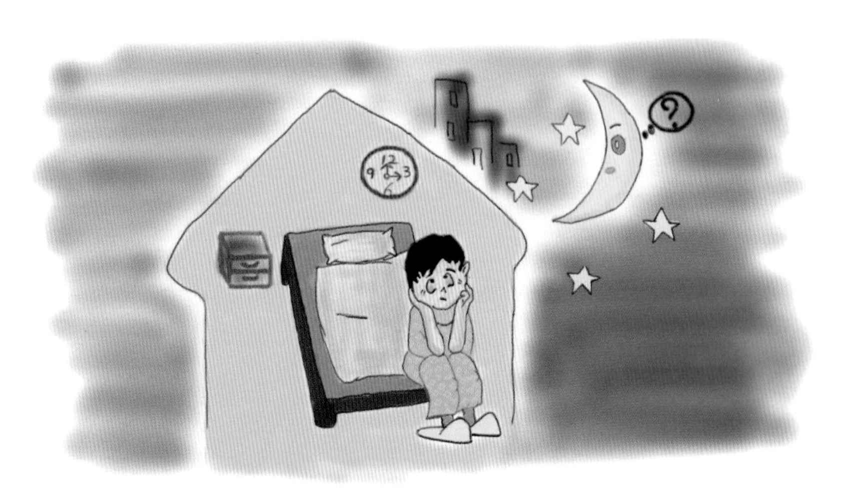

臨床見證

病情各異，難以入眠、寐而易醒、睡眠多夢均屬此範疇。中醫分為：心腎不交、心脾兩虛、肝火上擾、胃氣不和。

治療方法

寧心安神。

處方：神門、內關、三陰交、安眠。

加減：心腎不交加心俞、腎俞；
心脾兩虛加心俞、脾俞；
肝火上擾加肝俞、膽俞；
胃氣不和加胃俞、足三里。

耳針：皮質下、交感、神門、心、腎、肝。

具體操作

針刺：神門、內關、三陰交、安眠採用得氣留針30分鐘；心俞、腎俞、脾俞用補法；肝俞、膽俞、胃俞用瀉法；足三里平補平瀉法。

耳針：耳穴王不留行籽埋豆法，每次選5~6穴，每側埋穴3~4天。患者每日自行按壓3次，每穴10次。每週治療2次。

注意事項

針對病因，配合心理指導，消除煩惱、避免情緒波動，對本病的治癒甚為重要。

保持臥室內的暗環境和安靜，避免嘈雜和強光刺激。

適當的體育鍛煉以解除過度緊張的工作，如太極拳、入靜功等。

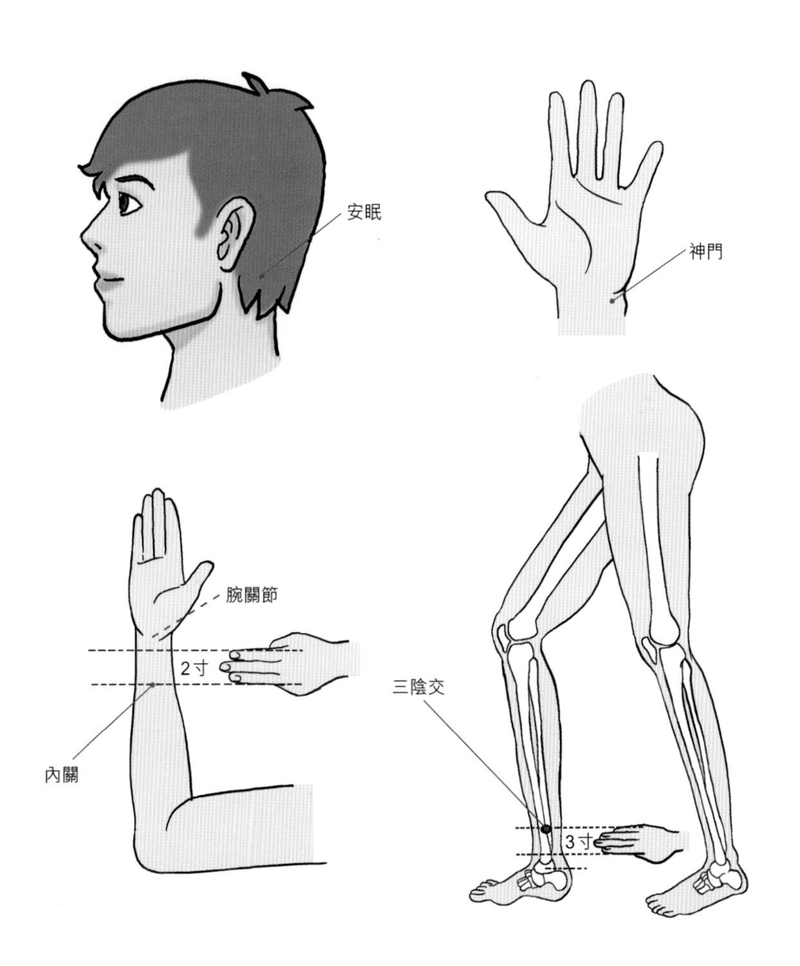

健忘

是腦力衰退的表現。

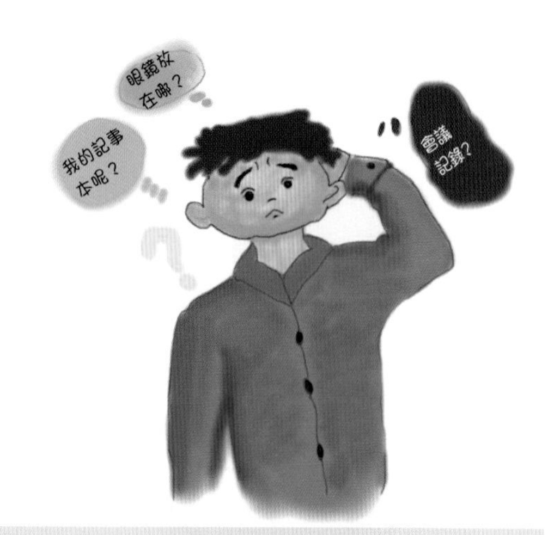

臨床見證 記憶力減退、遇事善忘。

治療方法 養心血，補脾腎。

處方：四神聰、天柱、心俞、脾俞、腎俞、足三里、三陰交。

按摩：天柱、四神聰。

具體操作 **針刺**：脾俞、腎俞、足三里、三陰交用補法；餘穴用平補平瀉法，留針30分鐘。

按摩：天柱、四神聰穴用手指按揉，每穴5分鐘，每日1次。

注意事項 針灸對健忘有一定的幫助。囑患者加強體育鍛煉和多與他人交流。

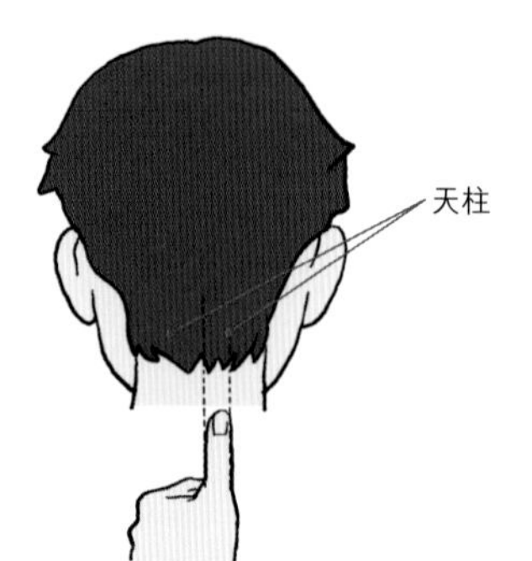

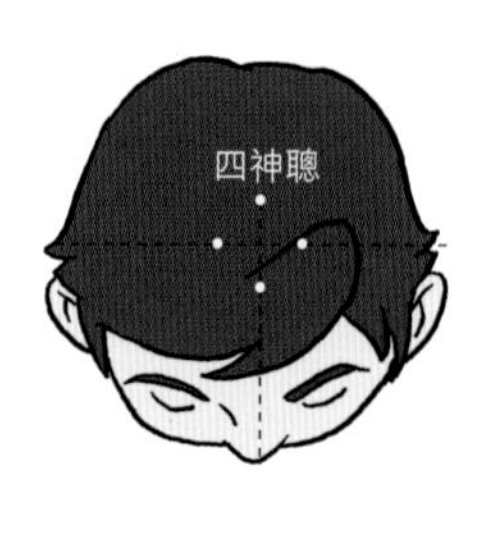

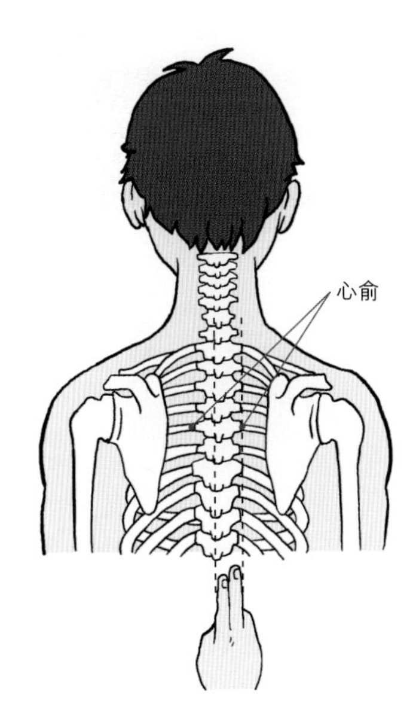
心俞

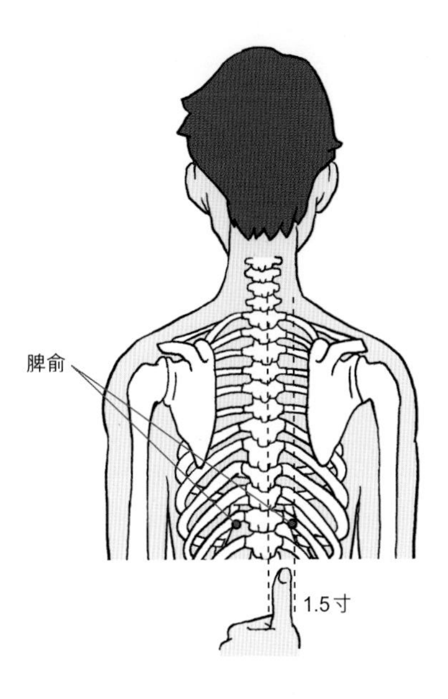
脾俞
1.5寸

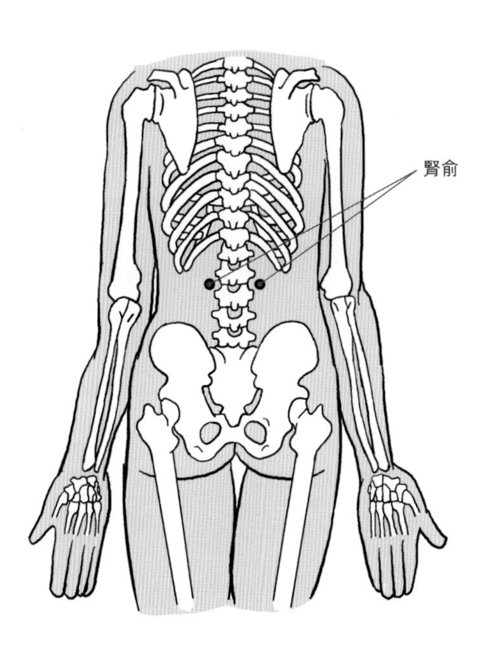
腎俞

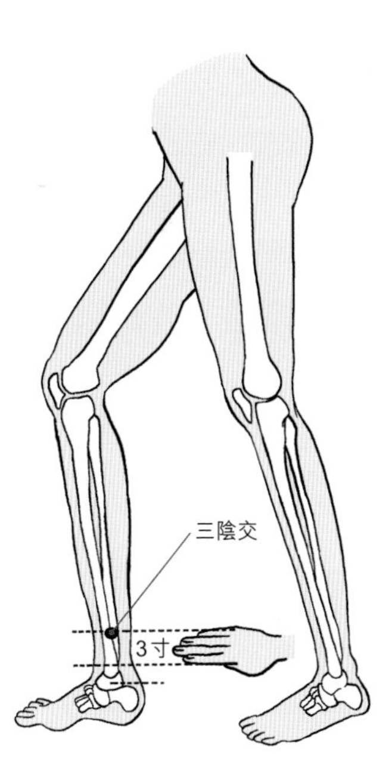
三陰交
3寸

癲狂證（精神分裂症）

癲與狂是精神失常的疾病。古有記載：「多喜為癲，多怒為狂」。以及「重陰者癲」，「重陽者狂」。包括精神分裂症的抑鬱型和狂躁型。

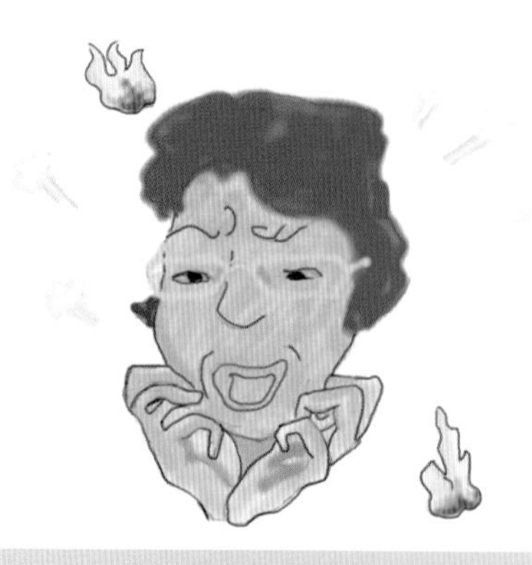

臨床見證

癲表現為沉默癡呆，語無倫次，靜而多喜；狂表現為喧擾不寧，狂躁打罵，動而多怒。癲由痰氣鬱結引起；狂由痰火上擾而致。

治療方法

癲證：疏肝理氣，寧神化痰。

處方：心俞、肝俞、脾俞、神門、豐隆。

狂證：清火化痰，寧心安神。

處方：大椎、風府、人中、內關、豐隆。

電針：癲證：百會、人中；狂證：大椎、人中。

具體操作

針刺：癲證用平補平瀉法；狂證用瀉法。

電針：癲證用斷續波，狂證用連續波。

注意事項

配合心理治療，針對患者特點，進行開導、解釋、解開其心結，囑家屬配合治療。

癲狂十三穴：此為唐．孫思邈的「十三鬼穴」，包括：人中、少商、隱白、大陵、申脈、風府、頰車、承漿、勞宮、上星、會陰、曲池、舌下中縫。此十三穴對癲狂以及神志失常的病證，有一定的療效。臨床應用依十三穴排列次序針刺。

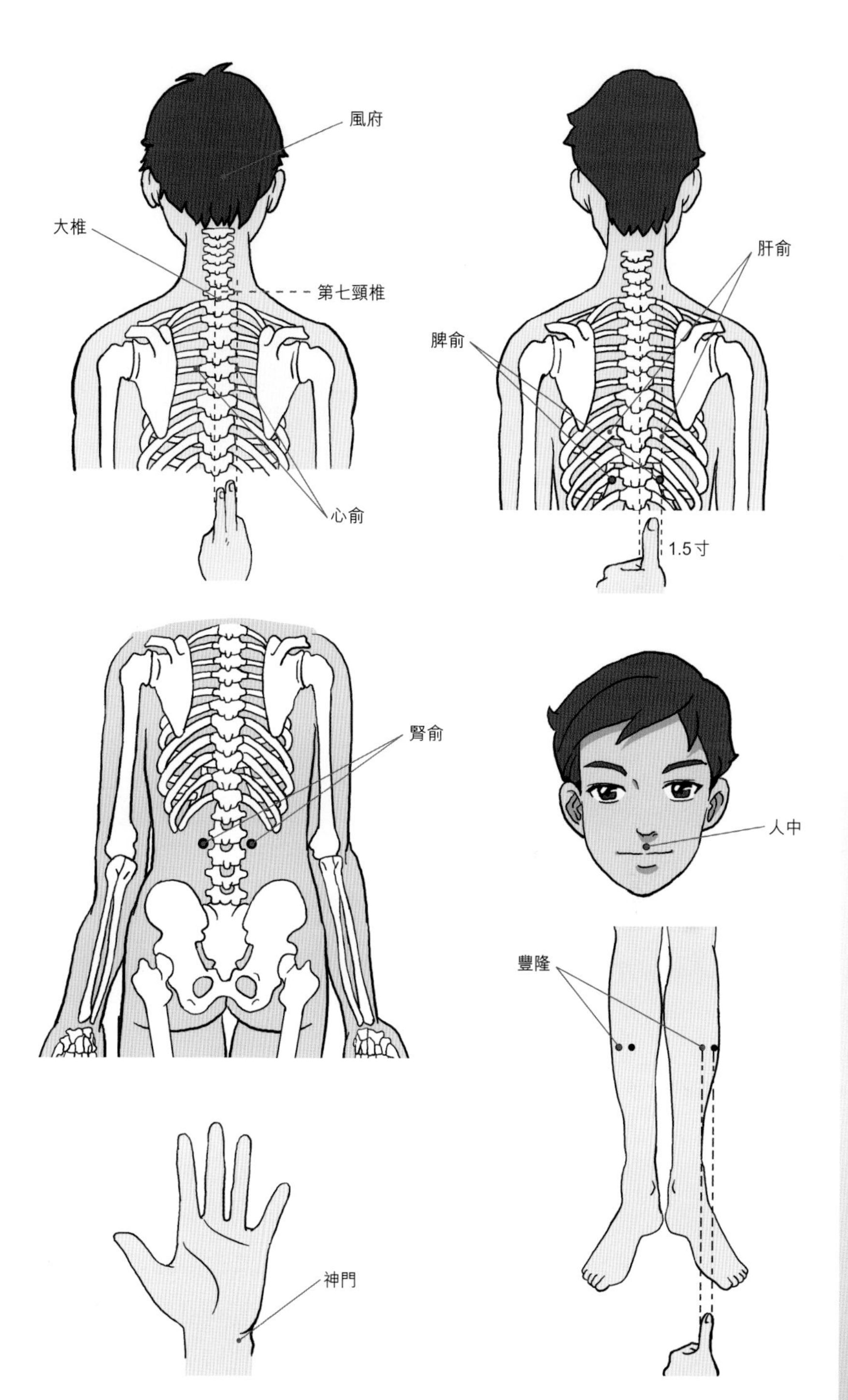
風府
大椎
第七頸椎
心俞
肝俞
脾俞
1.5寸
腎俞
人中
豐隆
神門

鬱證

多種原因導致的情志憂鬱、氣滯不暢而出現的綜合症。

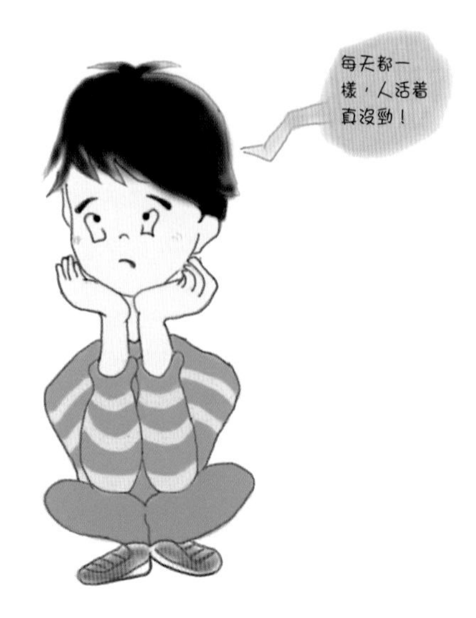

臨床見證 精神抑鬱，胸悶脅脹，睡眠不寧，飲食失調等。

治療方法 瀉肝健脾、寧心安神。

處方：風池、膻中、內關、神門、合谷、足三里、陽陵泉、三陰交、太冲；肝俞、心俞、脾俞、胃俞。

耳針：神門、皮質下、心、肝、脾、腎。

具體操作 **針刺**：瀉風池、陽陵泉；補足三里、三陰交、神門；餘穴用平補平瀉法。

耳針：耳穴王不留行籽埋豆法，每次選5~6穴，每側埋穴3~4天。患者每日自行按壓3次，每穴10次。每週治療2次。

注意事項 調理患者的心理狀況，以誠懇的語言來開導、勸說病人，解開其思想顧慮，增強其信心，其法應用恰當，可以提高療效。《青囊秘錄》中指出：「是以善醫者先醫其心，而後醫其身。」

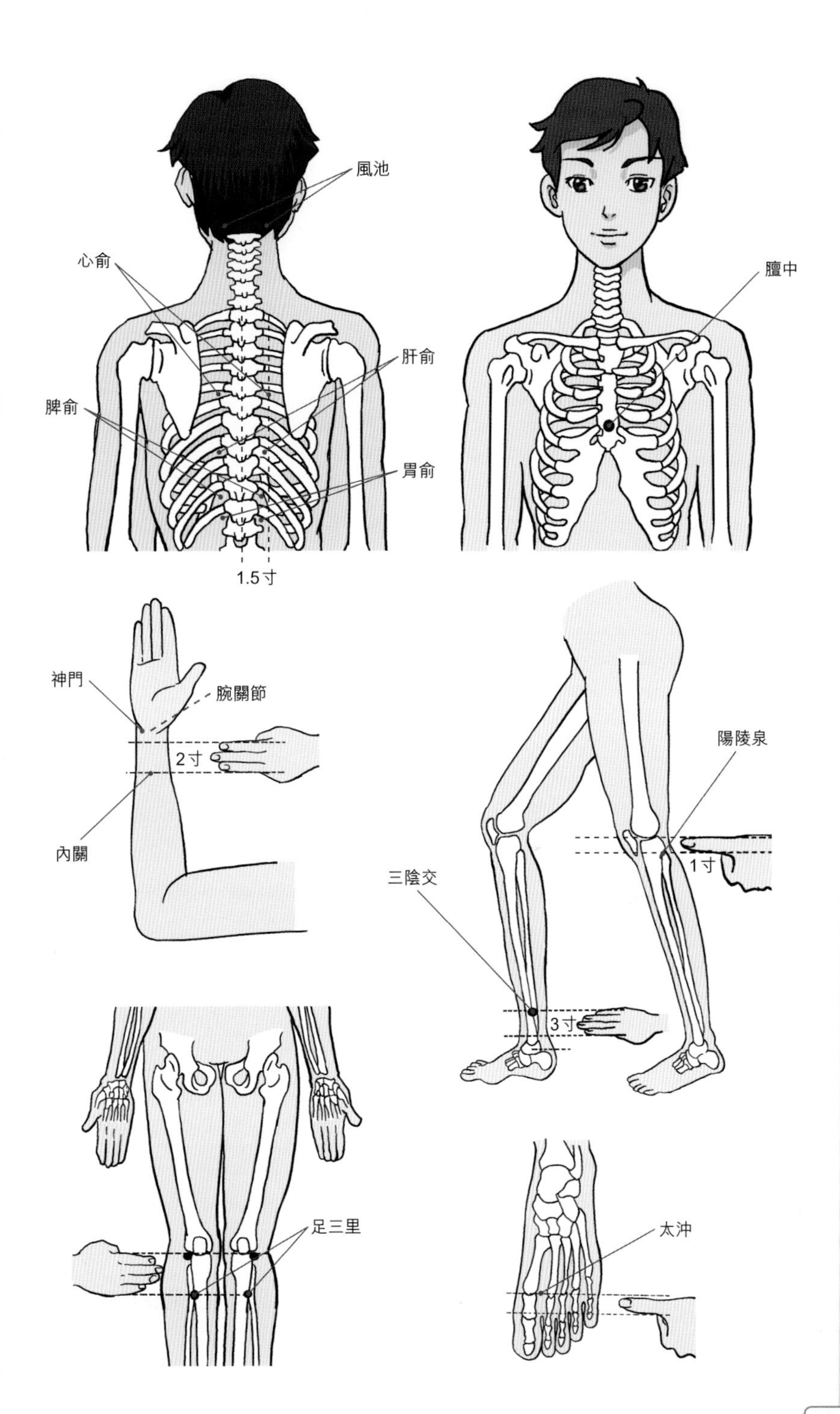
風池
心俞
肝俞
脾俞
胃俞
1.5寸
膻中
神門
腕關節
2寸
內關
陽陵泉
1寸
三陰交
3寸
足三里
太沖

遺精

遺精多發生在夢中，又稱為夢遺。遺精多伴有陰虛內熱的臨床表現。

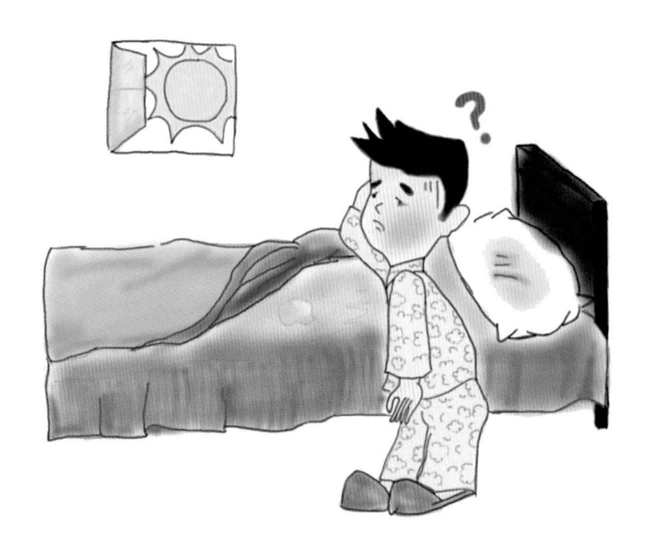

臨床見證 夢中遺精，倦怠乏力，頭暈耳鳴，記憶力減退，腰膝酸軟。

治療方法 養陰清熱，止夢固精。

取穴：神門、關元、三陰交、太溪、腎俞、志室、心俞。

耳針：精宮、內分泌、皮質下、神門、心、腎。

具體操作 **針刺**：三陰交、太溪用補法；餘穴用平補平瀉法。

耳針：耳穴王不留行籽埋豆法，每次選5~6穴，每側埋穴3~4天。患者每日自行按壓3次，每穴10次。每週治療2次。

注意事項 針刺治療的同時，鼓勵患者，對治療有一定的幫助。

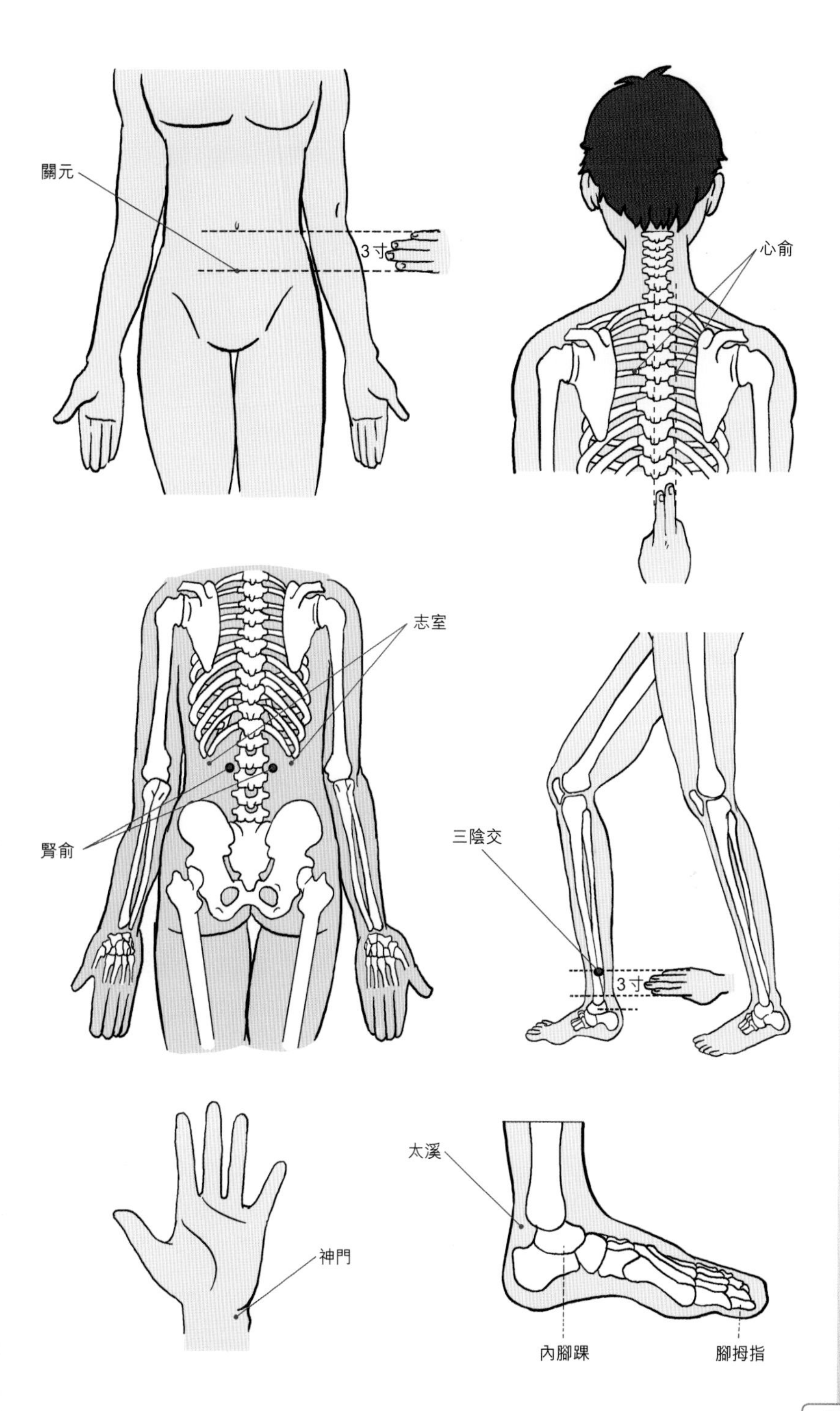
關元
3寸
心俞
志室
腎俞
三陰交
3寸
神門
太溪
內腳踝
腳拇指

陽痿

陽痿是指陰莖不能勃起或舉而不堅，影響正常性生活的病證。

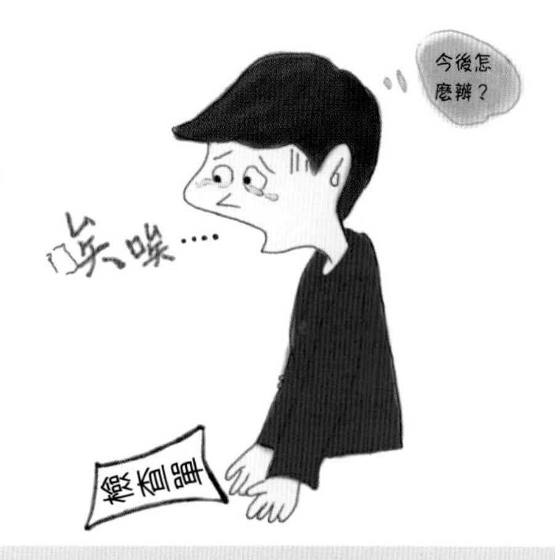

臨床見證

因房勞過度、手淫以致精氣大傷，命門火衰而陰莖痿軟不舉，有因思慮、驚恐損傷心腎所致。部分因濕熱下注而宗筋弛緩。

治療方法

補腎壯陽，清濕熱，理肝氣。

處方：百會、腎俞、命門、關元或中極、三陰交。

加減：命門火衰加灸法；思慮、驚恐加心俞、脾俞、神門；肝氣不舒加肝俞、太沖；濕熱下注加陰陵泉。

具體操作

針刺：百會、腎俞、命門針用補法；關元、中極每次選1穴，針直刺稍斜向下腹，進針1~1.2寸，待得氣後，促使針感到達陰莖，出現上述針感後應用小幅度提插補法，守氣留針。三陰交，斜向上刺0.5~1寸，針感向大腿內側傳導為好。

加減：命門火衰於腎俞、命門加灸；思慮、驚恐心俞、脾俞、神門，針以補法；肝氣不舒肝俞、太沖，針用瀉法；濕熱下注者加陰陵泉，針用瀉法。

注意事項

針刺關元、中極穴前，應囑患者排空小便。

陽痿經治療好轉以後，應合理安排房事，避免過勞。

對情志所傷者，應做必要的解釋、開導工作。

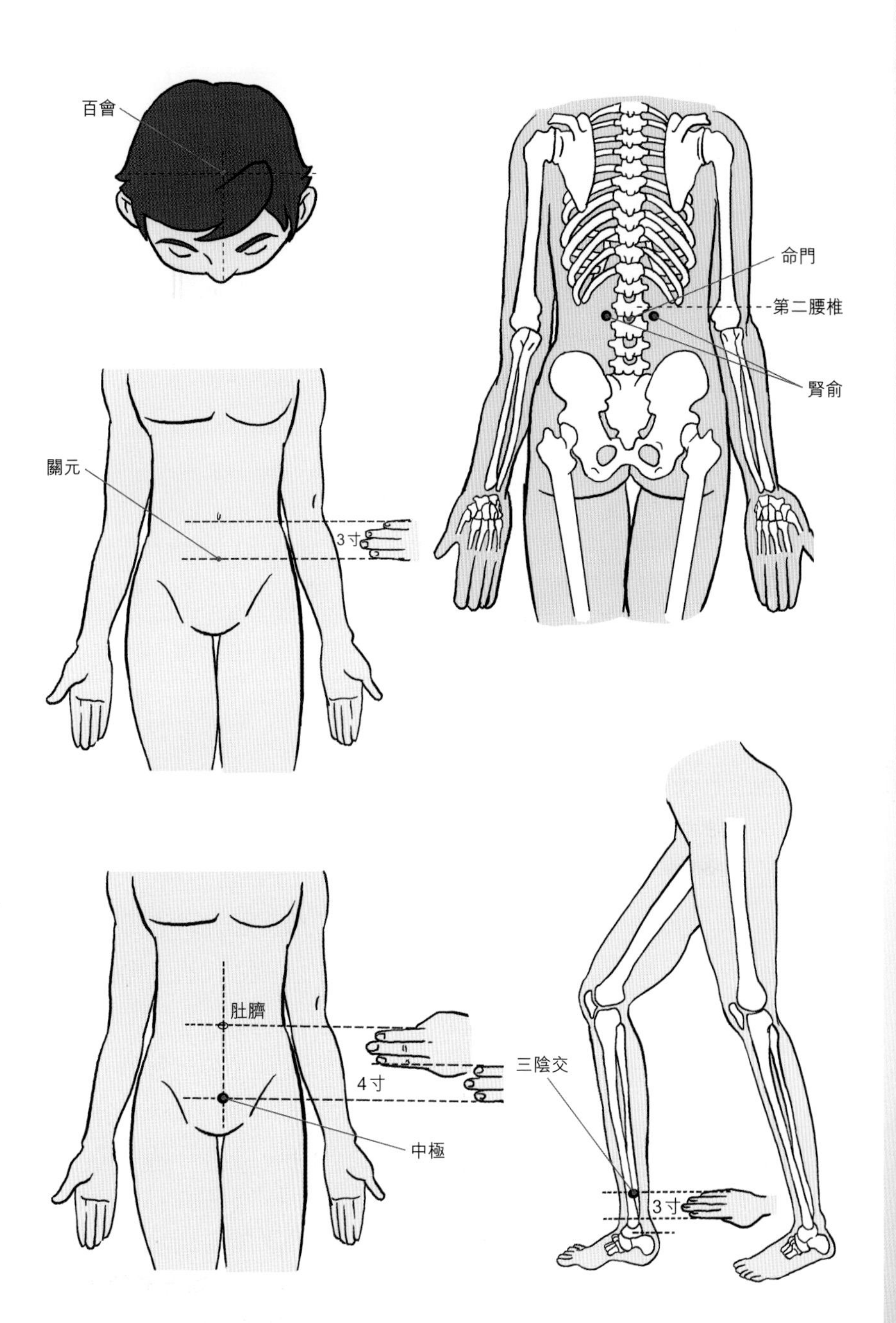
百會
命門
第二腰椎
腎俞
關元
3寸
肚臍
4寸
中極
三陰交
3寸

水腫

水腫分為：陰水、陽水。

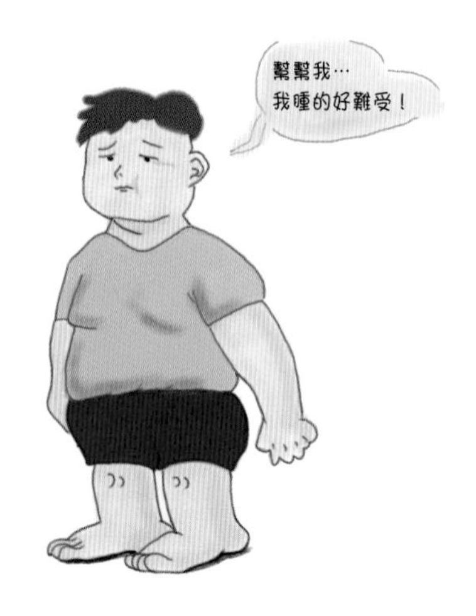

臨床見證

肺氣的宣降功能失調，水停於人體上部，為「陽水」；脾的轉輸功能以及腎的蒸化功能失調，使水停於下半身浮腫的，稱為「陰水」。

治療方法

溫腎健脾，行氣利水。

陽水：宣肺利水。

處方：列缺、合谷、偏曆、肺俞、陰陵泉、委陽。

陰水：溫補脾腎。

處方：脾俞、腎俞、水分、關元、陰陵泉、足三里、三陰交。

灸法：水分、關元。

具體操作

針刺：陽水針用瀉法；陰水用補法。

灸法：用艾條溫和灸，每次20分鐘，每日1次。

注意事項

從臨床觀察，陰陵泉、三陰交、商丘三穴，對下肢水腫有較好的作用。

灸法，因水濕類寒，灸法可以溫化水濕，助脾腎之陽利水祛腫。

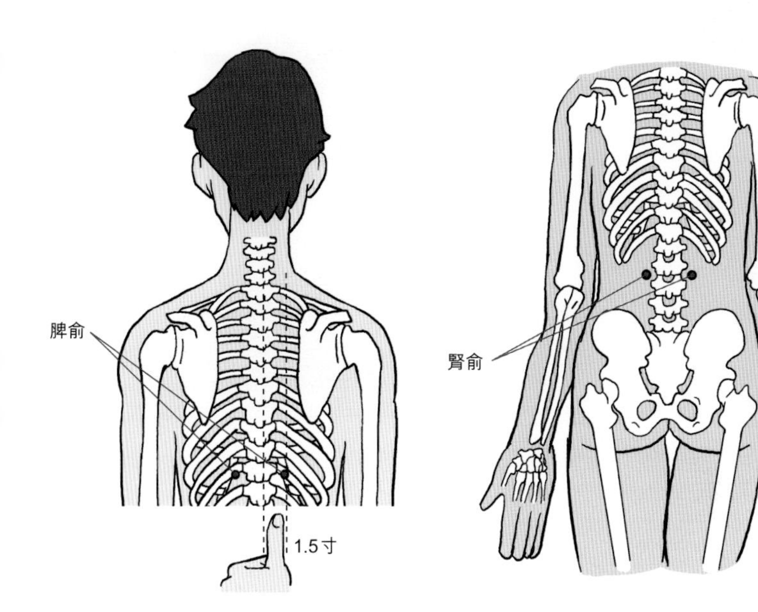
脾俞
1.5寸
腎俞

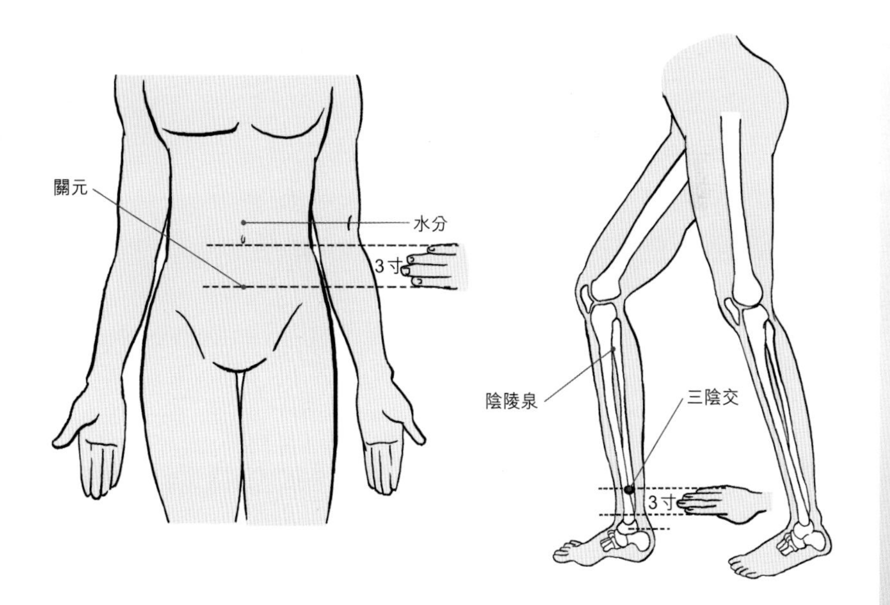
關元
水分
3寸
陰陵泉
三陰交
3寸

尿頻

尿頻、夜尿多，是腎氣虛致膀胱開合失調引起。

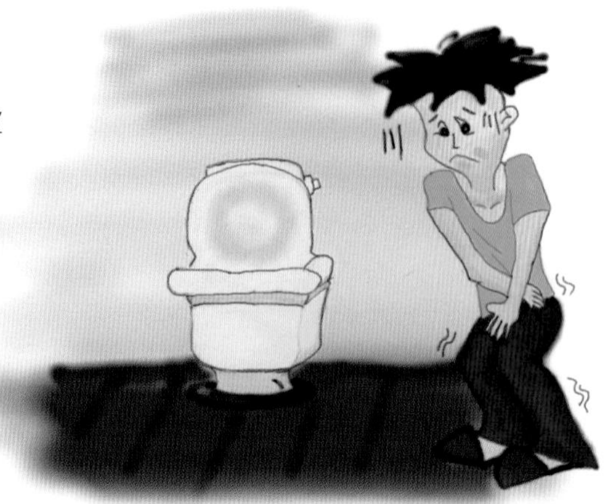

臨床見證 夜尿多的界定，在正常飲、食情況下，每夜兩次以上的，為夜尿多。

治療方法 溫補腎陽。

處方：關元、中極、腎俞、三陰交、足三里、太溪。

艾灸：關元。

耳針：腎、膀胱、心、脾、皮質下、枕。

具體操作 **針刺**：關元、腎俞、足三里、太溪用補法，餘用平補平瀉法。

灸法：肚臍艾炷灸，5~7壯，或用艾條溫和灸，每次20分鐘，每日1次。

耳針：耳穴王不留行籽埋豆法，每次選5~6穴，每側埋穴3~4天。患者每日自行按壓3次，每穴10次。每週治療2次。

注意事項 患者在治療期間，注意不要過勞，積極配合治療。

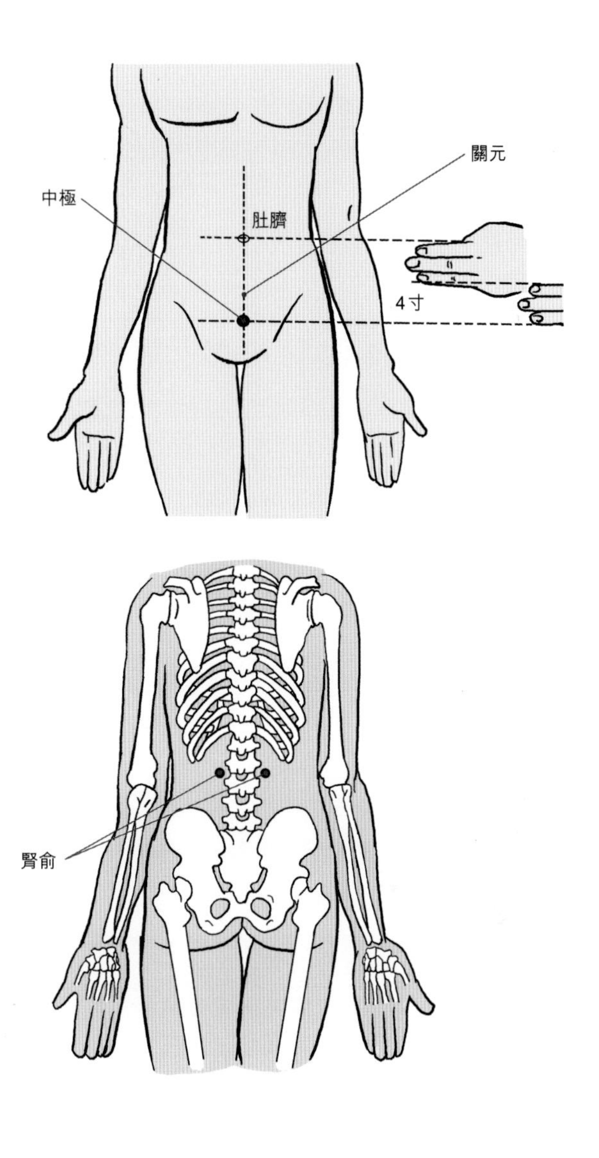
關元
中極
肚臍
4寸
腎俞

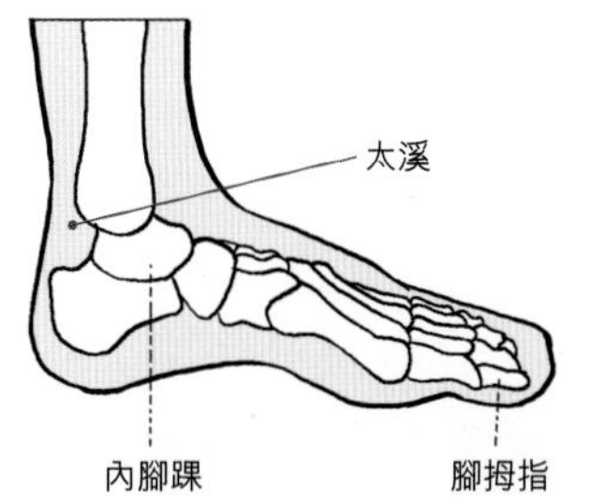
太溪
內腳踝
腳拇指

癃閉（尿瀦留）

癃閉是排尿困難，甚則小便閉塞不通，是膀胱氣化不利所致。可見各種原因引起的尿瀦留。

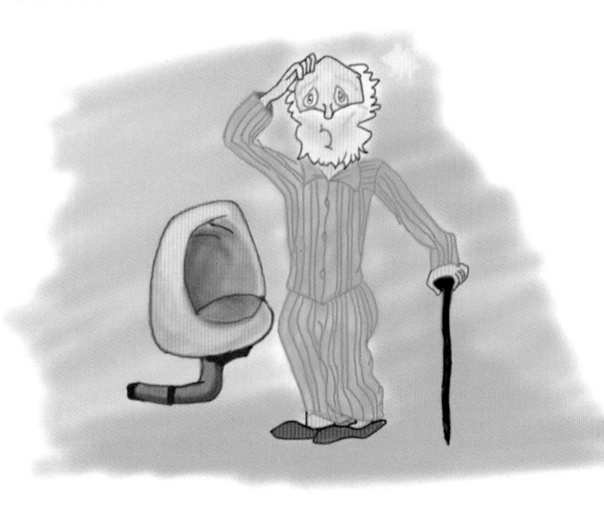

臨床見證　癃是小便不暢，點滴而出，病勢較緩；閉是點滴不通，病勢較急。

治療方法　通利膀胱，補虛瀉實。

處方：關元、中極、三陰交、足三里、太沖、太溪。

電針：關元、中極、三陰交。

耳針：膀胱、腎、尿道、外生殖器、三焦、神門。

具體操作　**針刺**：元氣、太溪、足三里、三陰交用補法；其餘用平補平瀉法。

電針：針刺得氣後通電針30分鐘。

耳針：針刺中刺激留針30分鐘。

注意事項　尿瀦留膀胱充盈時，下腹穴位宜淺刺避免刺傷膀胱。

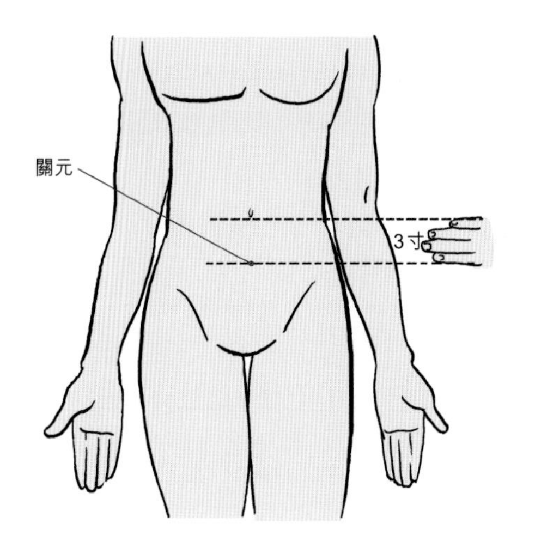
關元
3寸

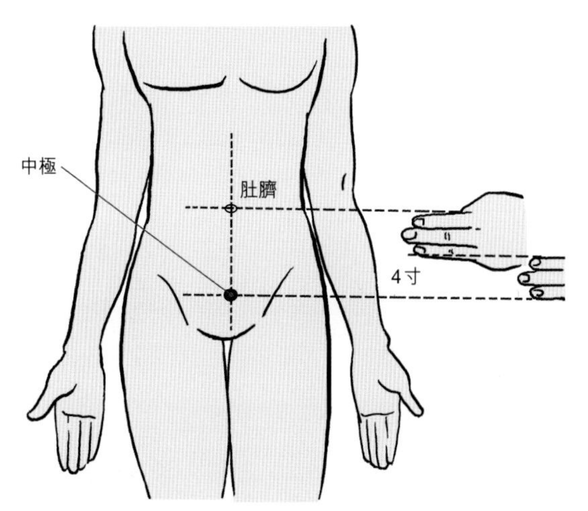
中極
肚臍
4寸

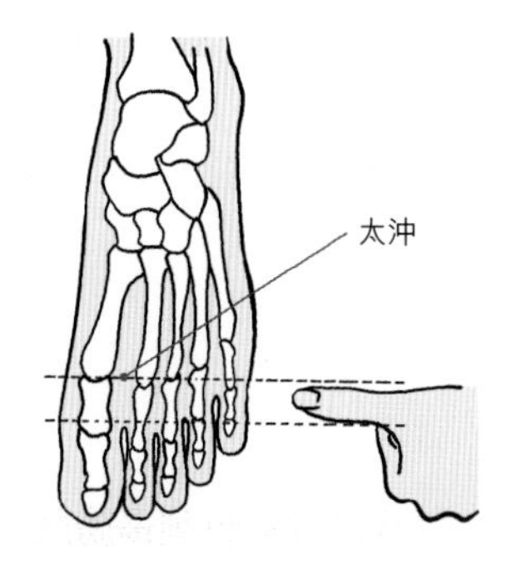
太沖

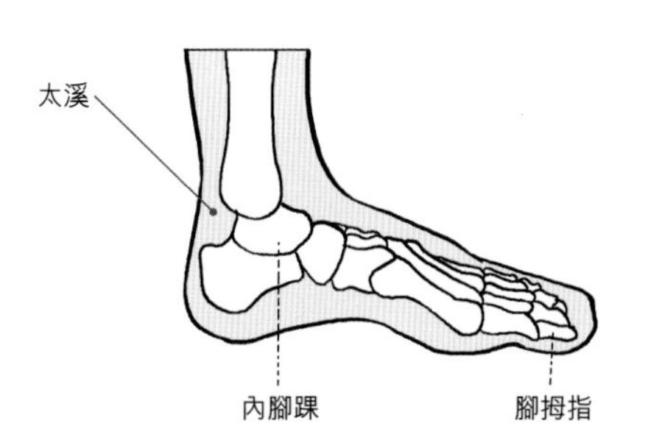
太溪
內腳踝
腳拇指

中風

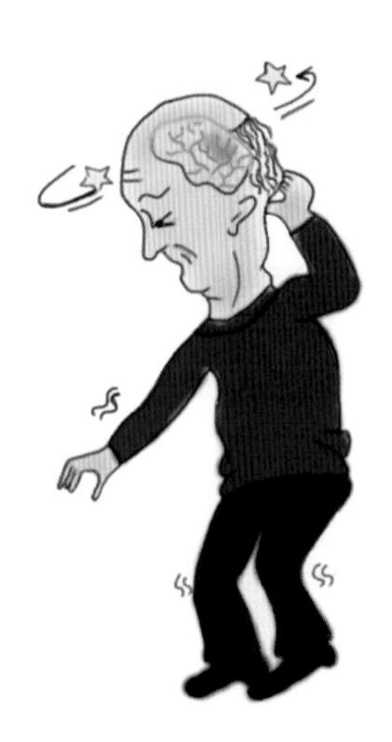

中風涉及到「風、火、痰、虛、氣血逆亂」諸因素。中風分中臟腑與中經絡，有昏迷、神識障礙為中臟腑，無為中經絡。

臨床見證

中風的分期。

急性期：發病後2週以內，中臟腑最長可至1個月。

恢復期：發病2週或1個月至半年以內。

後遺症期：發病半年以上。

針灸時機：患者病情穩定後，缺血性中風在發病後1週開始，出血性中風在發病2週後開始。

治療方法

中臟腑

閉證：開竅熄風，清火豁痰。

處方：十宣、人中、內關、合谷、太沖、豐隆。

脫證：回陽固脫。

處方：神闕、關元。

中經絡：調理氣血，熄風通絡。

處方：百會、神庭、印堂、內關、合谷、足三里、三陰交、太沖。

上肢：肩髃、肩髎、曲池、外關。

下肢：環跳、髀關、風市、血海、陽陵泉、解溪。

口眼歪斜：地倉、頰車、迎香、合谷、太沖。

吞嚥困難：廉泉、內關、太沖、三陰交、太溪、通里。

電針：曲池、外關、足三里、三陰交。

具體操作

針刺：閉證：十宣用放血，每穴出血5滴；餘穴針刺用瀉法。

脱證：用大艾炷隔鹽灸神闕、關元。

中經絡者合谷、太沖用瀉法，餘穴用平補平瀉法，留針30分鐘。

電針：上下肢各1組電針，用斷續波30分鐘。

注意事項

中風患者，宜採用綜合治療。在針灸治療的同時結合物理治療，以及患者自行患肢的主動、被動功能鍛煉。

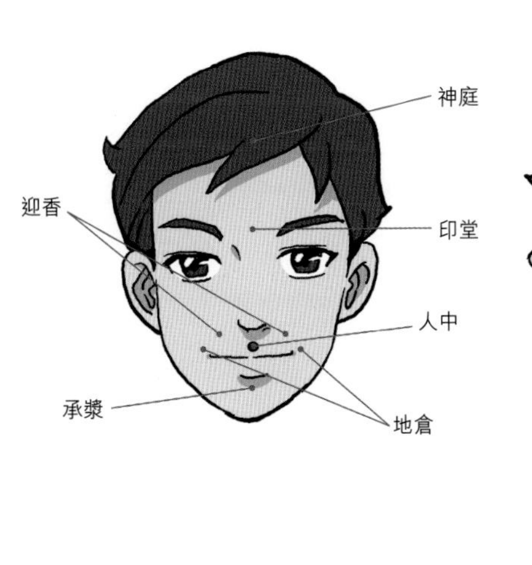

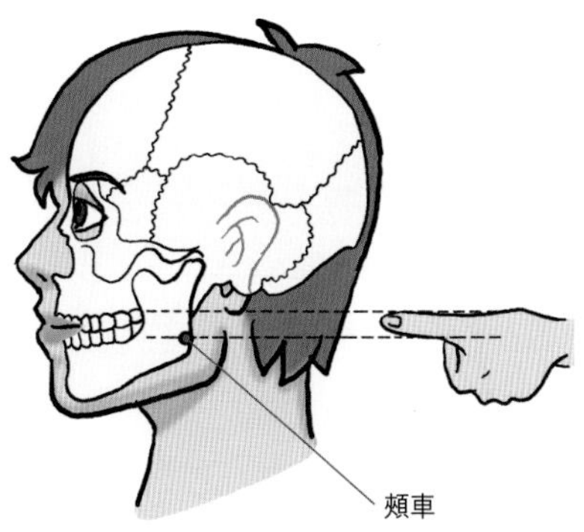

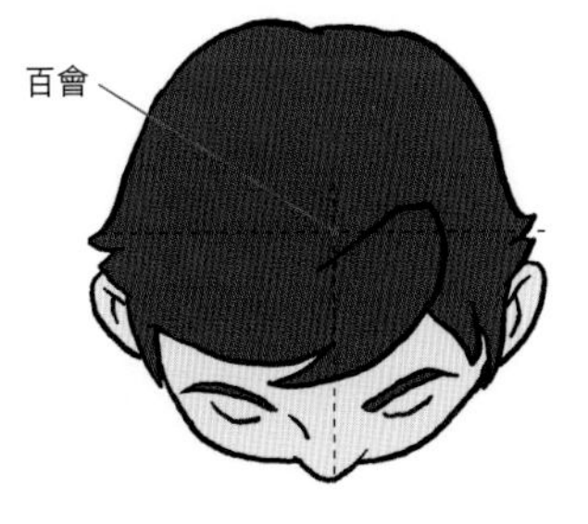

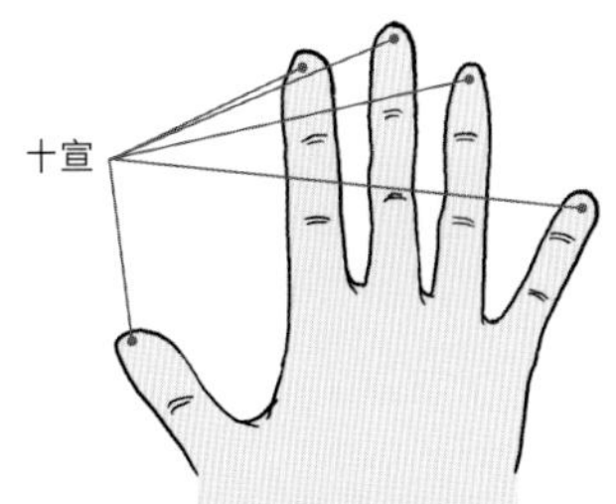

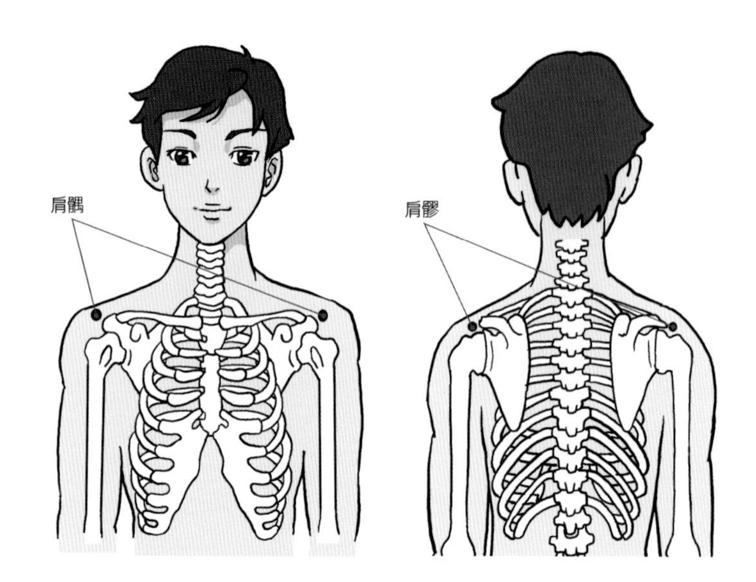

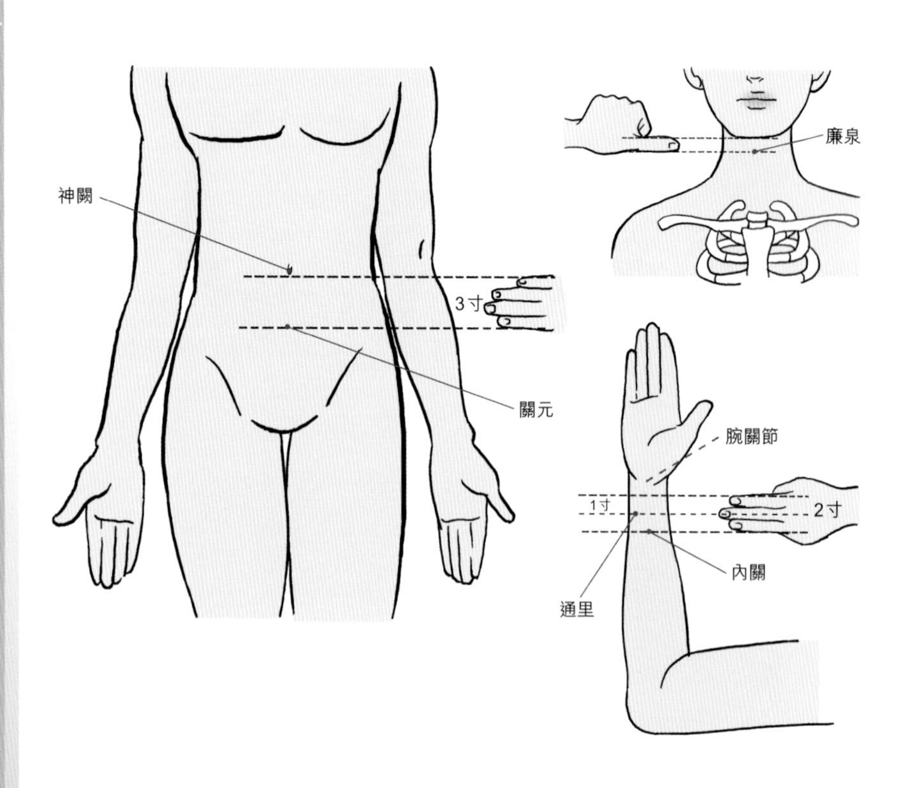

第三篇 內科

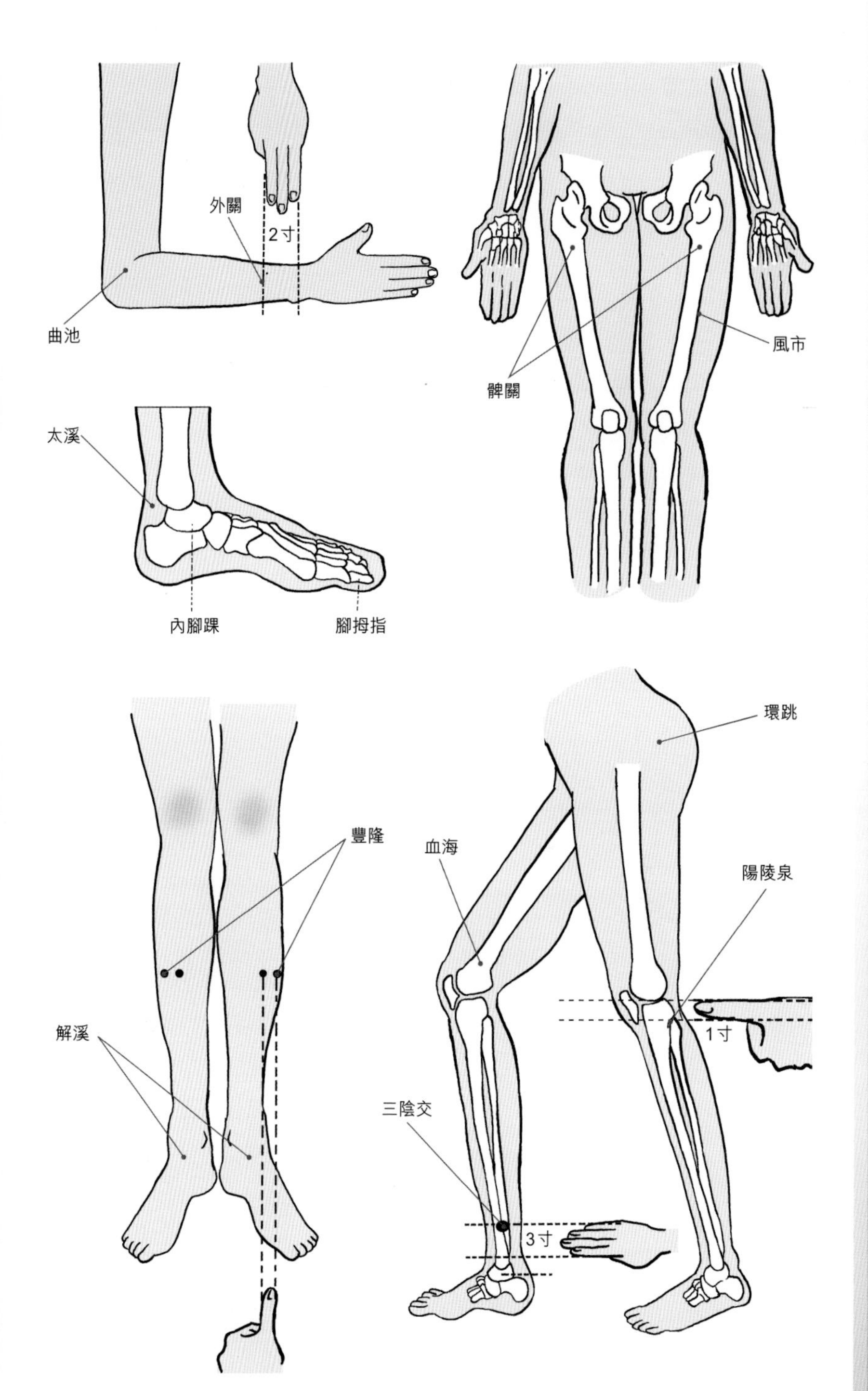
外關
2寸
曲池
髀關
風市
太溪
內腳踝
腳拇指
環跳
豐隆
血海
陽陵泉
1寸
解溪
三陰交
3寸

痹症

風、寒、濕等邪氣侵襲人體，閉阻經絡，使氣血運行不暢引起的病證。包括風濕性、類風濕性關節炎、骨性關節炎，以及多種神經痛。

臨床見證

肢體、關節等處疼痛、腫大、腫脹、麻木及屈伸不利。

病因分類：為行痹；痛痹；著痹；熱痹。

病位分類：為五體痹和五臟痹。

治療方法

通經活絡止痛。

處方

肩部：肩髃、肩髎、曲池、外關、合谷。

肘部：曲池、尺澤、手三里、外關、合谷。

腕部：外關、陽溪、陽池、陽穀。

腰部：腰陽關、腎俞、大腸俞、次髎、委中、太溪。

膝部：鶴頂、梁丘、血海、犢鼻、內膝眼、陽陵泉、足三里。

踝部：懸鐘、解溪、丘墟、崑崙、照海。

辨證配穴：行痹配膈俞、血海、風門；痛痹配腎俞、關元；著痹配陰陵泉、足三里、三陰交；熱痹配大椎、曲池。

灸法：局部。

拔罐：肩、腰、膝部。

具體操作

針刺：行痹，用毫針刺法；痛痹深刺，多灸；著痹針灸並施；熱痹用毫針瀉法。五體痹多採取針灸並用；五臟痹針對所累及的臟腑給予治療。

❶皮痹，以淺刺為主，可採用病變局部的中間刺入一針，週圍刺入四針的「揚刺[註]」法，或用皮膚針叩打患病部位。

註：

揚刺：「揚刺者，正內(納)一，傍內(納)四而浮之，以治寒氣之博大者也。」是在中間刺入一針，然後在上下左右各淺刺一針，刺的部位較為分散，故稱揚刺。適宜治療寒氣淺而面積較大的痹證。近代梅花針叩刺法，即為揚刺法的演變。

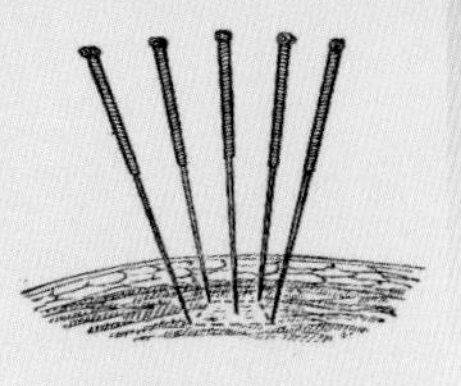

❷肌痹，應刺至病變的肌肉處，方法可直入正中一針，並於兩旁各刺一針的三針刺，又稱「齊刺」。

❸脈痹，選用血海、膈俞，或採用放血的方法。

❹筋痹，用針在拘攣的筋部附近刺入，並配以筋會穴陽陵泉。

❺骨痹，病位在骨，針應深刺至骨。

❻五臟痹，可選取相應臟腑的原穴、絡穴以及背俞穴。

灸法：用溫和灸或溫針灸。

拔罐：採用坐罐，每穴5分鐘。

注意事項

痹證病情輕淺者針灸效果較好，病情深重者，需長期治療。

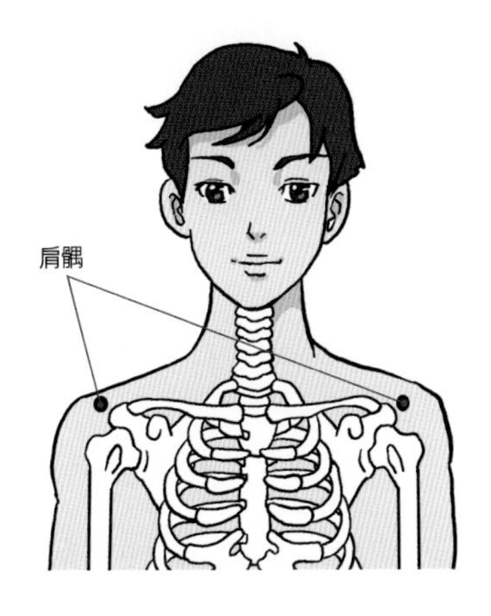

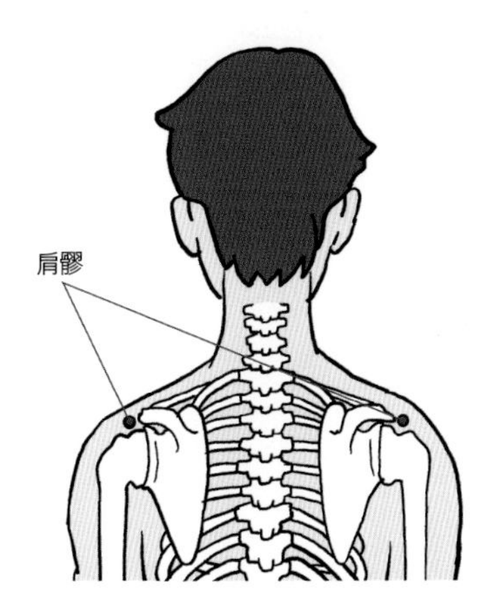

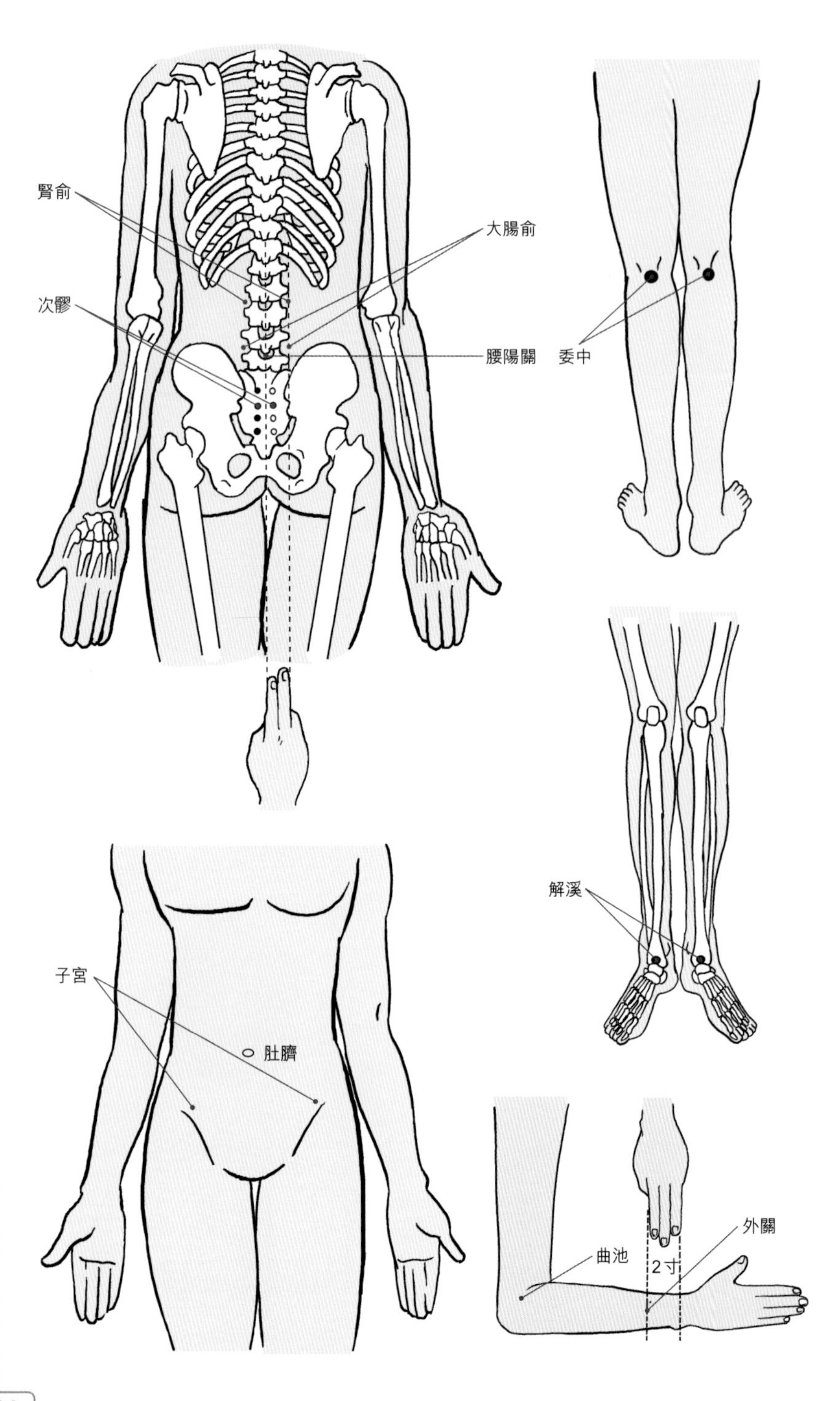
腎俞
大腸俞
次髎
腰陽關
委中
子宮
肚臍
解溪
外關
曲池
2寸

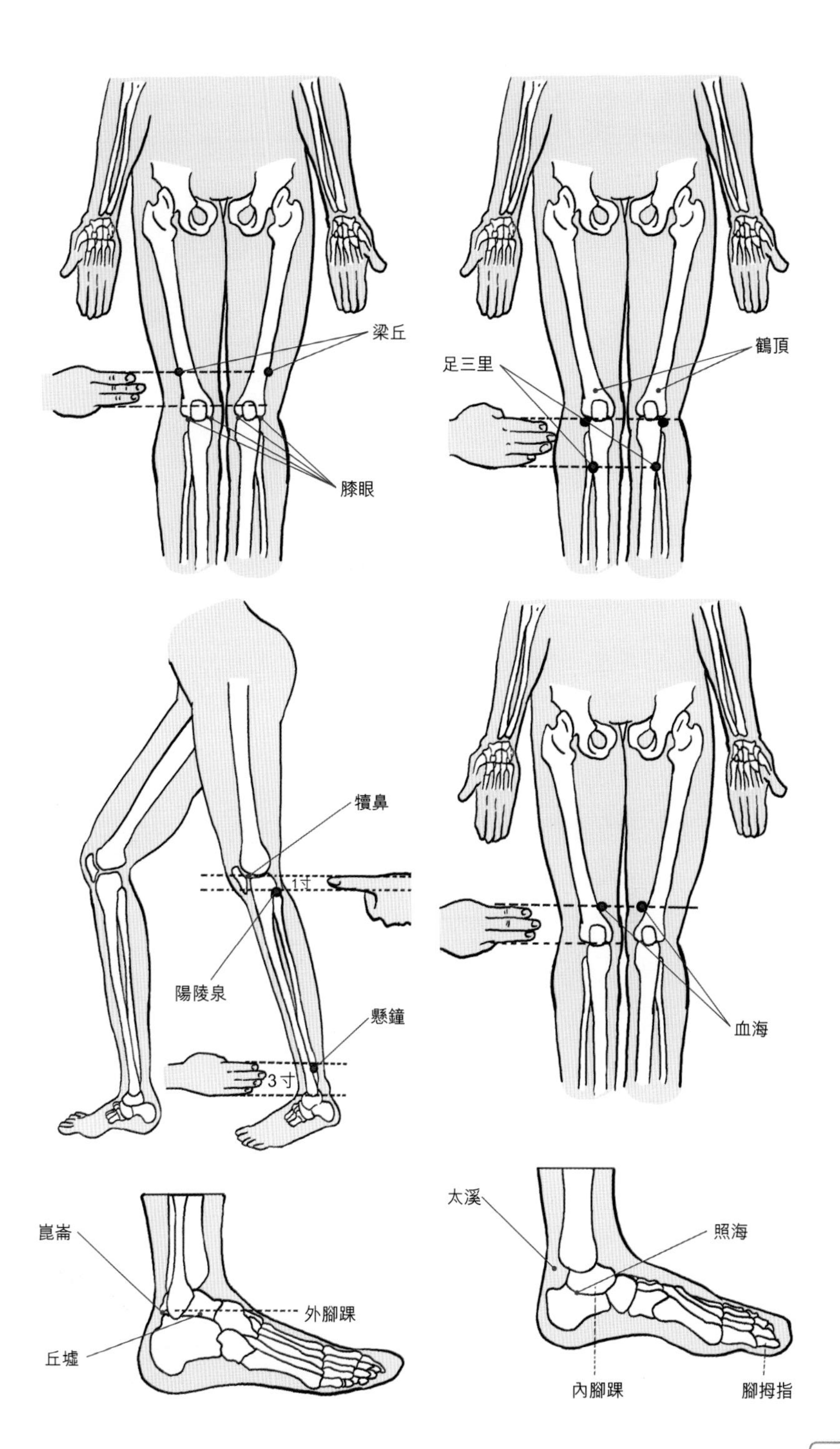
梁丘
膝眼
足三里
鶴頂
犢鼻
1寸
陽陵泉
懸鐘
3寸
血海
崑崙
外腳踝
丘墟
太溪
照海
內腳踝
腳拇指

眩暈（美尼爾氏綜合症）

中醫認為：「無風不眩」，「無痰不眩」，「無虛不眩」。美尼爾氏綜合症又稱「內耳眩暈症」。

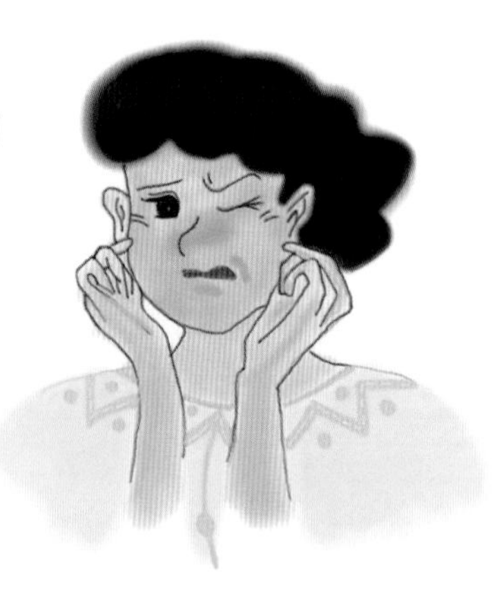

臨床見證

頭暈，週圍景物旋轉，噁心欲吐，納食無味，渴不欲飲。
中醫分為：肝陽上亢、氣血兩虛、痰濕內阻。

治療方法

平肝熄風，健脾化濕。

處方：百會、印堂、太陽、合谷、太沖、足三里、豐隆、三陰交、肝俞。

加減：肝陽上亢加風池、肝俞、腎俞；氣血兩虛加關元、足三里、三陰交；痰濕內阻加中脘、內關、豐隆。

艾灸：陰交。

具體操作

針刺：太沖、陽陵泉、合谷用瀉法；足三里、三陰交用補法；其餘用平補平瀉法。

艾灸：艾條溫和灸。每次20分鐘，每日1次。

注意事項

避免情緒波動，避免劇烈運動。
食用易消化的飲食。

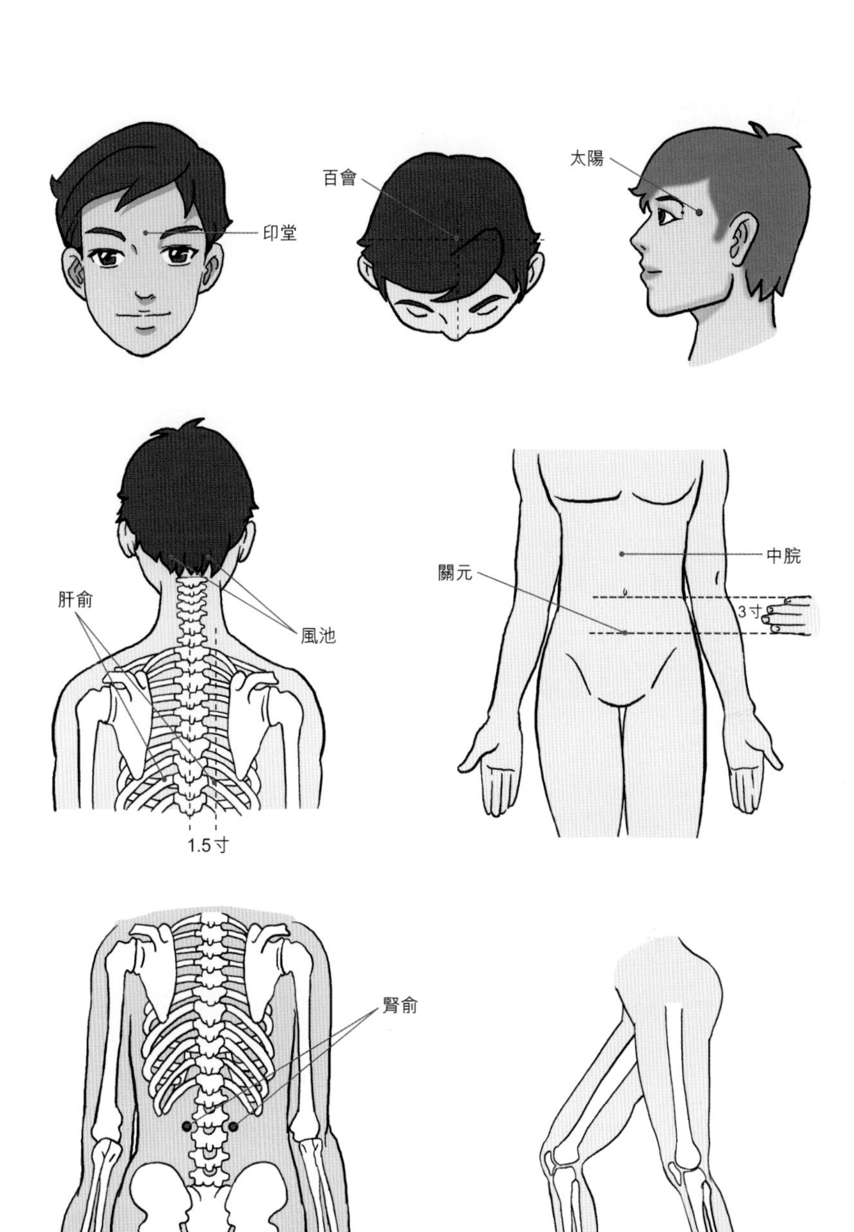
印堂
百會
太陽
肝俞
風池
1.5寸
中脘
關元
3寸
腎俞
三陰交
3寸

面癱（面神經麻痹）

面神經麻痹，俗稱「面癱」，是以口眼歪斜為主要特症的一種常見病。

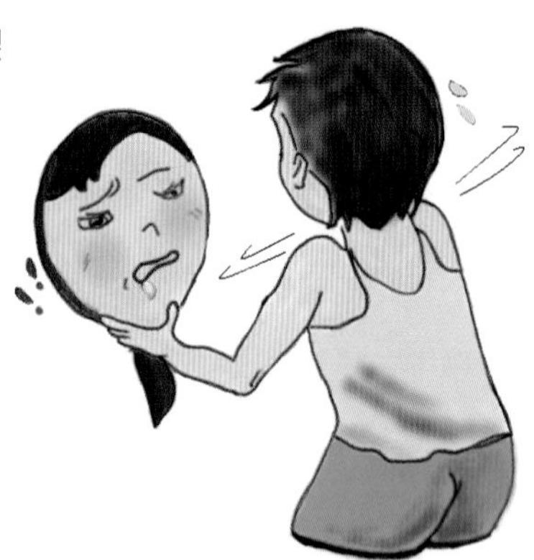

臨床見證

眼不能閉合，額紋消失，鼻唇溝變淺，不能皺眉、鼓腮、露齒、吹口哨等動作。部分伴有耳後痛。

治療方法

祛除風寒、通經活絡。

處方：陽白、睛明、四白、顴髎、頰車、地倉、迎香、翳風，外關、合谷、足三里、太沖。

灸法：兩條路線。

❶耳朵下半部分（從耳前到耳後呈「U」字型）。

❷耳垂下緣至嘴角（呈「一」字型）。

具體操作

針刺：以瀉法為主。翳風為耳後痛者而設；睛明為眼瞼閉合不全時應用，針刺深度以0.5寸深為宜。

面癱的病位較淺，以淺刺較為妥當，常用的透刺法為地倉與頰車兩穴互透。

灸法：艾條溫和灸上兩條路線，每條5分鐘，每日1次。陽盛或有內熱時，慎用。

注意事項 早期(發病的2~4週)，應以瀉法祛邪為主。4週後可採用平補平瀉法。

慎用電針以防倒錯(見面肌痙攣)。

灸法對耳後痛者尤為重要。

面癱較難治療的幾種情況：

❶頭面、頸項部帶狀皰疹引起者。(帶狀皰疹病毒造成面、視、聽神經的損害)

❷發病超過2個月者。(最佳治療期為發病的第1個月)

❸耳後疼痛的患者。(病情相對較重)

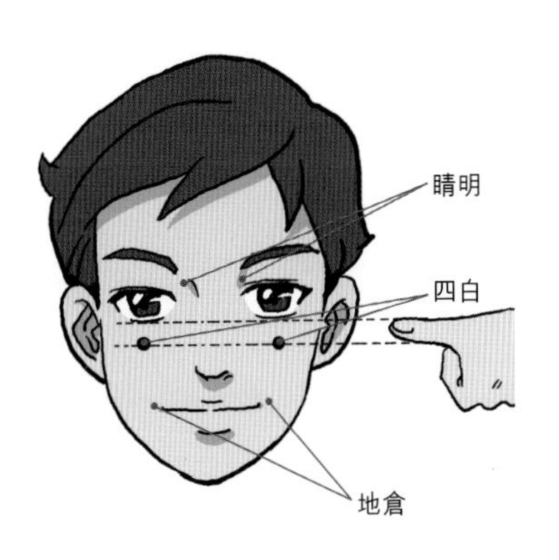

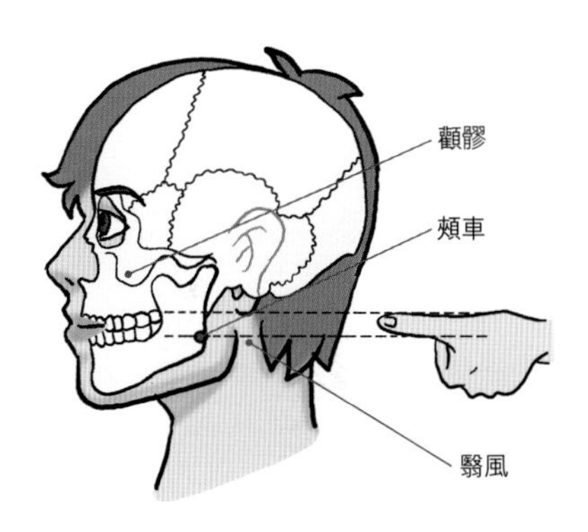

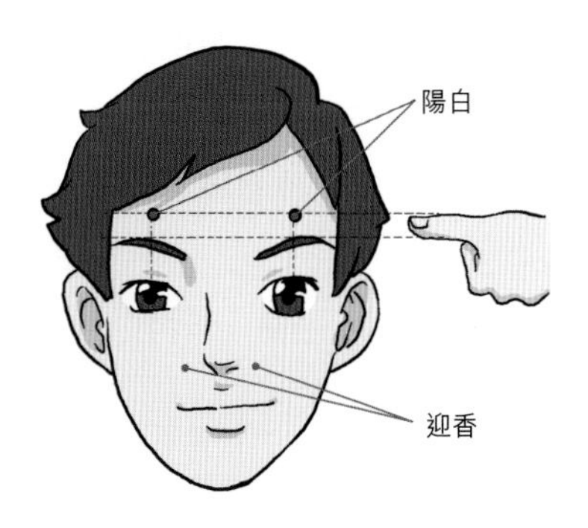

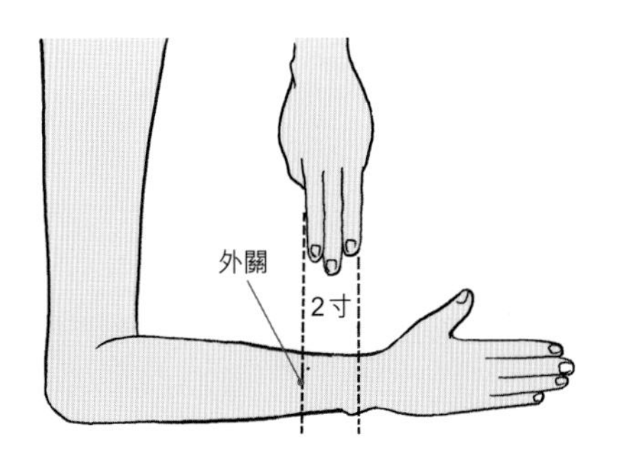

不安腿綜合症

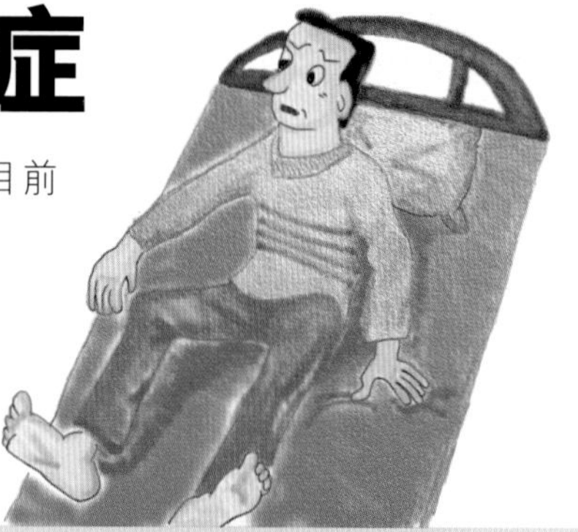

「不安腿綜合症」是一種較新的病症，目前其發病機理尚不清楚。

本病多發生在下肢，故名「不安腿綜合症」。

臨床見證

患肢深部肌肉酸痛、發緊樣難受不適，種種症狀難以言狀，夜間睡不安寧，嚴重時須起床活動數分鐘可減輕，每夜發作數次，白天如常人。

根據臨床見證分析屬血虛挾瘀、寒邪侵襲。

治療方法

養血活血、溫經驅寒、緩急止痛。

處方：合谷、太冲、血海、足三里、三陰交、風市、陽陵泉、懸鐘、丘墟。

灸法：風市、血海、足三里、三陰交。

具體操作

針刺：合谷、陽陵泉、太冲採用瀉法，餘穴用平補平瀉法。

艾灸：用艾條局部溫和灸。

注意事項

預防：經常按摩腿部肌肉，多運動下肢，忌煙、避免受寒。

鑒別診斷：應與腰部病變及坐骨神經痛鑒別。

針刺治療不安腿綜合症鎮痛明顯，並可縮短病程。

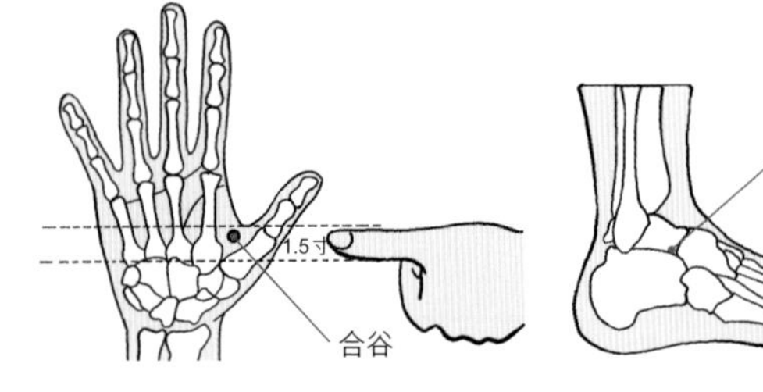

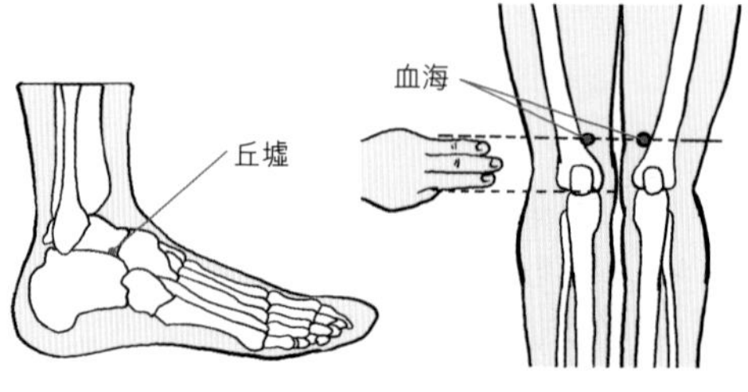

痿證

肌肉痿弱無力，肌肉萎縮、運動功能受限甚或癱瘓。常見於多發性神經炎、急性脊髓炎、重症肌無力等。

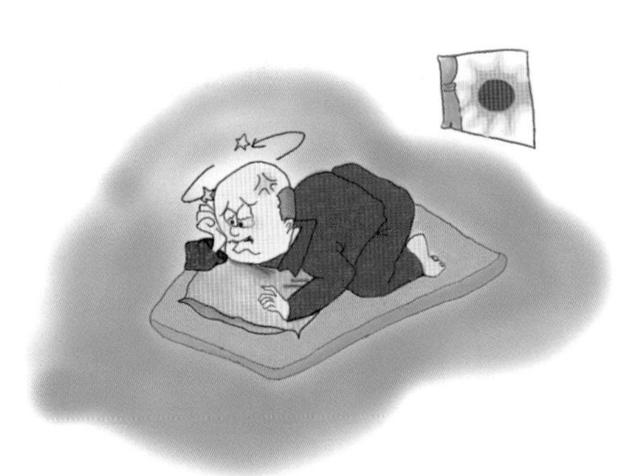

臨床見證　患肢筋肉弛緩、萎縮、運動無力甚癱瘓。以下肢為多見。中醫分為肺熱、濕熱、肝腎陰虧。

治療方法　通調經氣，濡養筋骨。

處方

上肢：肩髃、曲池、外關、合谷。

下肢：髀關、環跳、血海、梁丘、足三里、陽陵泉、懸鐘、解溪。

加減：肺熱加尺澤、肺俞；濕熱加陰陵泉、脾俞；肝腎陰虧加肝俞、腎俞；外傷加相應節段華佗夾脊穴；小便失禁加中極、三陰交；大便失禁加大腸俞、次髎。

具體操作　**針刺**：肺熱、濕熱用瀉法；肝腎陰虧用補法。餘穴用平補平瀉法。

注意事項　針灸治療痿證有一定的療效。

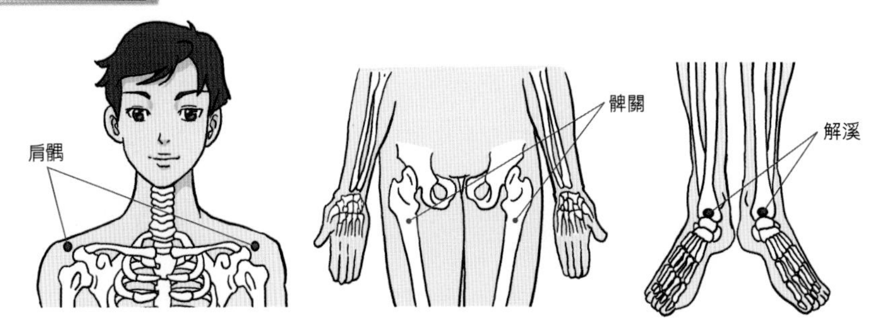

梅核氣

自覺咽中如有物梗阻感。西醫稱為「咽神經官能症」。

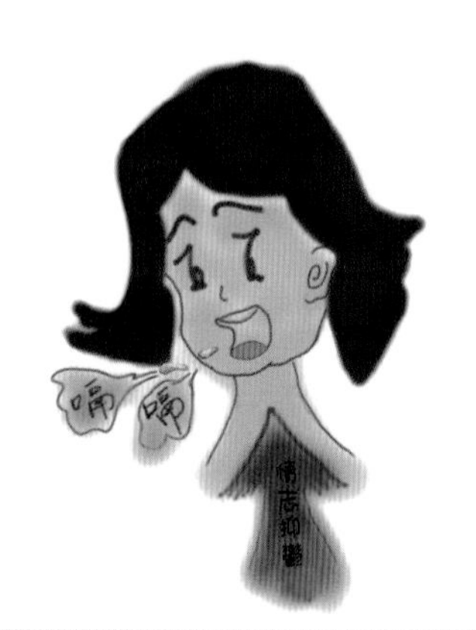

臨床見證　咽部如有物梗塞，形如梅核，吐之不出，吞之不下，飲食不受影響，咽喉部檢查無陽性所見。中醫認為由氣鬱痰結引起。

治療方法　調理肝氣，健脾化痰。

處方：太沖、合谷、膻中、內關、天突、列缺、豐隆、足三里。

具體操作　**針刺**：合谷、太沖、豐隆用瀉法；足三里用補法；餘穴用平補平瀉法。

注意事項　針灸治療的同時，輔以心理治療，增強其信心。

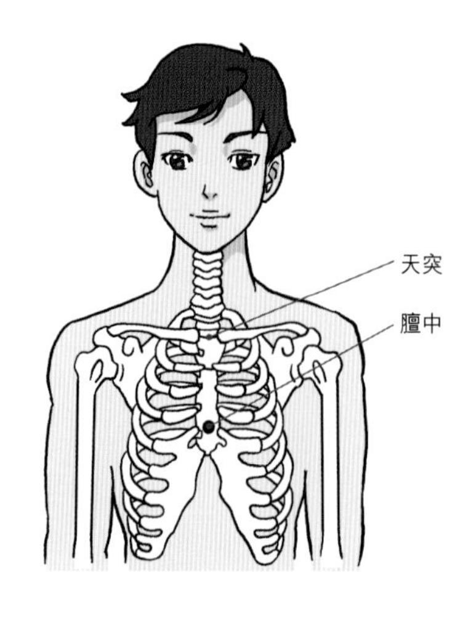

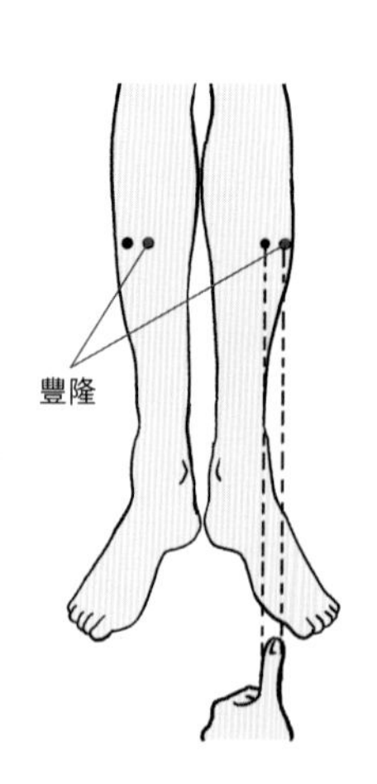

面瞤(面肌痙攣)

面肌痙攣，又稱面肌抽搐。為一種半側面部不自主抽搐的病症。

臨床見證 面部肌肉陣發性輕微跳動。

治療方法 祛除風邪(內風)、通經活絡。

處方：陽白、太陽、攢竹、四白、翳風、迎香，風池、合谷、太沖。顴髎(雙側)、頰車(雙側)、地倉(雙側)。

具體操作 **針刺**：以平補平瀉為主要刺法。

注意事項 關於「倒錯」，是指面癱轉為面肌痙攣的病例。

面肌痙攣，針刺以輕巧刺激為佳。此類患者較敏感，如應用過強手法會加重病情。

建議少用電針治療面神經麻痹及面部肌肉痙攣。電針可能誘發面肌痙攣的發生。

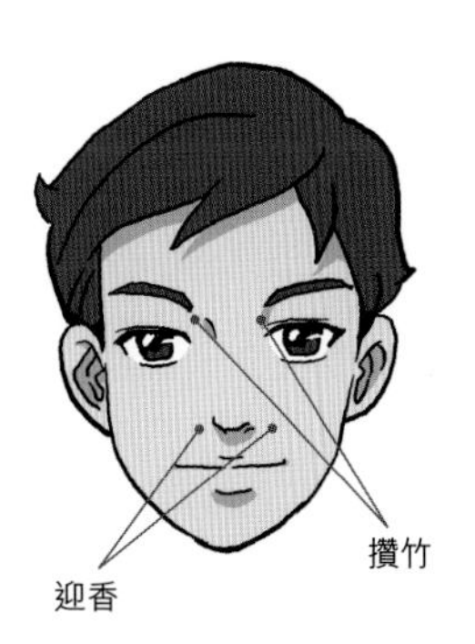

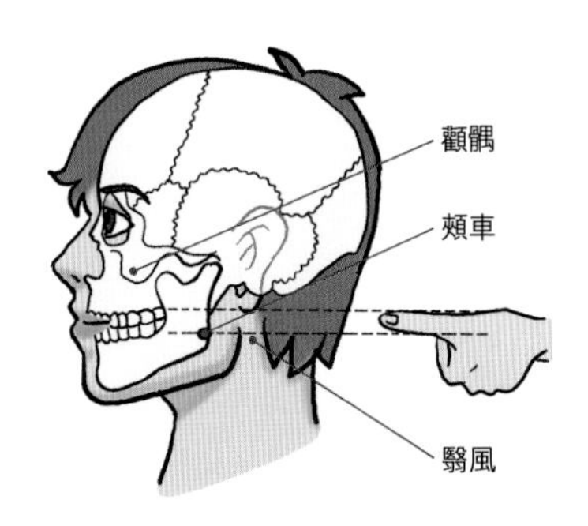

抽筋（腓腸肌痙攣）

為常見的肌肉痙攣。因風寒、
下肢疲勞或缺鈣引起。

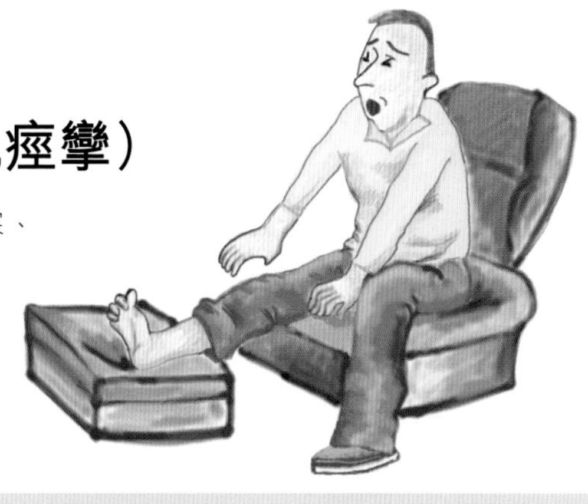

臨床見證 小腿抽筋、疼痛。常在夜間發生。

治療方法 通經止痛。

處方：承山、承筋、陽陵泉。

加減：足三里、三陰交、太溪。

灸法：承山、承筋。

具體操作 **針刺**：承山、承筋、陽陵泉針刺得氣後用瀉法。經常發作者配用足三里、三陰交、太溪，針刺用補法。

灸法：用艾條溫和灸，每穴5分鐘，每日1次。

注意事項 針灸治療抽筋(腓腸肌痙攣)有很好的療效。
艾灸承山、承筋可預防本病的發作。

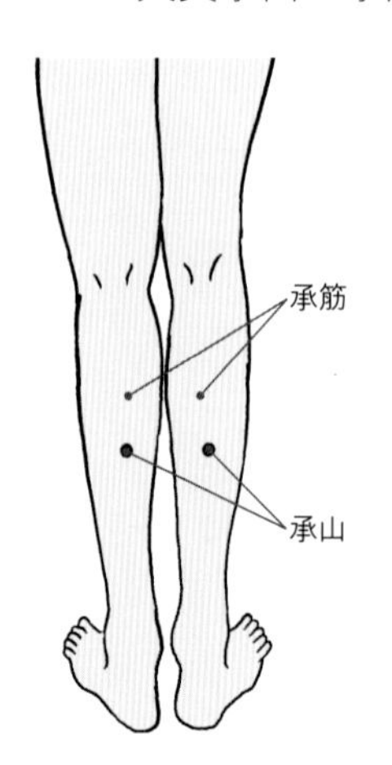

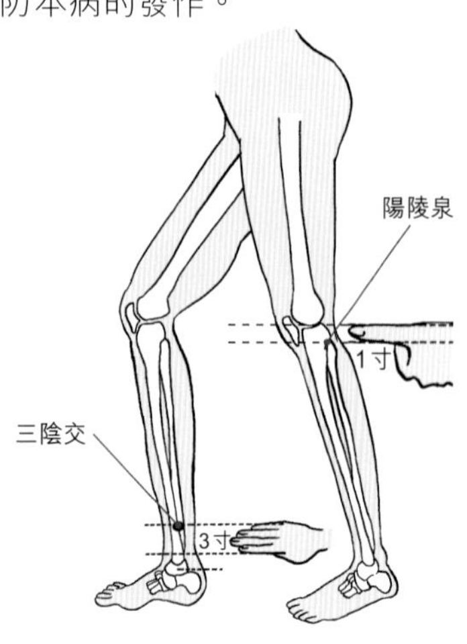

戒煙

吸煙危害人體健康，已為世界公認。

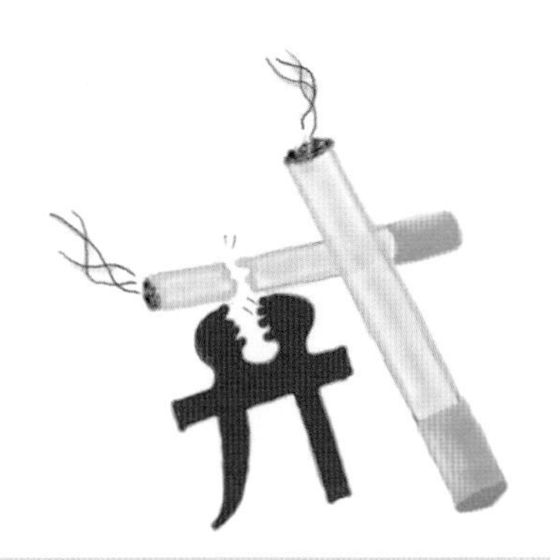

臨床見證 戒煙方法有多種多樣，針刺戒煙簡便經濟，便於應用。

治療方法 **耳針**：神門、肺，心、皮質下。

處方：人中、百會、印堂、甜美穴(為戒煙新穴，位於肺經列缺與大腸經陽溪間)。

具體操作 **耳針**：取單側耳穴神門、肺穴，毫針中等刺激或通電20分鐘，針後於對側耳心、神門、肺、皮質下穴埋豆(王不留行籽)，上法每週更換1次，4週為1療程。煙癮發時，按摩埋豆處。

體針：選用人中、百會、印堂3穴中任何1穴，採用針刺中等刺激，留針15分鐘。配合雙側耳神門穴埋豆4天，煙癮發作時，輕按埋豆處。

方法：甜美穴用毫針垂直刺入3毫米，適當撚針，留針15分鐘，進針時令患者吸氣，並屏住呼吸進針完畢才呼氣。

注意事項 患者戒煙的主觀願望十分重要。

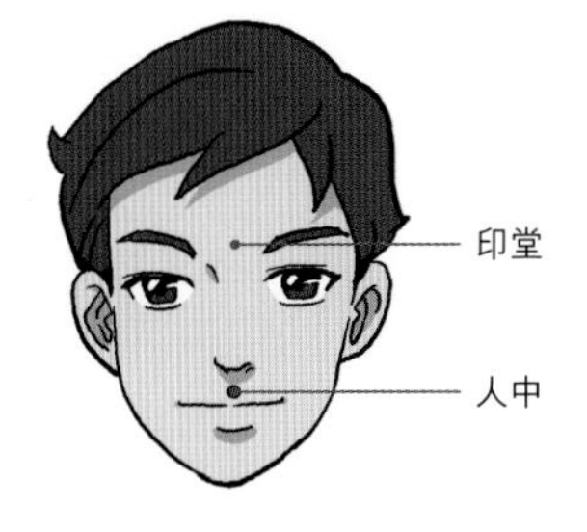

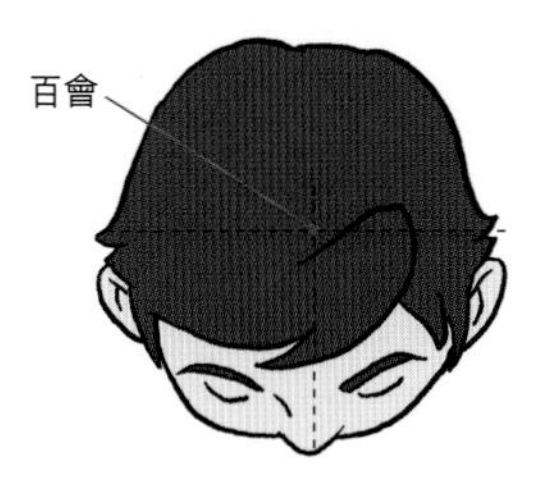

慢性疲勞綜合症

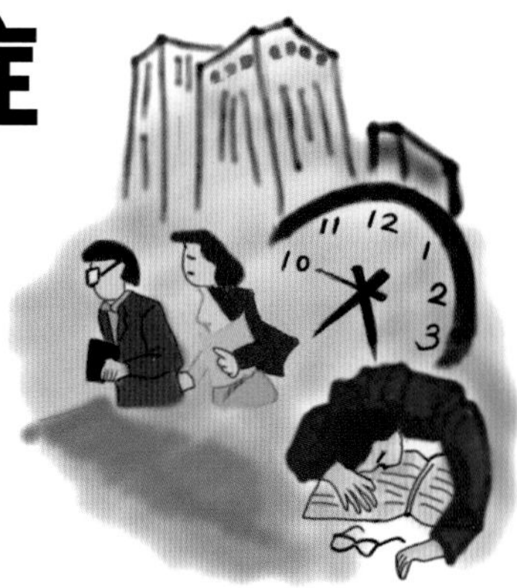

慢性疲勞綜合症是長期極度疲勞（包括體力疲勞和腦力疲勞）為主要表現的全身症候群。

本病與中醫的「虛勞症」有類似之處。中醫認為，虛勞是以臟腑虧損、氣血陰陽不足為主要病機。

臨床見證　疲勞持續或反覆發作6個月以上，伴有低熱，頭痛、咽喉痛、肌痛、神經精神症狀等症候群。

治療方法　調肝理氣，健脾利濕益腎。

處方：百會、神庭、印堂、太陽、內關、神門、合谷、中脘、關元、足三里、三陰交、太冲。

火罐：心、膈、肝、脾、胃、腎、背俞穴。

具體操作　**針刺**：採用平補平瀉法。

火罐：採用坐罐，每穴5分鐘。

注意事項　對本病的治療，提倡自我保健，如加強鍛煉，講究膳食平衡、保證充足的睡眠、工作勞逸結合，疏通心理壓力、戒煙酒。

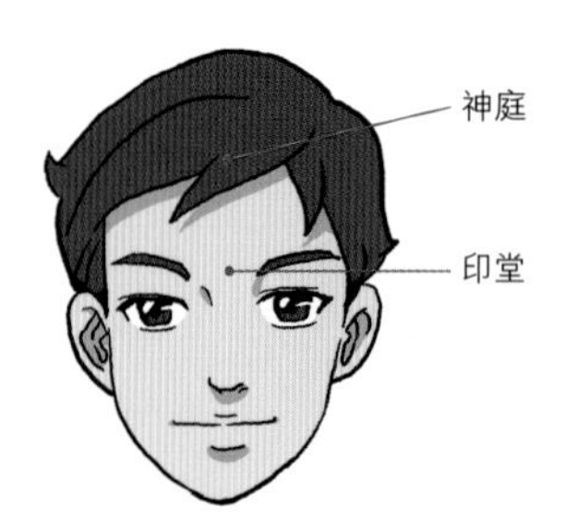

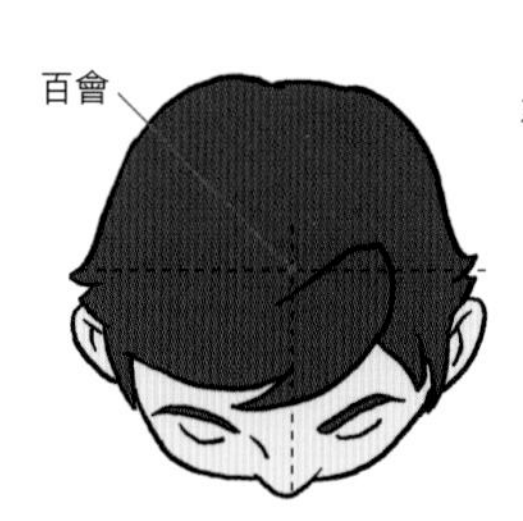

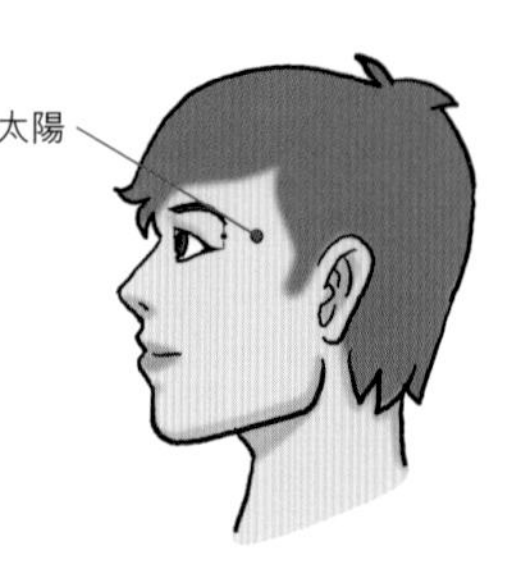

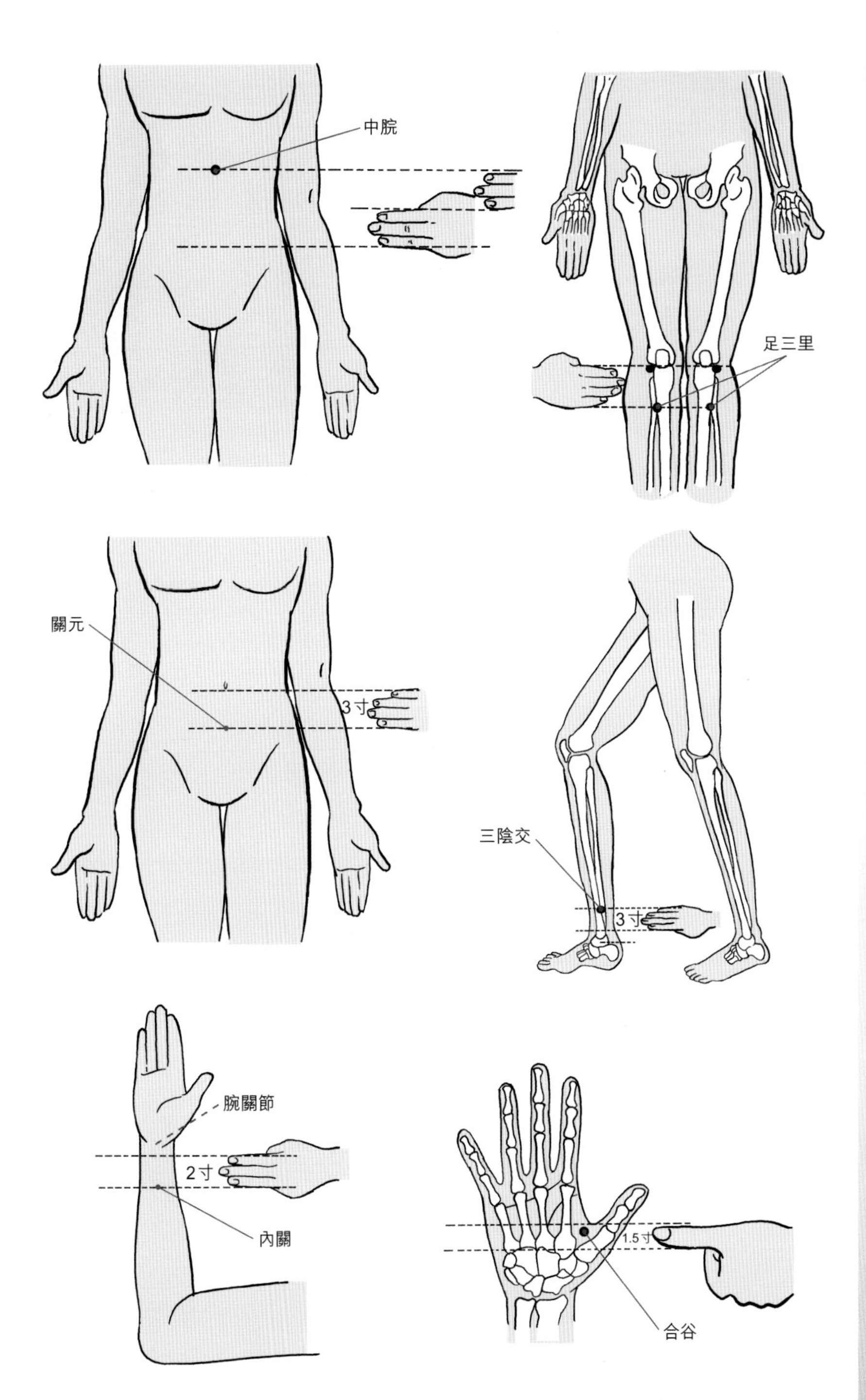
中脘
足三里
關元
3寸
三陰交
3寸
腕關節
2寸
內關
1.5寸
合谷

減肥

肥胖指體重超過標準體重20%以上。中醫認為，肥胖與稟賦、飲食失調、脾胃、肝膽、腎臟腑功能失調及不良生活習慣有關。

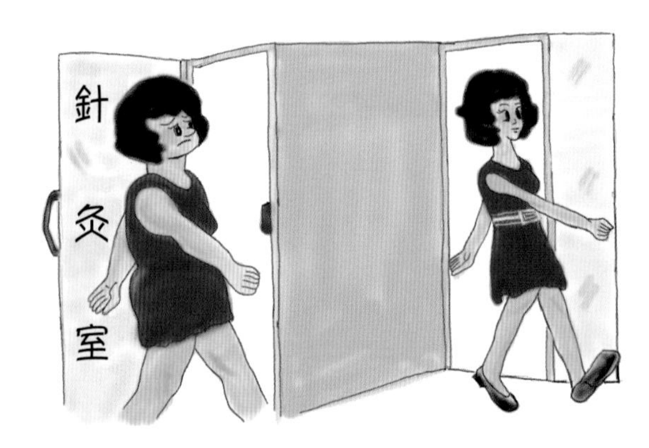

臨床見證 體形肥胖。

治療方法 健脾化濕。

處方1：太沖、合谷、陽陵泉、曲池、外關、陰陵泉、三陰交、豐隆、水分。

處方2：大椎、膈俞、肝俞，脾俞，胃俞、三焦俞，大腸俞。

加減：腹部加中脘、天樞、水道，大橫；臀部加秩邊、膀胱俞、環中。

電針：曲池、外關、陰陵泉、陽陵泉、中脘、天樞、大橫、水道、秩邊、環中。

耳針：神門、皮質下、內分泌、肺、大腸、胃、脾、口、饑點、渴點。

具體操作

針刺：處方1和2分兩組應用，虛證用補法，實證用瀉法，留針30分鐘，隔日1次，10次為1療程，30次為1總療程。

電針：每選2組穴位加電針，通電30分鐘。

耳針：耳穴王不留行籽埋豆法，每次選5~6穴，每側埋穴3~4天。患者每日自行按壓3次，每穴10次。每週治療2次，10次為1療程，療程間隔1週。

注意事項　減肥治療必須集治療、運動、飲食於一體，方能奏效。良好的心態、合理而有規律的飲食生活習慣、適當的運動就能夠收到一定的療效。

嚴格控制飲食量。晚餐不宜多食，適當限制飲入量，包括飲水及飲料的攝入。

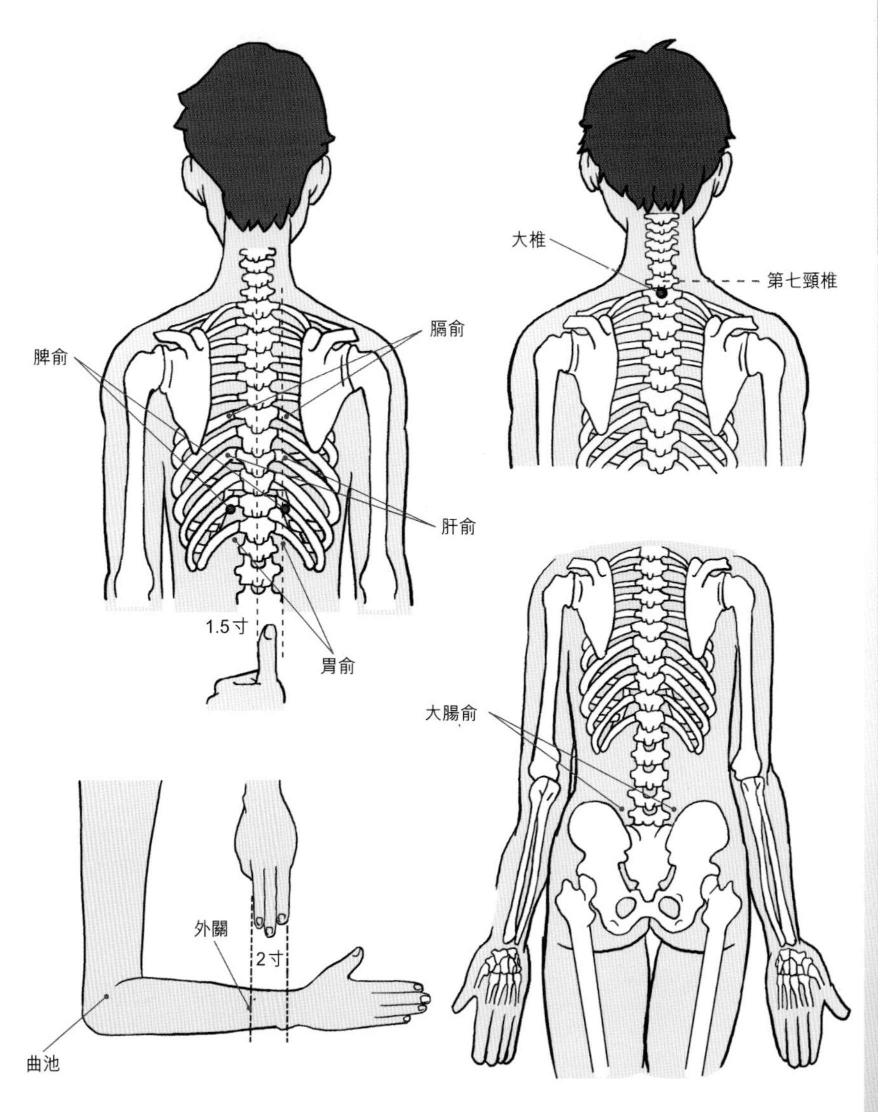

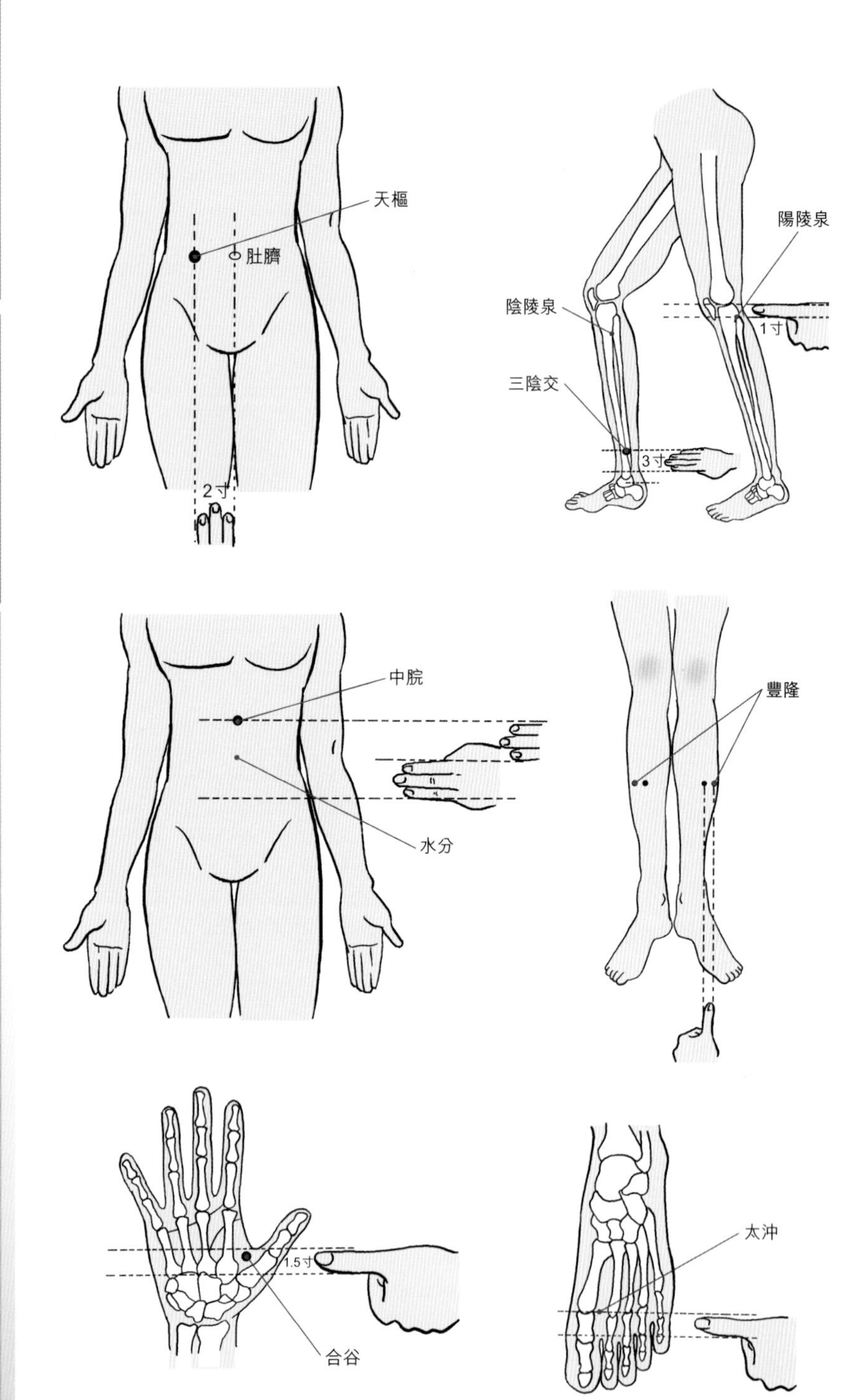
天樞
肚臍
2寸
陽陵泉
陰陵泉
1寸
三陰交
3寸
中脘
水分
豐隆
1.5寸
合谷
太沖

第四篇

骨外科

◎落枕

◎扭挫傷

◎外傷後遺症

◎傷筋

◎跟腱痛

◎腱鞘炎

◎肢麻

◎前列腺炎

◎頸椎病

落枕

落枕是指一側項背肌肉痛，活動受限。

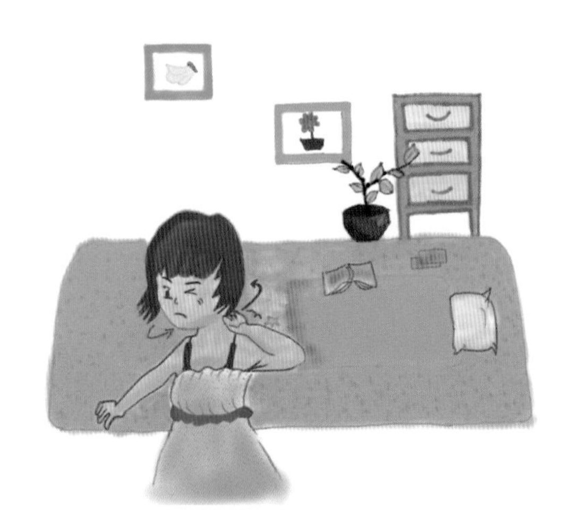

臨床見證 頸項部強直、酸痛，不能左右轉側或回顧。

治療方法 舒筋活絡。

處方：阿是穴、天柱、後溪、懸鐘。

具體操作 **針刺**：

❶阿是穴：用毫針淺刺，快速小幅度提插瀉法10秒，留針30分鐘，中間行針3次。

❷後溪刺法：雙側後溪穴，用毫針刺入0.8寸，採用提插撚轉瀉法，邊行針，邊令患者活動頸項部，行針10秒。上法重複3次，至局部疼痛減輕為止，中間間隔10分鐘，每日1次。

❸懸鐘刺法：取雙側懸鐘穴，毫針刺入1寸，得氣後採用瀉法，行針10秒，在行針的同時囑患者活動頸項部。留針30分鐘，每隔10分鐘，行針1次。

上述方法可分別選用，也可配合應用，針後可配合局部灸法和拔罐法。

注意事項 注意睡眠時姿勢及枕頭的高低度。（可參考頸椎病）

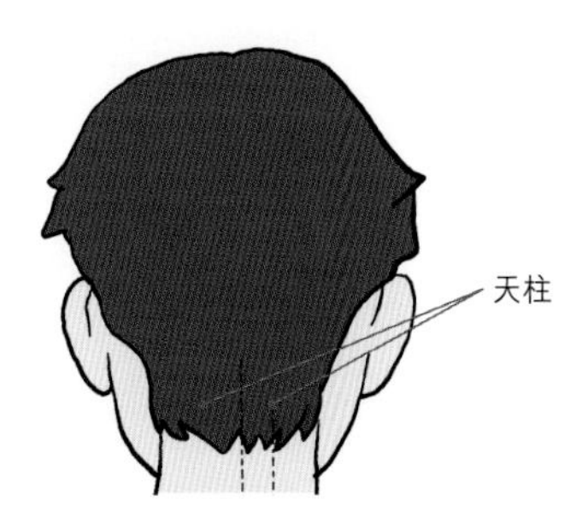
天柱

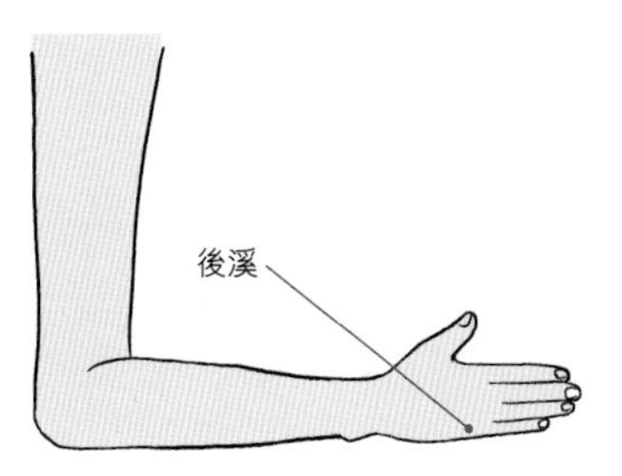
後溪

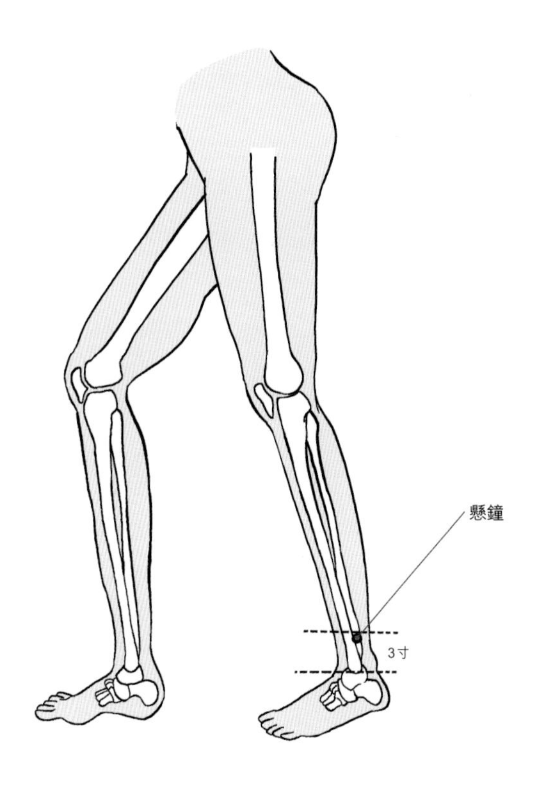
懸鐘
3寸

扭挫傷

扭挫傷是指四肢關節或肌肉、韌帶、筋膜等軟組織損傷，而無骨折、脫臼、皮膚破損。中醫稱為「傷筋」。

臨床見證

局部腫脹、疼痛，活動受限。

治療方法

通經活絡，消腫止痛。

處方：損傷部位阿是穴。

頸項：天柱、風池、後溪、懸鐘、崑崙。

肘部：曲池、小海、天井、合谷。

腕部：陽池、陽溪、陽谷、外關。

髀部：環跳、秩邊、承扶。

膝部：膝眼、梁丘、膝陽關、陽陵泉。

踝部：解溪、丘墟、商丘、崑崙、懸鐘。

具體操作

針刺：急性扭挫傷，局部有明顯腫脹瘀血者，可在局部用三棱針點刺出血，以促進瘀血的消散；對於慢性扭挫傷患者，可配合局部艾條施灸。

急性腕、踝關節扭挫傷，可採用「同經相應法[註]」。

注意事項

應用：在扭挫傷部位，尋找壓痛點，確定其所在部位所屬經脈。根據「左右交叉、上下對應」的取穴原則，選取對側、上下部位同名經相對應部位為針刺點。針刺得氣後，用提插、撚轉手法行針10秒，同時令患者活動扭挫傷的部位。上法可進行3次，至患者痛減或腫脹漸消出針。此法對急性扭挫傷所致的局部腫脹、劇痛、活動受限效果良好，對一些慢性疼痛也有效果。

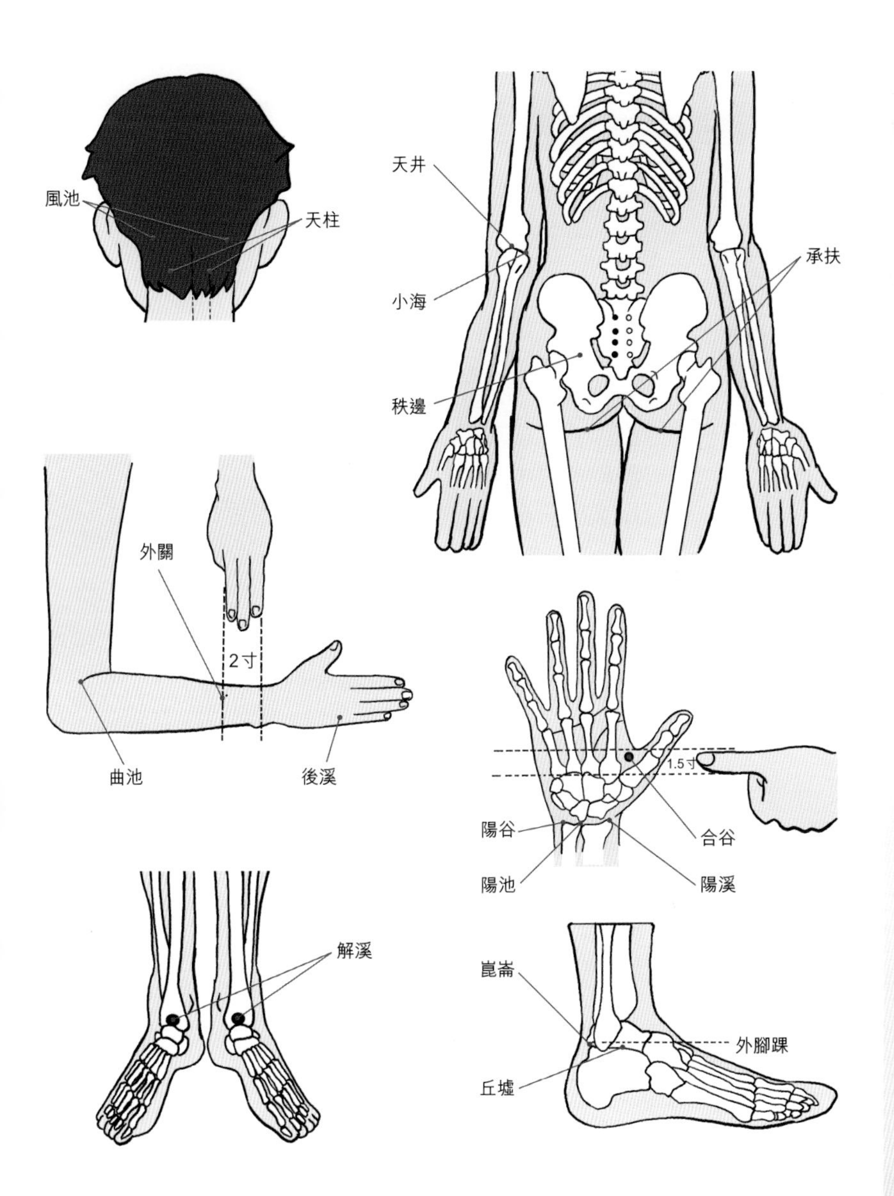

註：「同經相應法」即同名經相對應取穴法。是根據《內經》「巨刺」、「繆刺」、「左病取右、右病取左」、「遠道刺」、「上病取下、下病取上」理論的啟發，發展起來的一種左右交叉、上下對應的取穴方法。臨床用於急性扭挫傷，尤以腕、踝關節扭挫傷效佳。

外傷後遺症（截癱）

截癱多由脊髓病變引起，常見的有外傷、脊髓炎、腫瘤及結核等。屬於中醫學「痿症」範疇。

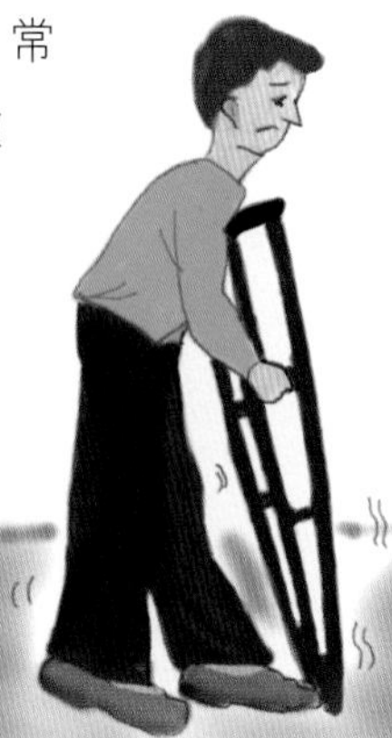

臨床見證　截癱或四肢癱瘓及二便障礙等為主。

治療方法　活血榮筋，疏通經絡。

處方：外傷部位上下華佗夾脊穴。

上肢：肩髃、曲池、外關、合谷、後溪。

下肢：環跳、次髎、承扶、委中、陽陵泉、陰陵泉、足三里、承山、三陰交、懸鐘、太溪、太沖。

加減：排尿障礙加中極、關元、三陰交；排便障礙加大橫、支溝、豐隆。

艾灸：受傷部位。

具體操作　**針刺**：採用平補平瀉法。

灸法：局部採用溫和灸，每次10分鐘，每日1次。

注意事項　本病療程較長，需耐心施治，針灸對截癱有不同程度的效果。

在醫生指導下，進行適量的針對性的功能鍛煉，對治療有一定的幫助。

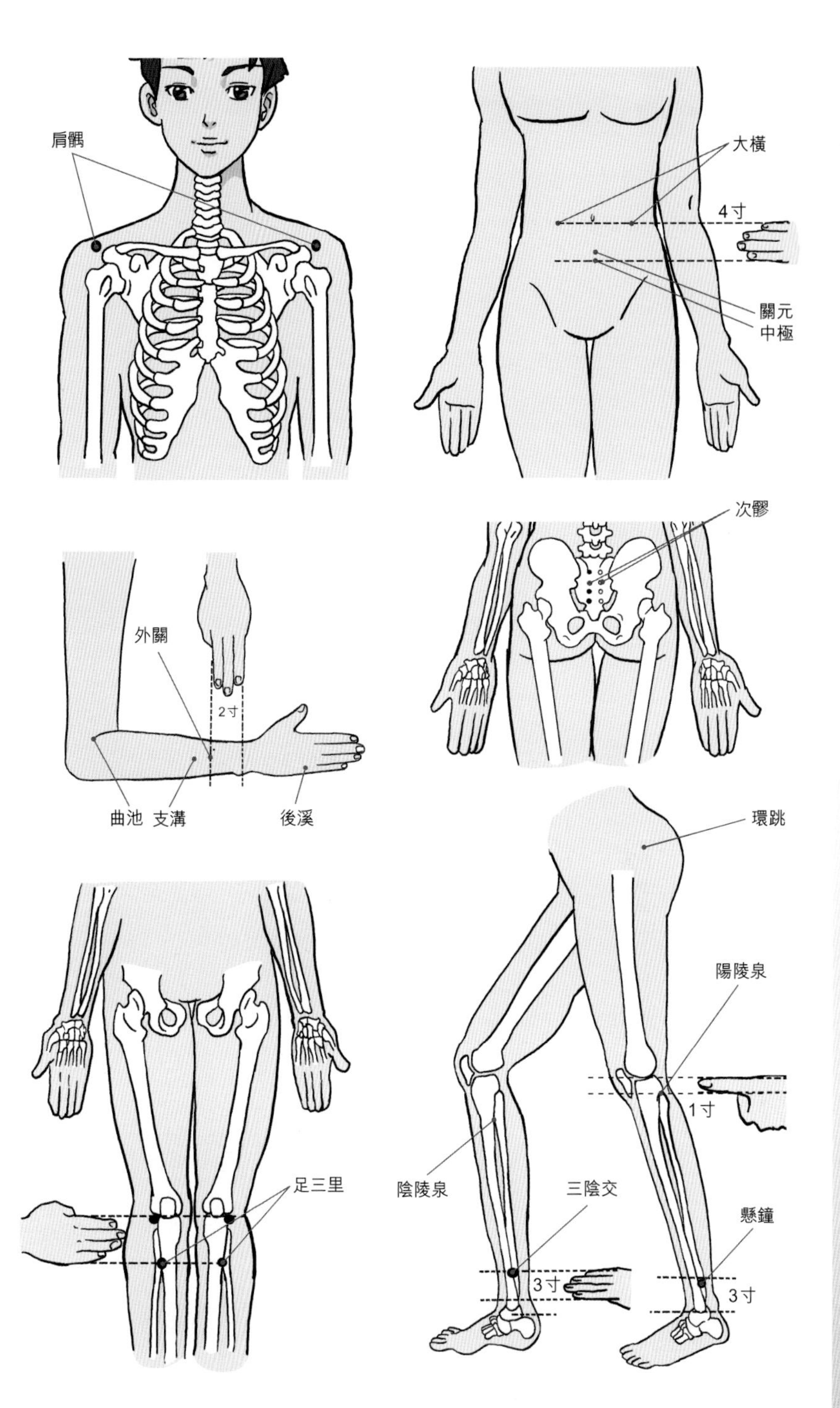
肩髃
大橫
4寸
關元
中極
外關
2寸
曲池
支溝
後溪
次髎
環跳
陽陵泉
1寸
足三里
陰陵泉
三陰交
懸鐘
3寸
3寸

傷筋（腱鞘囊腫）

腱鞘囊腫，多發生於關節或肌腱附近，腕、足背、及膕窩部多見。

臨床見證 局部腫脹、突起，酸痛，乏力。

治療方法 舒筋活絡消腫。

處方：囊腫局部。

艾灸：囊腫局部。

具體操作 **針刺**：用圍刺法，即囊腫局部上、下、左、右、中心各1針，針的方向透向囊腫的中心基底部。

灸法：局部採用艾條溫和灸，每次10分鐘，每日1次。

注意事項 針灸治療腱鞘囊腫有較好的療效，以局部治療效果佳。針後局部加壓對鞏固治療有較大的作用。

跟腱痛（跟腱炎）

跟腱及週圍的腱膜在行走、跑跳等劇烈運動時遭受損傷所致。

臨床見證 足跟不能着地，局部腫脹、疼痛，活動受限。

治療方法 行氣活血，通經止痛。

處方：血海、足三里、陰陵泉、三陰交、太溪、崑崙、阿是(跟腱局部)。

電針：跟腱局部。

艾灸：跟腱局部。

具體操作 **針刺**：跟腱兩側對刺。其他穴位得氣留針。

電針：跟腱兩側電針30分鐘。

艾灸：跟腱兩側艾條溫和灸。每次10分鐘，每日1次。

注意事項 針刺應在肌腱的兩側，不可直接刺在肌腱上！

避免會施加太多壓力在跟腱上的運動，運動前做好熱身伸展活動。

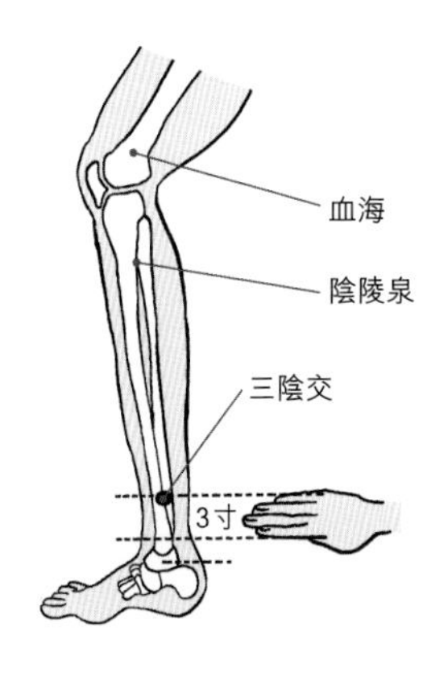

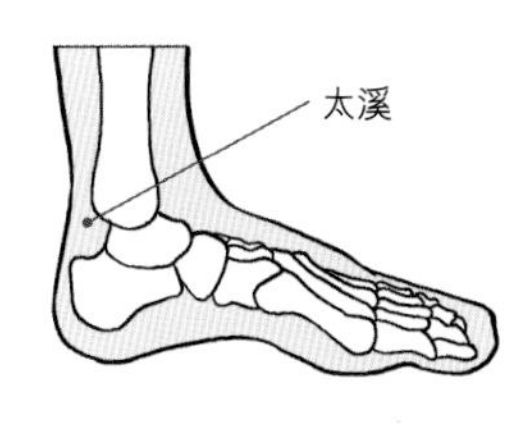

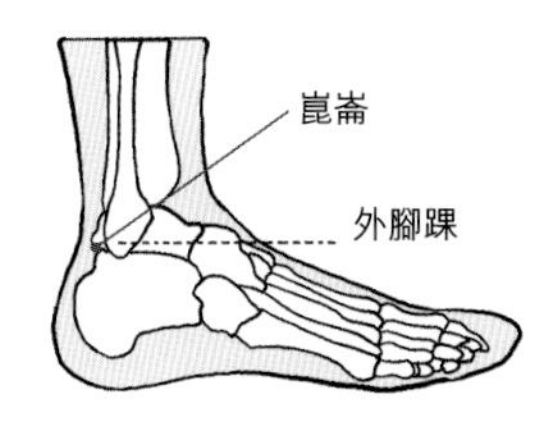

腱鞘炎（彈弓指）

腱鞘位於手、足關節附近肌腱週圍。長期摩擦、慢性勞損或寒冷刺激，可使肌腱與腱鞘發生無菌性炎症反應，局部出現滲液、水腫。

常見的有腕部的橈骨莖突狹窄性腱鞘炎、屈指肌腱腱鞘炎等。

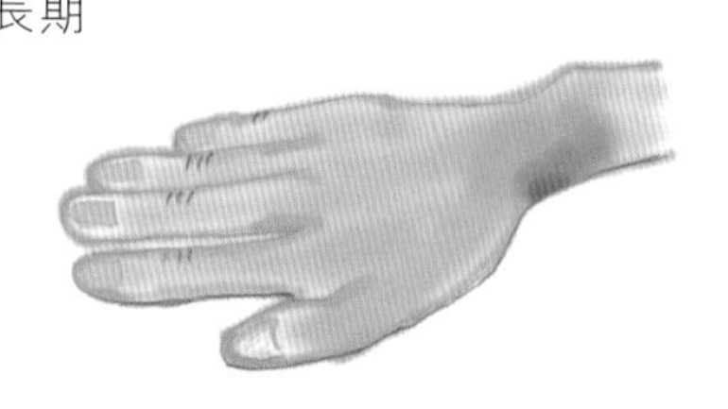

臨床見證 疼痛，局部腫脹、壓痛和硬結，功能障礙，偶有彈響。

治療方法 通經活絡止痛。

處方：阿是穴、外關、列缺、合谷、陽溪、陽池。

電針：疼痛局部。

艾灸：疼痛局部。

具體操作 **針刺**：疼痛週圍選穴，避開肌腱針刺，用平補平瀉法。

電針：疼痛週圍用電針30分鐘。

艾灸：圍繞疼痛局部，用艾條溫和灸，每次10分鐘，每日1次。

注意事項 每天使用電腦鍵盤、滑鼠、用手機發短信，注意經常變換不同的動作及姿勢。

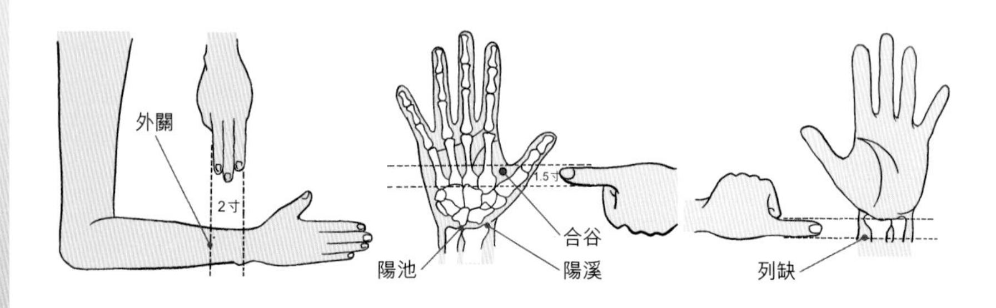

肢麻（股外側皮神經炎）

肢體麻痹多見於股外側皮神經炎。中醫歸為「肌痹」、「皮痹」。

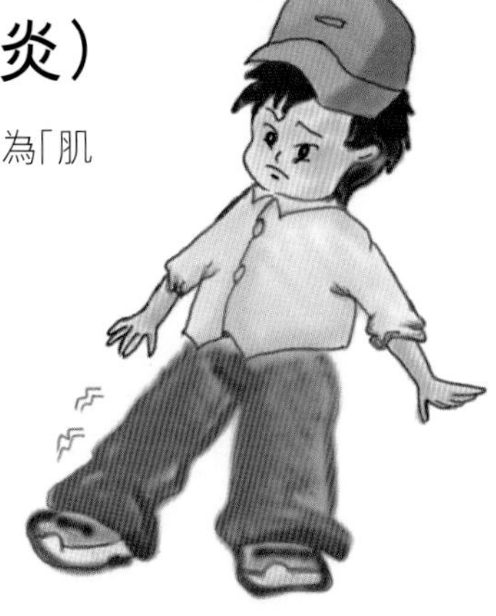

臨床見證

大腿外側局部皮膚麻木或酸痛，該區痛、溫、觸覺減退或消失。

治療方法

通經活血。

針刺：圍刺。《內經》揚刺法。

灸法：局部。

梅花針：局部叩打。

具體操作

針刺：揚刺法。從病位四週橫刺向中心，刺入2cm，中心1針直刺總共5針。

如果病變面積大，可以增加幾針，每間隔5cm刺1針。

艾灸：患部用艾條溫和灸10分鐘，每日1次。

梅花針：輕叩局部至皮膚微紅為止，隔日1次。

注意事項

針灸有較好的療效。

前列腺炎

是泌尿生殖系統常見的疾病。中醫歸於「淋證」。

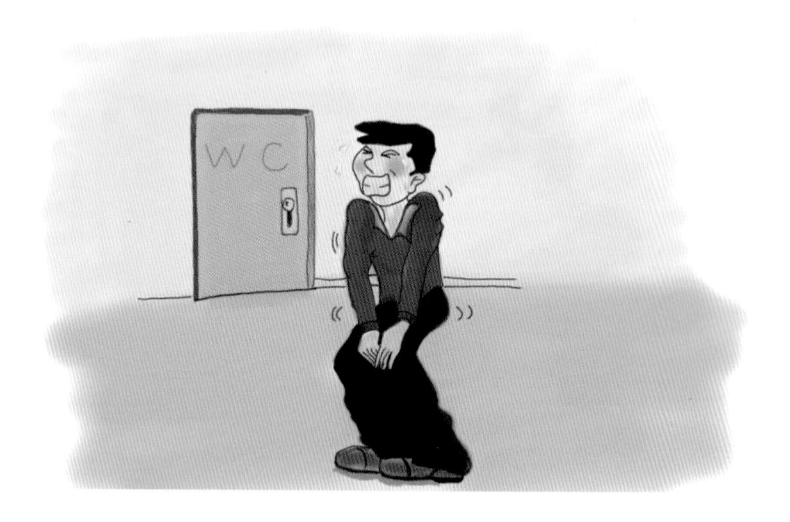

臨床見證

小便淋漓不淨，尿為乳白色粘液，小腹墜脹作痛，腰酸痛，乏力。中醫認為由腎虛或濕熱下注引起。

治療方法

補腎陰陽，清利濕熱。

取穴：關元、中極、會陰、膀胱俞、次髎、三陰交。

加減：腎虛加腎俞、足三里、太溪；濕熱加陰陵泉、行間。

灸法：氣海、關元、會陰。

按摩：神闕、氣海、關元、中極、會陰。

具體操作

針刺：腎虛用平補平瀉法；濕熱用瀉法。中極、關元針感向生殖器放射為佳。

灸法：用於虛證。採用艾條溫和灸，每穴5分鐘，每日1次。

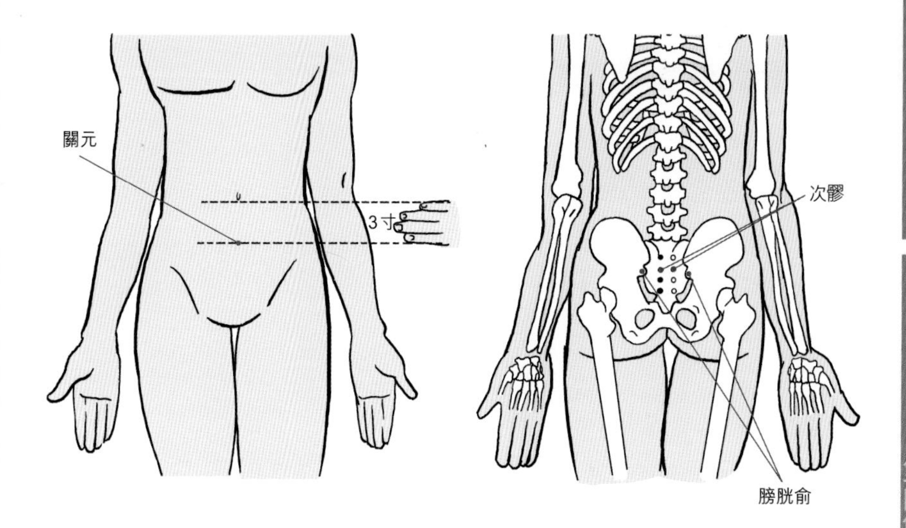

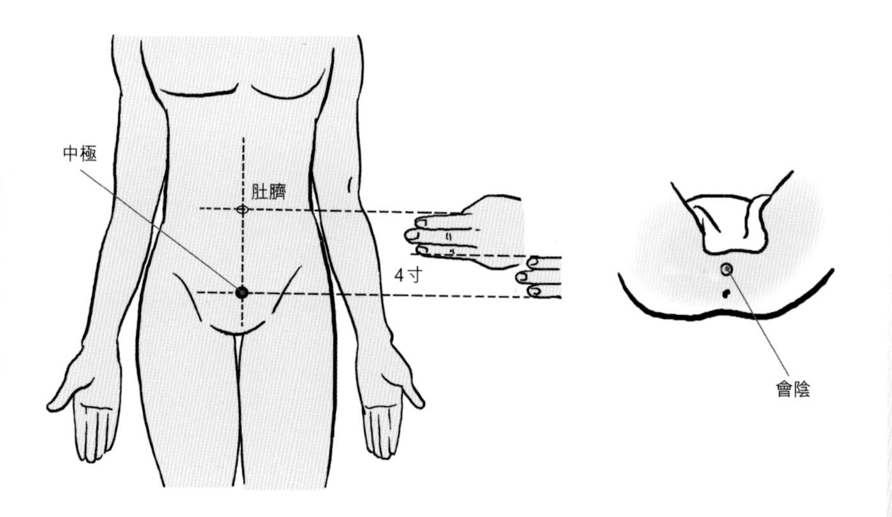

按摩：取仰臥位，手指在會陰穴部旋轉按摩5分鐘，每日1次。氣海、關元、中極每穴3分鐘，每日1次。

注意事項

養成良好生活習慣：少煙多茶，少酒多水，少糖多果，少肉多菜，少鹽多醋，少怒多笑，少藥多練，少車多步。

頸椎病(頸椎綜合症)

由外傷、損傷所致的頸部生理曲線改變，及椎間關節等組織的退行性病變，刺激或壓迫週圍血管、神經、脊髓而出現的症候群。

中醫認為，外傷、勞損及外感風寒濕邪，影響頸部氣血運行，產生疼痛、麻木、不能約束骨骼和穩定關節，以致產生「骨錯縫」、「筋出槽」。

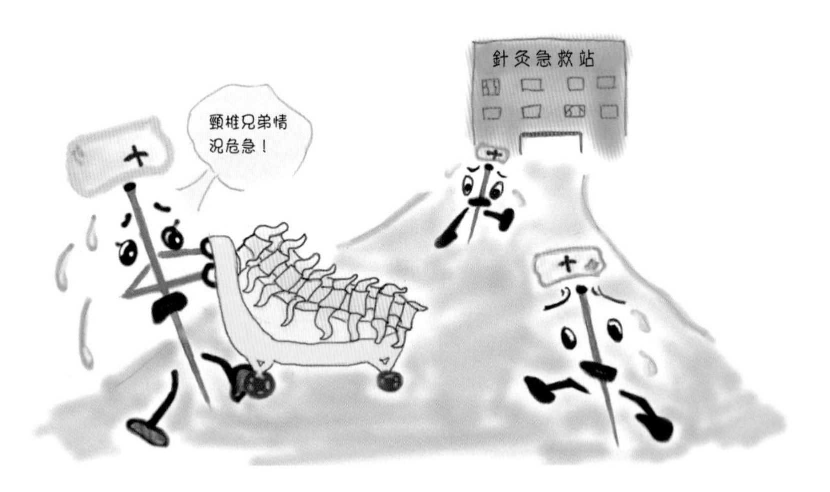

臨床見證 頸椎病的症狀較多，常見的有頸項強直、疼痛、肩背痛、手臂疼痛、脹麻或頭痛、頭暈、耳鳴，部分患者可誘發三叉神經痛。

治療方法 通經活絡。

處方：大椎、頸部夾脊、天柱、後溪、懸鐘、太溪。

加減：肩背痛加肩井、肩外俞、天宗、秉風、曲垣；肩臂麻痛加肩髃、曲池、外關、合谷；前臂至手麻木加臂中、內關、八邪，十宣；頭痛、頭暈加風池、百會、太陽、率谷、印堂、太冲；耳鳴加聽宮、翳風、中渚、足臨泣；三叉神經痛加太陽、下關、四白、地倉、夾承漿、外關、合谷、足三里。

耳針：頸、頸椎、神門、腎、皮質下、膀胱、小腸、心。

火罐：肩井、肩外俞、天宗、秉風、曲垣。

具體操作

針刺：大椎刺入0.7~1寸，得氣後留針；頸部夾脊的選用，可根據病變所在的頸椎，採用雙側穴位，常用頸3~7夾脊，毫針刺入1寸，進針方向稍斜向脊柱正中；天柱穴斜向中心刺入1寸左右；後溪穴刺入0.5~0.7寸，得氣留針。

對於頸部強直、活動受限者，首選雙側後溪穴、懸鐘針刺得氣後，用提插撚轉手法，行針10秒，停針，令患者活動頸部，採用前後左右四個方向運動，時間為5分鐘，上法重複3次。十宣穴用放血法，每穴放血5滴；其餘穴用平補平瀉法。

耳針：在上述區域尋找反應點，採用針刺或埋豆法均可，每次可選5~6穴，3~4天更換1次。埋穴期間，囑患者每日自行按壓3次，每次每穴按壓10次。

火罐：先用閃罐，每穴5次，再坐罐5分鐘。

注意事項

注意睡眠姿勢，枕頭應高低適度（參考：仰臥位為8~11cm；側臥位為13~15cm）。

每伏案工作1小時後，做頭項部前、後、左、右方向的活動，以及頭頸部輕微的環繞運動。也可以用頭寫字，從簡單的「米」字開始，到複雜的「鶴」字。

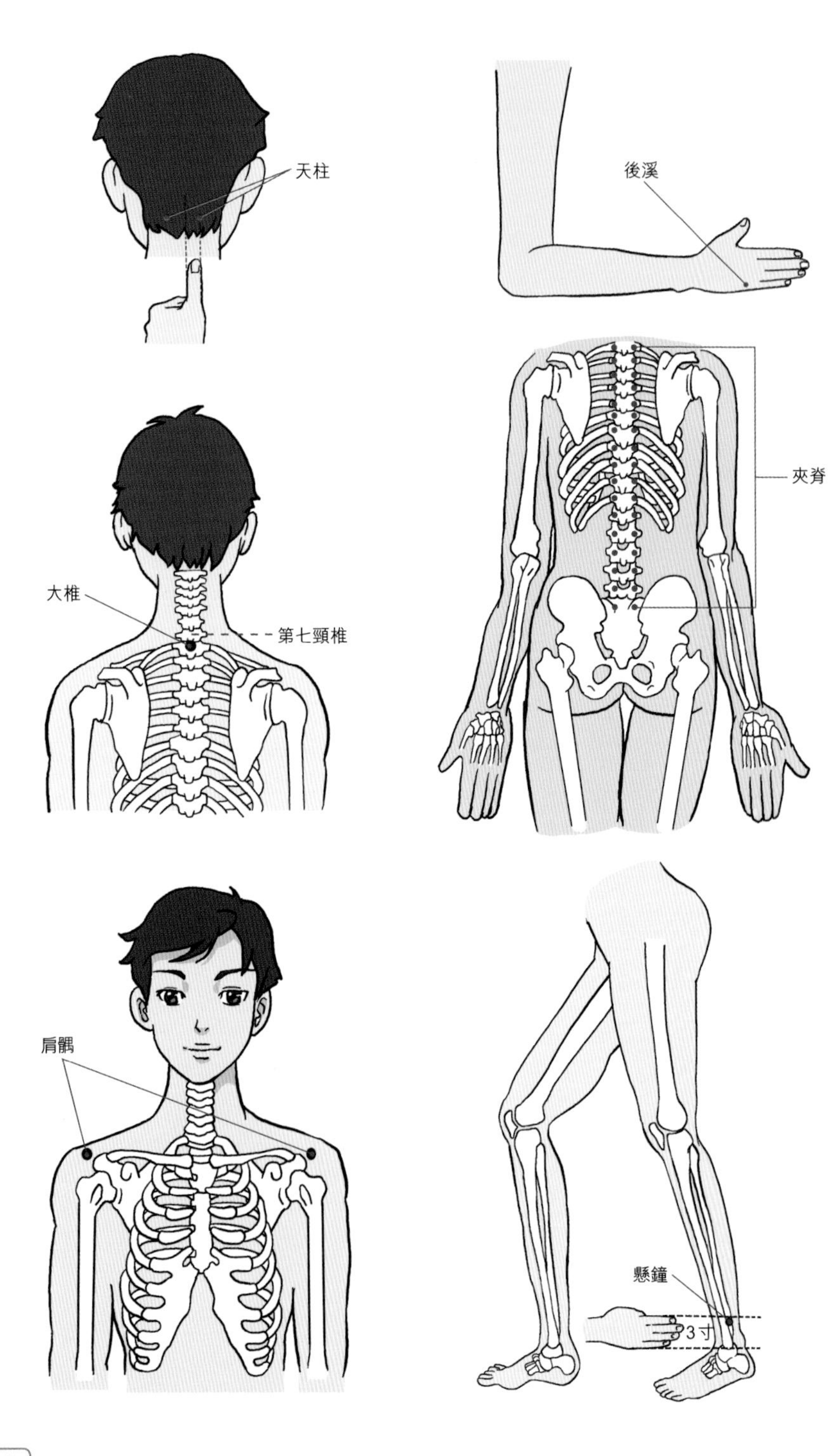
天柱
後溪
夾脊
大椎
第七頸椎
肩髃
懸鐘
3寸

第五篇

皮膚科

◎風疹

◎丹毒

◎蛇丹

◎牛皮癬

◎濕疹

◎痤瘡

◎黃褐斑

◎斑禿

風疹（蕁麻疹）

蕁麻疹。中醫稱之為

「癮疹」、「風疹塊」。

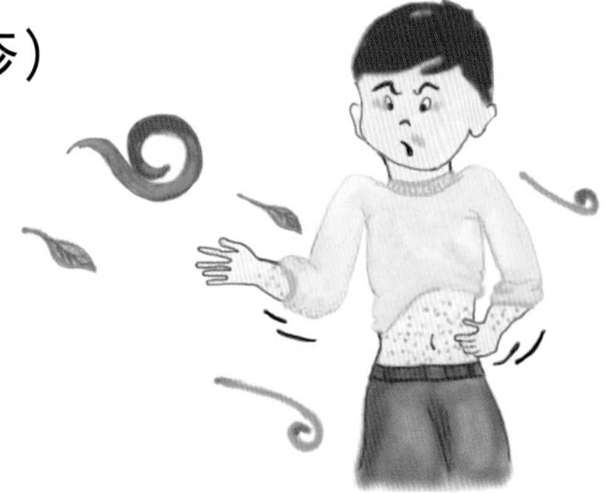

臨床見證

突然在皮膚上出現大小不等、形狀不一的皮疹，此伏彼起，伴有皮膚瘙癢。本病的發生與消失都很迅速，不留痕跡。

治療方法

疏風清熱，寧心安神。

處方：血海、曲池、列缺、三陰交、風池、風門、內關、足三里。

耳針：肺、風溪、腎上腺、心、神門、內分泌。

拔罐：主穴：神闕。配穴：大椎、肺俞、脾俞、腎俞。

具體操作

針刺：曲池、血海採用瀉法，餘穴為平補平瀉法。

耳針：上述穴位探得敏感點進針，行撚轉手法，留針30分鐘。每次選用一側耳穴，兩側交替應用。

針後在另一側上述耳穴用王不留行籽埋豆治療。囑患者自行按壓上述埋豆的穴位，每穴每次按壓10次，每日3次。

火罐：神闕用坐罐法，留罐8分鐘。

大椎、肺俞、脾俞、腎俞，先用閃罐法每穴閃5次，再坐罐5分鐘。

注意事項

應囑患者盡量避免食用過多海鮮及辛辣食品，以防誘發病症。

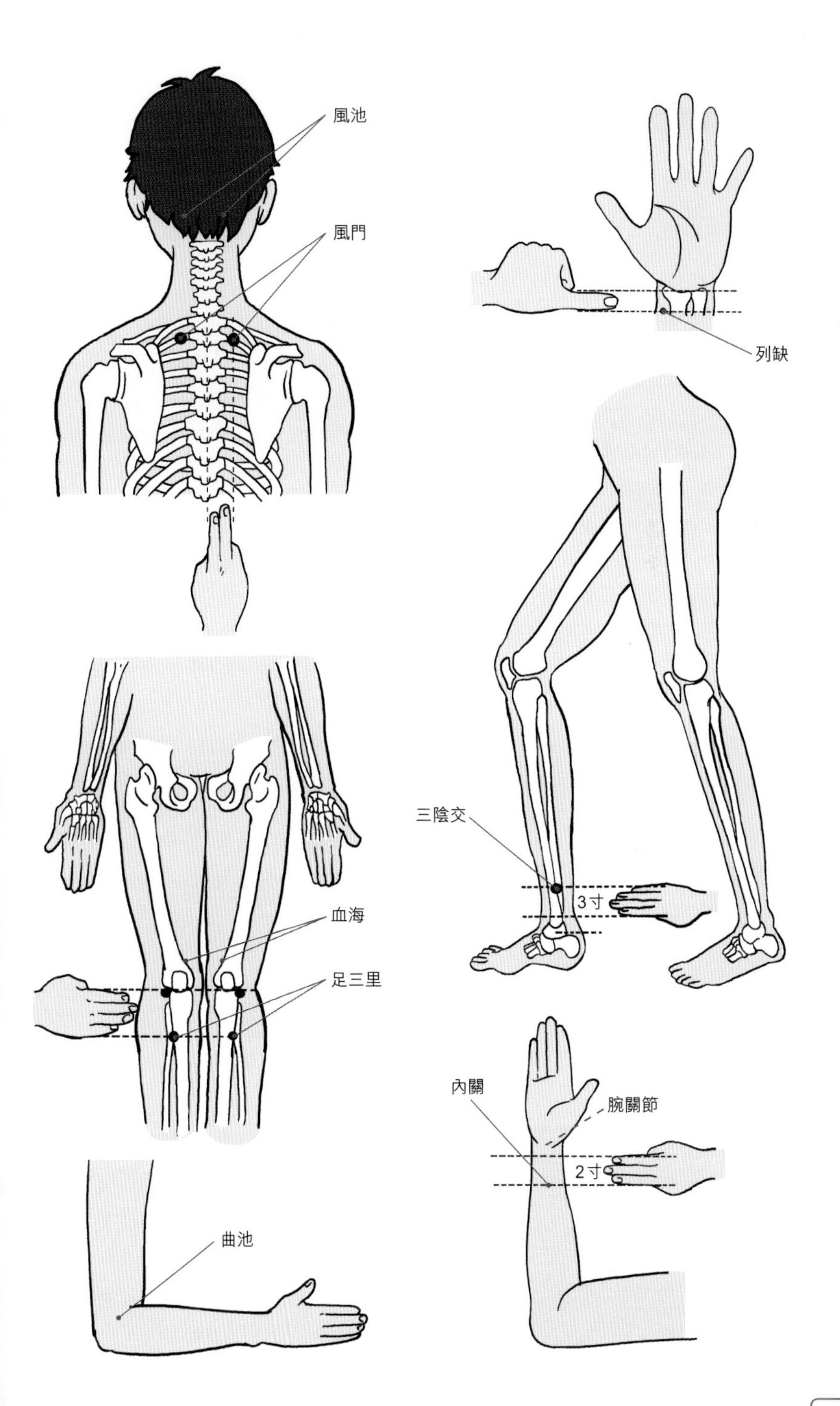
風池
風門
列缺
三陰交
3寸
血海
足三里
內關
腕關節
2寸
曲池

丹毒

丹毒是一種接觸性感染性皮膚病。中醫認為本病因火邪侵犯血分，熱邪鬱於肌膚而發。

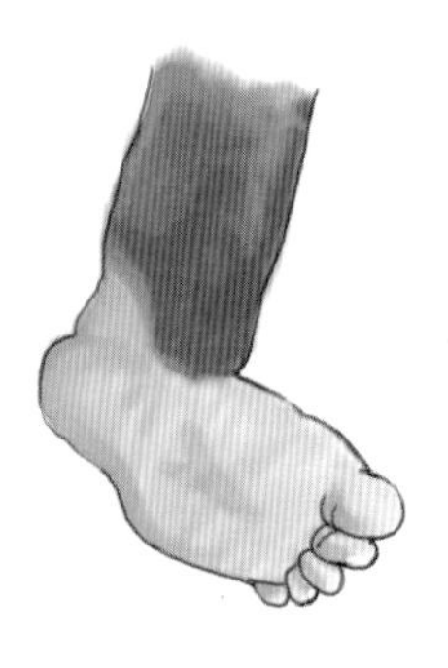

臨床見證

初期患處皮膚焮紅灼熱疼痛，邊緣清楚突起，很快向四週蔓延，中間轉為暗紅，或出現水皰，破爛流水，疼痛作癢。

治療方法

清熱解毒化濕。

處方：曲池、合谷、委中、足三里、血海、陰陵泉。

加減：發熱：十宣。

心煩：內關。

三棱針：局部放血。

具體操作

針刺：採用瀉法。十宣放血，每穴出血5滴。

三棱針：局部多針刺出血，每處出血5~10滴。

注意事項

注意消毒防止感染。

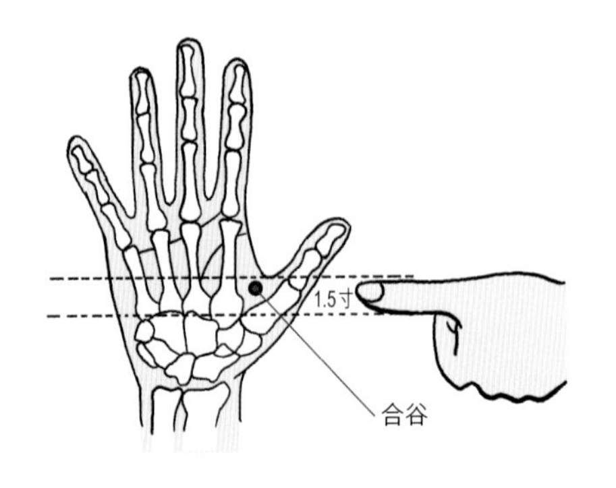

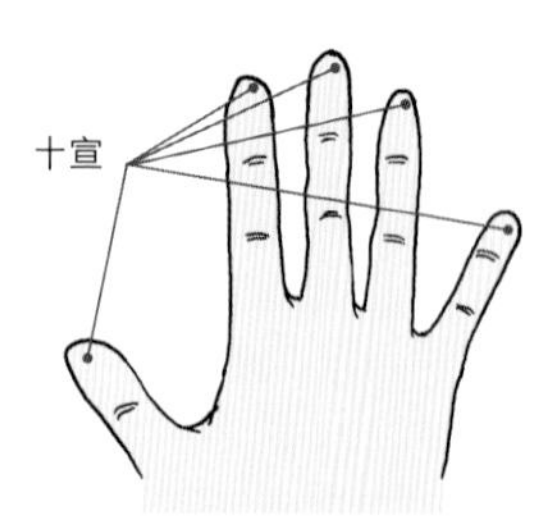

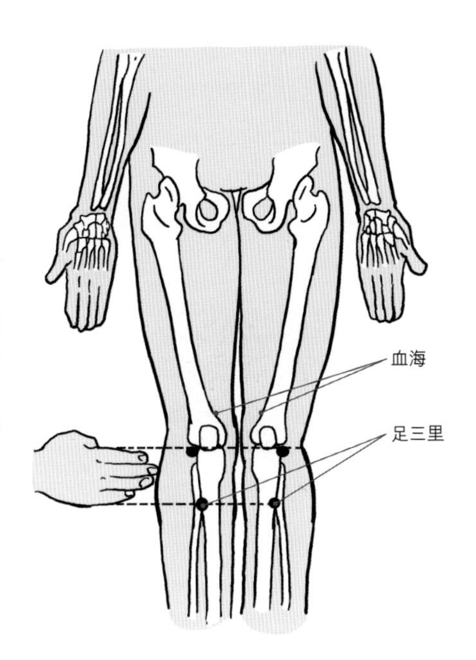
血海
足三里

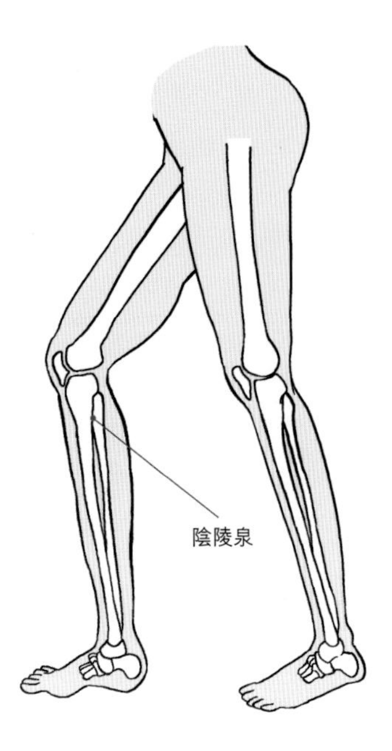
陰陵泉

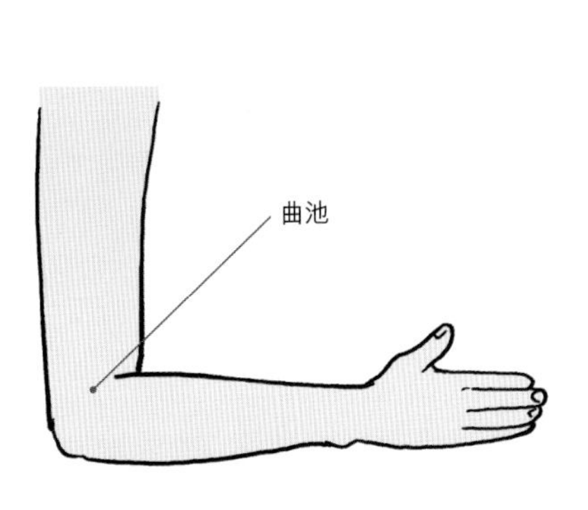
曲池

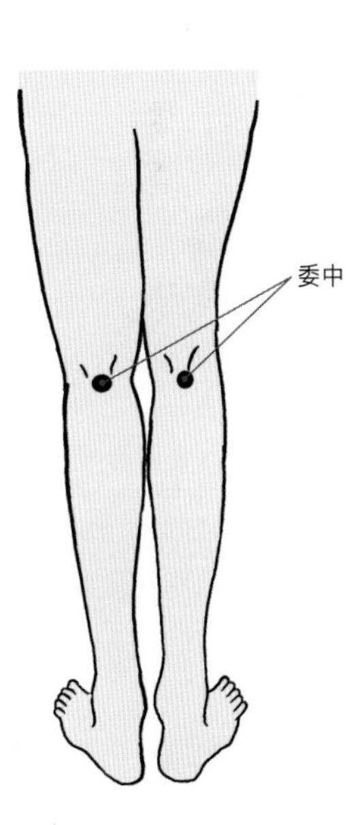
委中

蛇丹（帶狀皰疹）

帶狀皰疹，是由病毒引起的急性炎症性皮膚病。中醫稱為「蛇丹」。

臨床見證

患處皮膚出現簇集成群，累累如串珠的水皰。局部劇烈灼痛，在皮疹消失後，有些仍遺有疼痛。本證由濕熱內蘊、肝膽火盛所致。

治療方法

清熱利濕，瀉肝通絡。

處方：風池、大椎、曲池、合谷、外關、期門、陰陵泉、陽陵泉、太沖。

圍刺：局部。

華佗夾脊穴：患病部位夾脊。

梅花針：局部。

三棱針：局部。

灸法：局部。

具體操作

針刺：大椎、曲池、合谷、陽陵泉、太沖用瀉法，餘穴為平補平瀉法。

圍刺：沿皰疹分佈帶，距皰疹0.5寸處呈15度角度多針斜向患部中心刺入，以得氣為度，間隔2寸1針，取穴多少，根據病變範圍大小而定。

華佗夾脊穴：患部所在部位及其上下夾脊穴，毫針刺入1寸，採用撚轉手法，促其針感向患部放射。

梅花針：梅花針叩打病變局部外側0.5寸處，呈環狀刺激，至相應華佗夾脊部位，至皮膚潮紅或輕微出血為止，每日1次。

三棱針：先在皰疹頭部約0.5寸處點刺5針，然後在尾部距皰疹0.5寸處點刺5 針，皰疹兩側應酌情點刺數針，微出血為度。

灸法：將點燃的艾條在皰疹局部灸，採用瀉法，使患部出現熱燙感，灸後皮膚泛紅，每次30分鐘，每日1次。

上述方法，可分別應用，也可配合應用。

注意事項

針灸對本病有明顯的鎮痛作用，並可縮短其病程，促進痊癒。對皮疹消失後的後遺痛，配合溫和灸，均有較好的療效。

患者注意休息，忌食辛辣及蝦蟹、羊肉等腥發之品。

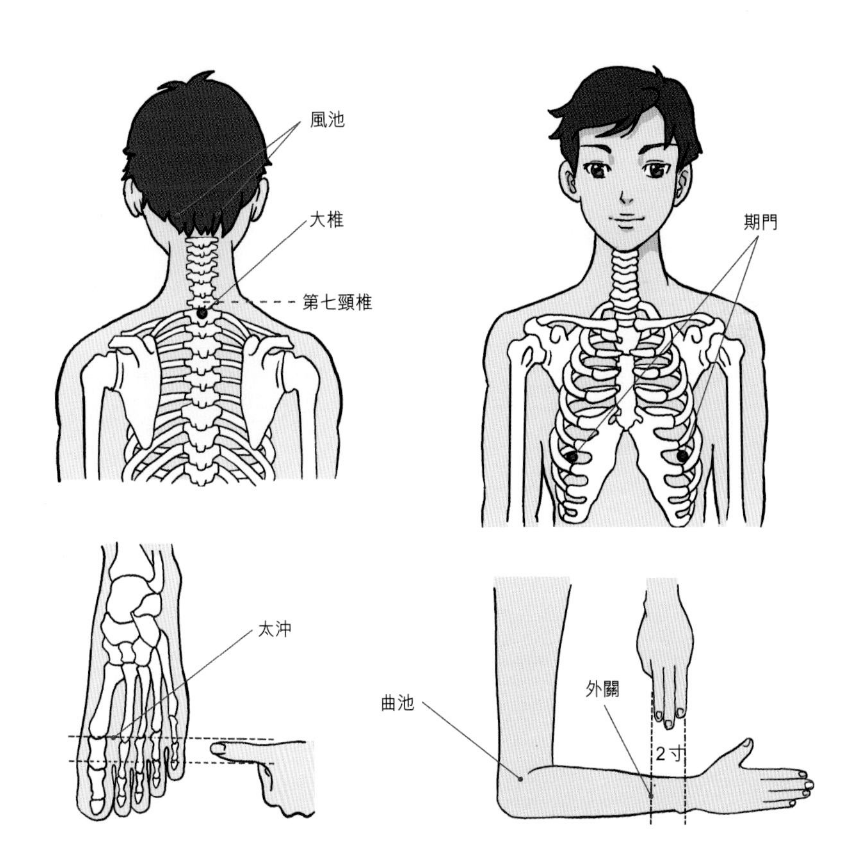

牛皮癬

本病患部皮膚厚而堅如牛皮故名為牛皮癬。神經性皮炎可參考治療。

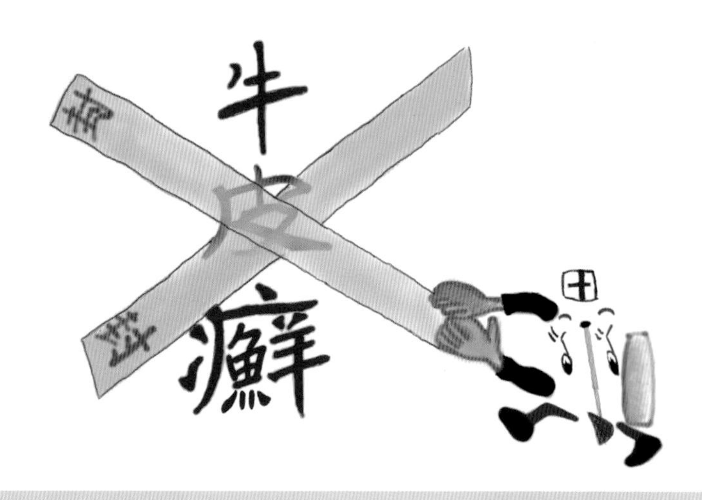

臨床見證 皮膚粗糙，脱落白屑，奇癢，入夜更甚。

治療方法 疏風清熱，養血潤燥。

處方：曲池、血海、風池、陰陵泉、三陰交、神門、內關。

梅花針：皮損局部。

耳針：肺、心、肝、神門、腎上腺、皮質下。

具體操作 **針刺**：曲池、血海、風池用瀉法；陰陵泉、三陰交、神門、內關用平補平瀉法。

梅花針：局部叩刺至微出血。隔日1次。

耳針：毫針中等刺激，隔日1次。

注意事項 針刺對單發的、邊緣規整的牛皮癬效果較好，對泛發的、邊緣不規則的效果較差。

本病病程長，易反覆。皮損區不宜搔抓和用熱水燙洗，並禁食辛辣等刺激性食品。

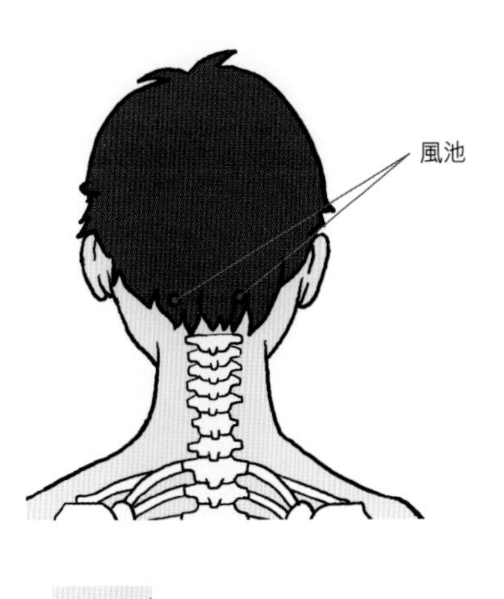
風池

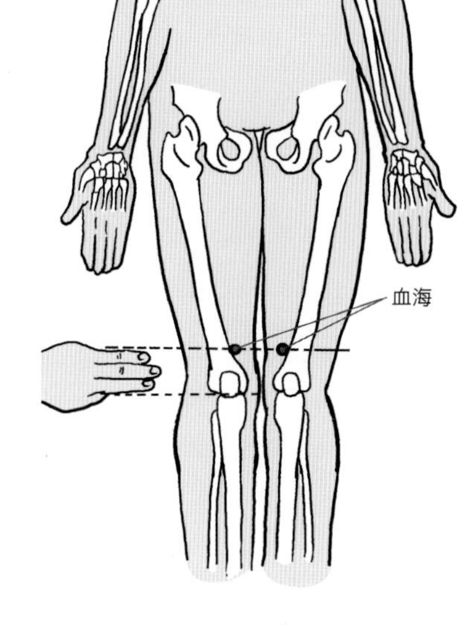
血海

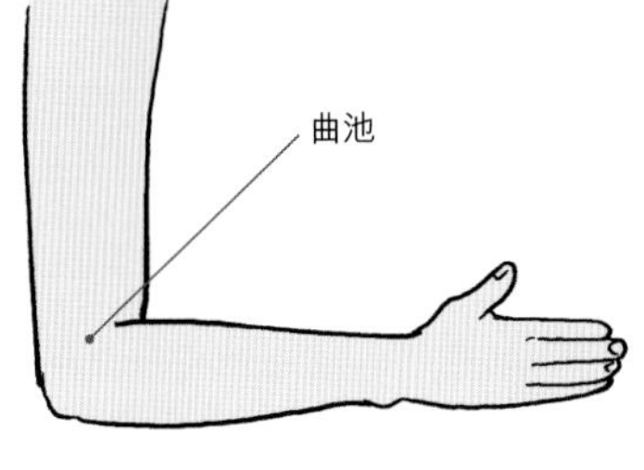
曲池

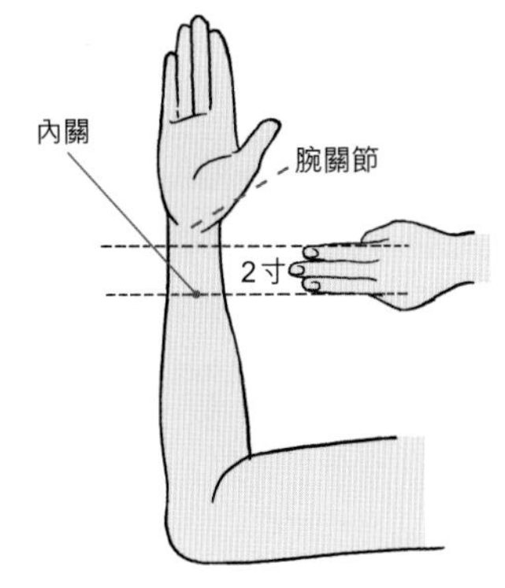
內關
腕關節
2寸

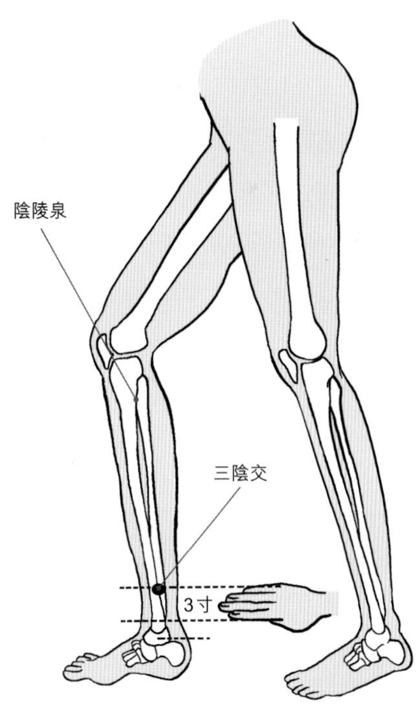
陰陵泉
三陰交
3寸

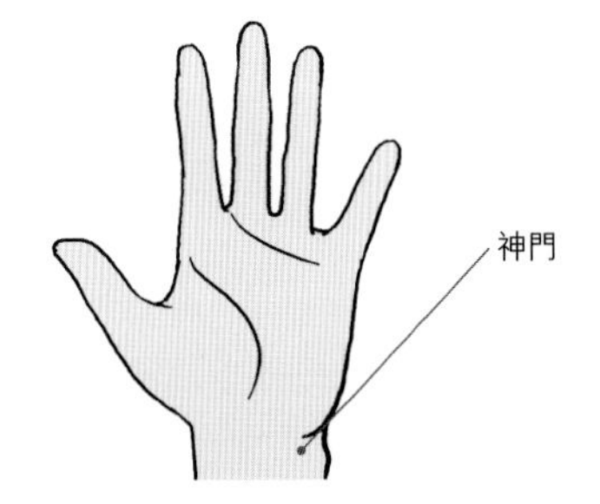
神門

濕疹

是一種頑固的皮膚病。

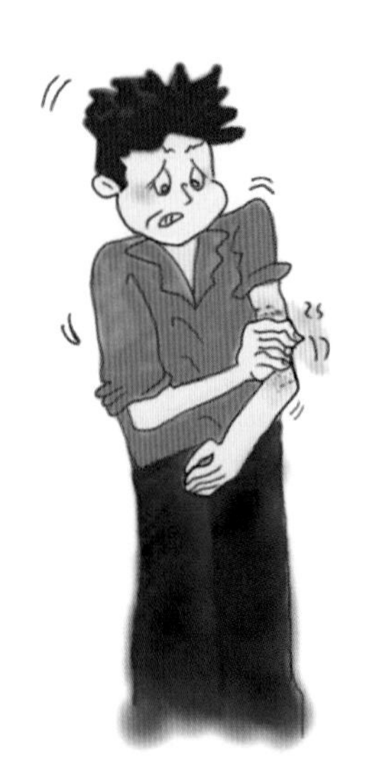

臨床見證 初期局部皮膚焮紅作癢，並出現丘疹及小皰，瘙癢，病久皮膚粗糙變厚，顏色加深。

治療方法 清利濕熱，養血潤燥。

處方：曲池、神門、陰陵泉、足三里、三陰交。

耳針：肺、心、神門、腎上腺、皮質下。

具體操作 **針刺**：曲池用瀉法；神門、陰陵泉、足三里、三陰交用平補平瀉法。

耳針：肺、心、神門、腎上腺、皮質下。毫針中等刺激。

注意事項 本病禁食腥味及刺激性食物。

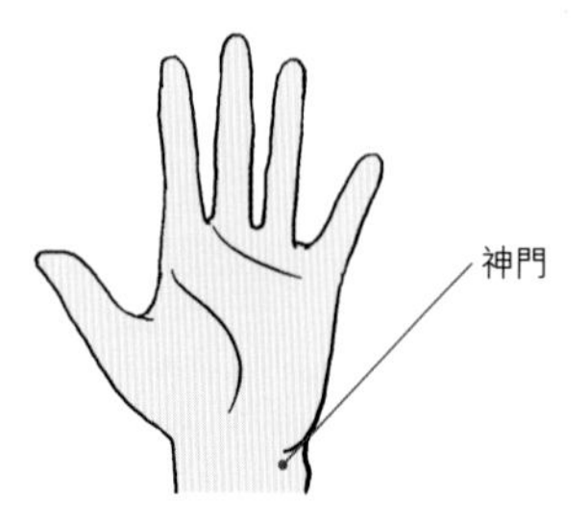

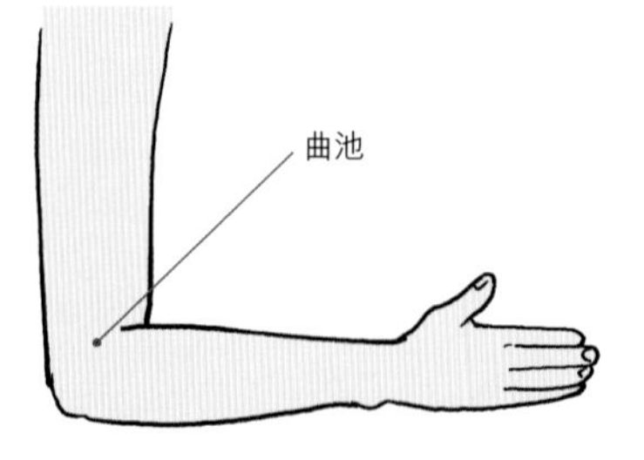

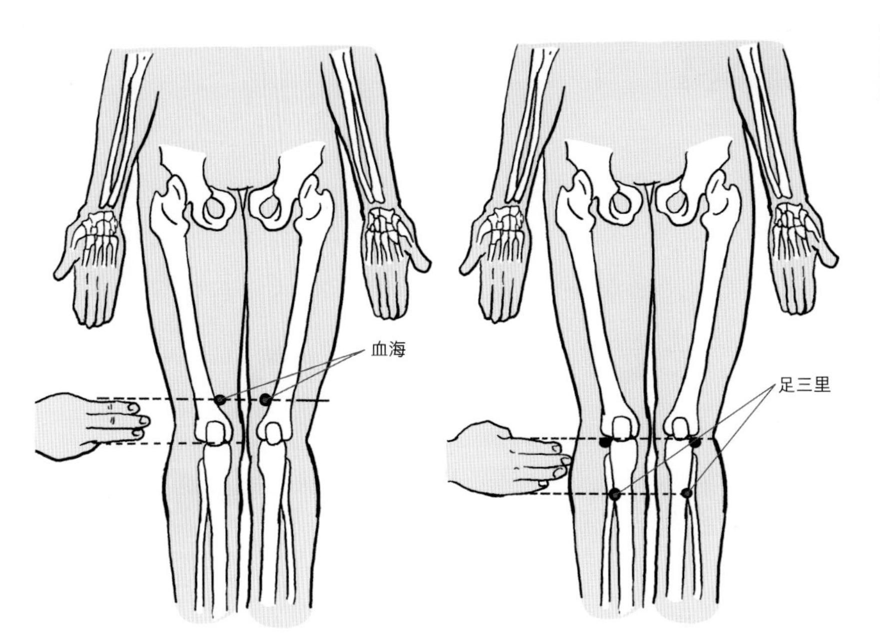
血海
足三里

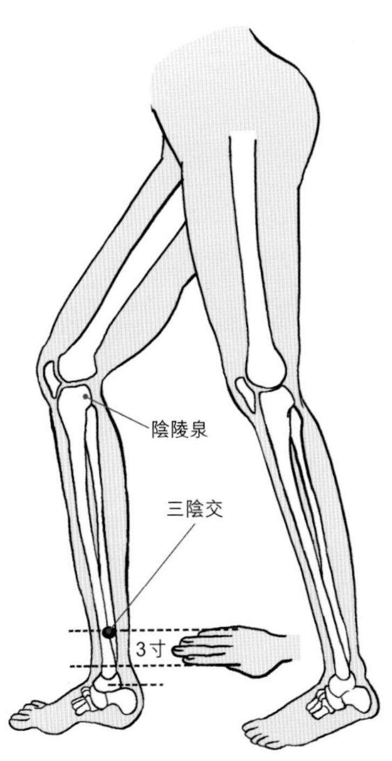
陰陵泉
三陰交
3寸

痤瘡

痤瘡又稱粉刺，是一種毛囊皮脂腺的慢性炎症，好發於青春發育期的男女。中醫認為，因肺、胃腸有熱，脾失運化，水濕內停，濕熱蘊阻肌膚所致。

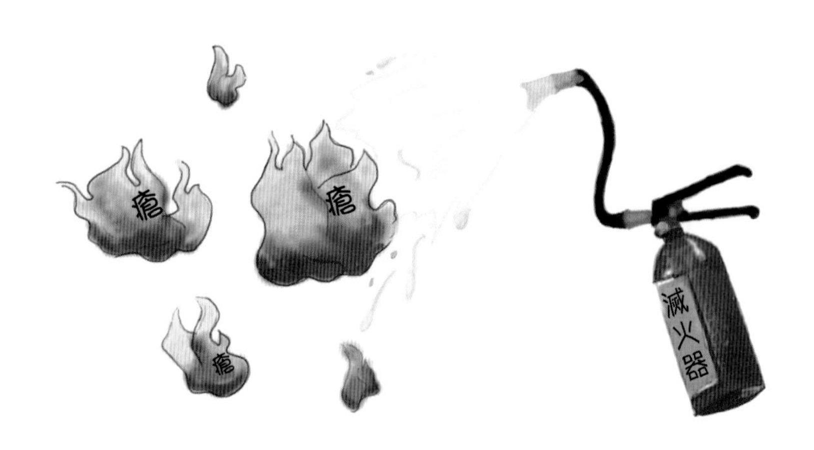

臨床見證 痤瘡好發於面部、前胸及後背，常對稱分佈。

治療方法 清肺胃熱，健脾化濕。

處方：主穴：曲池、合谷。

加減：肺經風熱可加肺俞、列缺；胃腸濕熱加三陰交、足三里。

局部：太陽、四白、顴髎、頰車、下關。

耳針：肺、神門、交感、內分泌、皮質下、面頰。

放血：大椎、陶道、身柱、神道、靈台。

挑刺：在上背部脊柱兩側尋找挑刺點，特徵為：如大頭針頂端大小，皮色灰白或暗紅色，似丘疹樣略隆起於皮膚。

具體操作

針刺：主穴用提插撚轉手法，得氣後留針30分鐘，中間可行針3次；餘穴用平補平瀉法。

面部穴位用得氣留針的方法。丘疹局部有明顯紅腫者，可用圍刺的方法，於丘疹四週取4穴，針刺分別由丘疹的基底部的四個方向刺向丘疹中心。

耳針：耳穴王不留行籽埋豆法，每次選5~6穴，每側埋穴3~4天。患者每日自行按壓3次，每穴10次。每週治療2次。

刺絡放血：上5穴，每次選1穴，自上而下為序。方法：局部消毒後，用三棱針放血，出血量不少於1毫升。上法每週2次，10次為1療程。

挑刺治療：常規消毒後，用三棱針刺破挑刺點的皮膚，將皮下的白色纖維樣物逐一挑斷，挑盡為止。每次可挑刺2~3個點，每週1次，10次為1療程。

上述方法，可單獨應用，也可配合應用。

注意事項

囑患者，切忌用手擠壓丘疹，少食油膩及辛辣食物，多吃清淡新鮮蔬菜及水果。

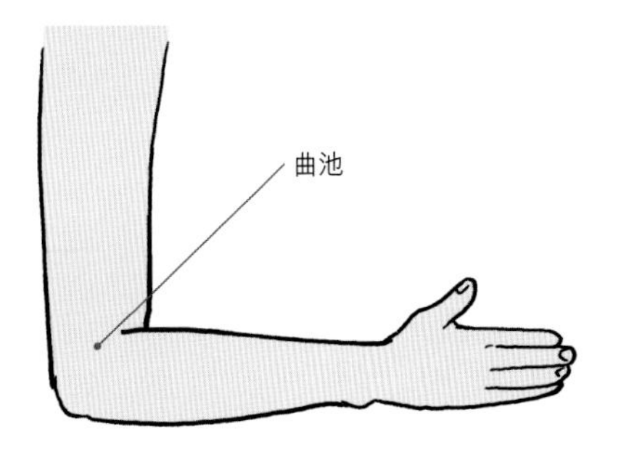

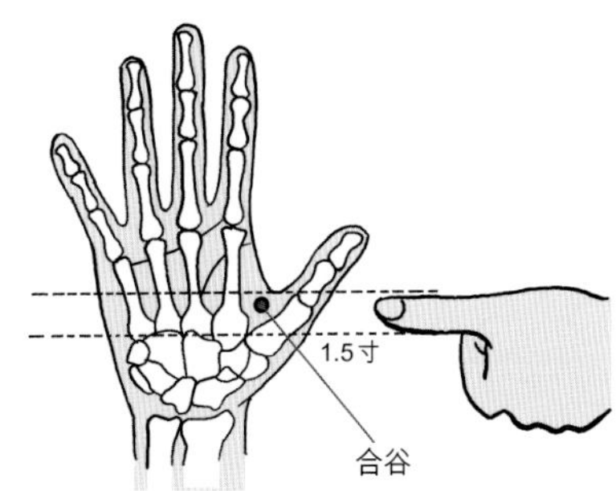

黃褐斑

黃褐斑是一種發生於顏面的色素沉着性皮膚病。相當於中醫的「肝斑」，亦稱「黧黑斑」，多發於中年女性。

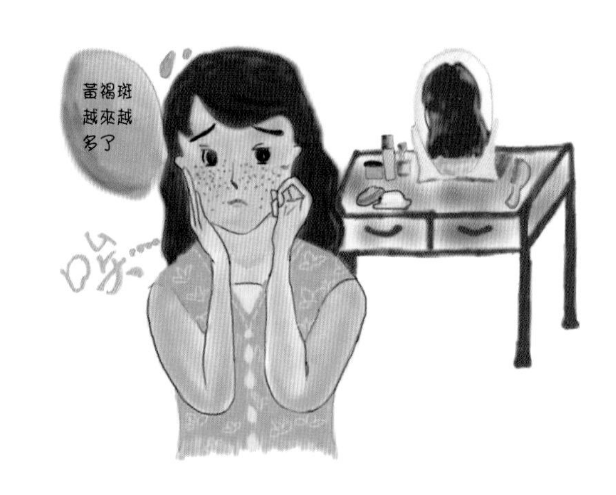

臨床見證

對稱性分佈於面部，呈蝴蝶狀，或局限性淡褐色或褐色斑片為特點。

治療方法

疏肝健脾，理氣活血。

處方1：四白、顴髎、地倉、頰車、內關、神門、合谷、血海、足三里、三陰交、太沖。

處方2：肺俞、膈俞、肝俞，脾俞、腎俞。

耳針：肺、肝、脾、腎、神門、皮質下、內分泌、面頰。

具體操作

針刺：面部採用平刺透針的方法。用毫針15度角度針刺，沿黃褐斑的四個邊緣刺向病患的中心部位。太沖用瀉法，其他穴位用平補平瀉法。處方1和2可以輪換應用。

耳針：耳穴王不留行籽埋豆法，每次選5~6穴，每側埋穴3~4天。患者每日自行按壓3次，每穴10次。每週治療2次。

注意事項

囑咐患者注意休息，忌食油膩及生冷之品，並保持精神舒暢，避免情緒波動。

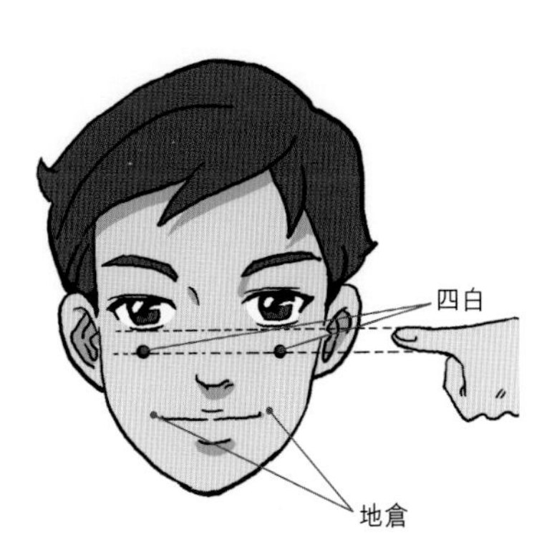
四白
地倉

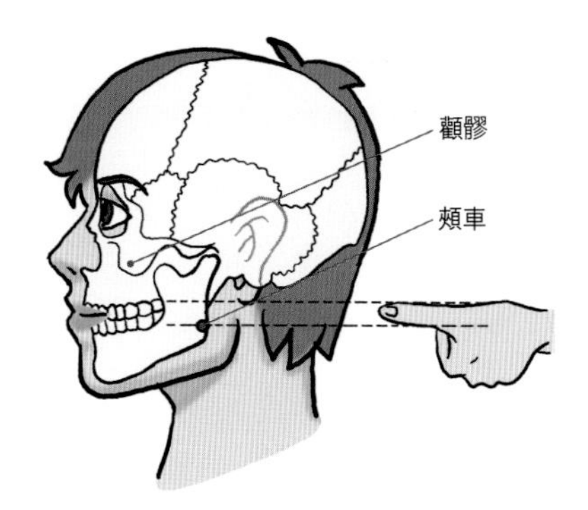
顴髎
頰車

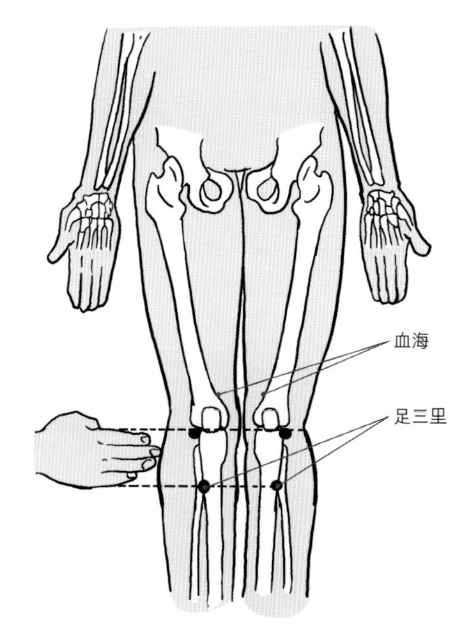
血海
足三里

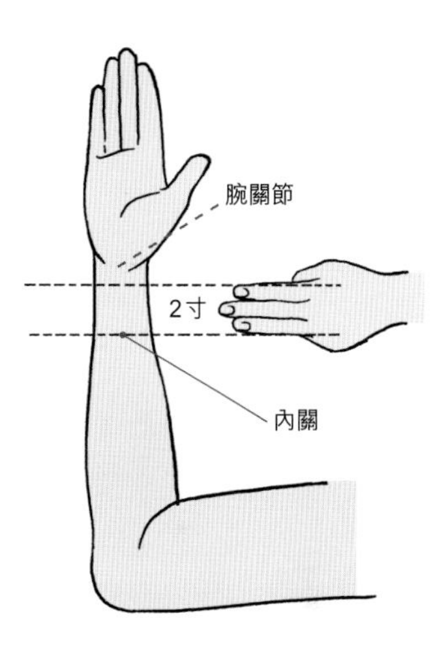
腕關節
2寸
內關

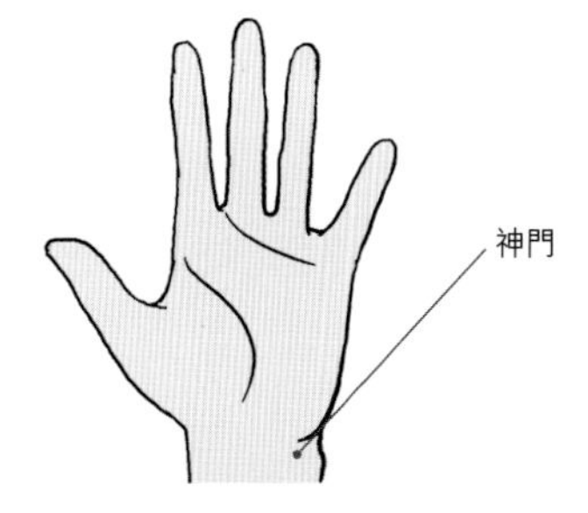
神門

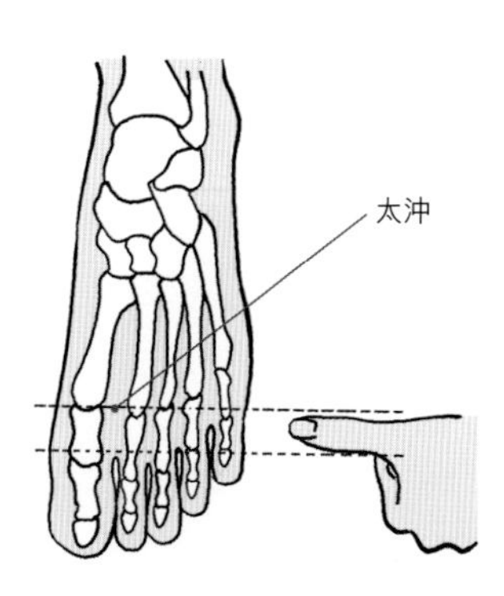
太沖

斑禿

頭部突然發生斑狀脫髮。多由精神過度緊張引起。

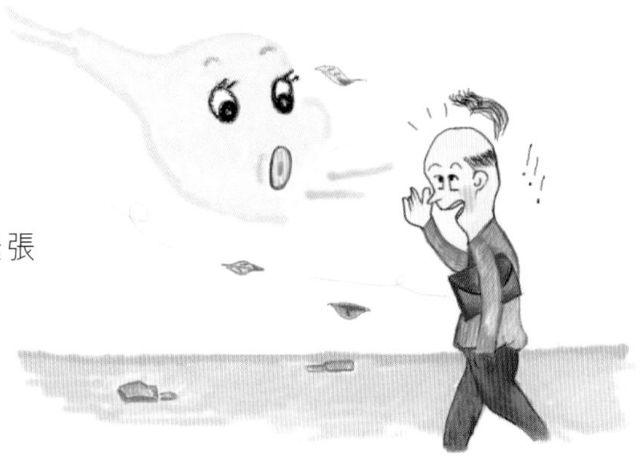

臨床見證 頭髮迅速成片脫落。

治療方法 養血益氣，活血生髮。

處方：阿是穴(患部)、百會、風池、膈俞、足三里、三陰交。

梅花針：阿是穴。

具體操作 **針刺**：足三里、三陰交用補法，其他用平補平瀉法。

梅花針：阿是穴(患部)。初期叩打至輕微出血，叩刺後局部用鮮薑汁擦拭。如見稀疏嫩髮，宜輕叩。隔日1次。

注意事項 囑患者放鬆心情。針刺有較好的療效。

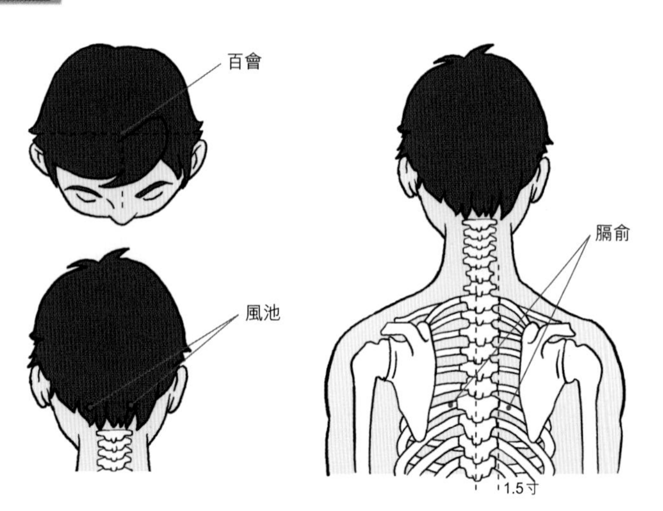

第六篇

婦產科

◎痛經
◎更年期綜合症
◎月經不調
◎閉經
◎滯產
◎陰挺
◎陰癢
◎產後腹痛
◎不孕
◎胎位不正
◎乳汁少
◎回乳

痛經

痛經伴隨月經週期發作。有經前，經期和月經後期疼痛。

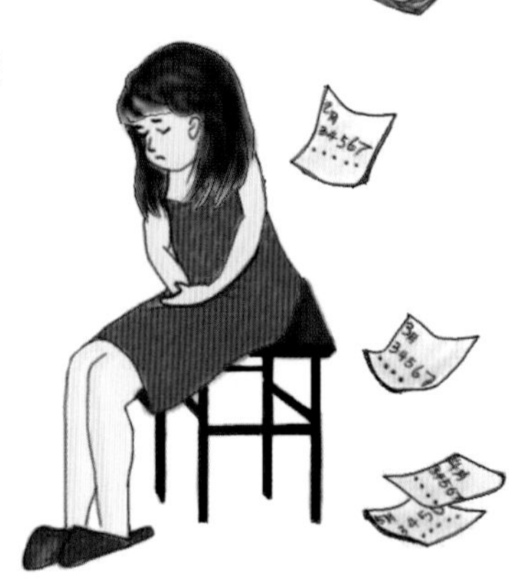

臨床見證 經前和經期痛經多為實證，行經後期的痛經多為虛證。

治療方法 溫化寒濕，通經行血止痛。

處方：中極、水道、三陰交、合谷、太沖穴、阿是穴(脾經地機及肝經蠡溝附近)。

耳穴：子宮、內分泌、神門、交感、腎、肝、脾。

灸法：關元。

具體操作 **針刺**：合谷、太沖、阿是穴用瀉法；其他用平補平瀉法。

耳針：耳穴王不留行籽埋豆法，每次選5~6穴，每側埋穴3~4天。患者每日自行按壓3次，每穴10次。每週治療2次。

灸法：用艾條溫和灸，每日1次，每次10分鐘。於經前3天開始至經後3天，適於虛寒者。

注意事項 痛經的治療時機和治療週期，針灸在經前1週開始，隔日1次。經後繼續治療，每週2次，共治療5次，至下一週期前，再按上法重複治療，如此需要3個週期。

囑患者注意經期衛生，忌食生冷及手、足直接接觸冷水、地面。

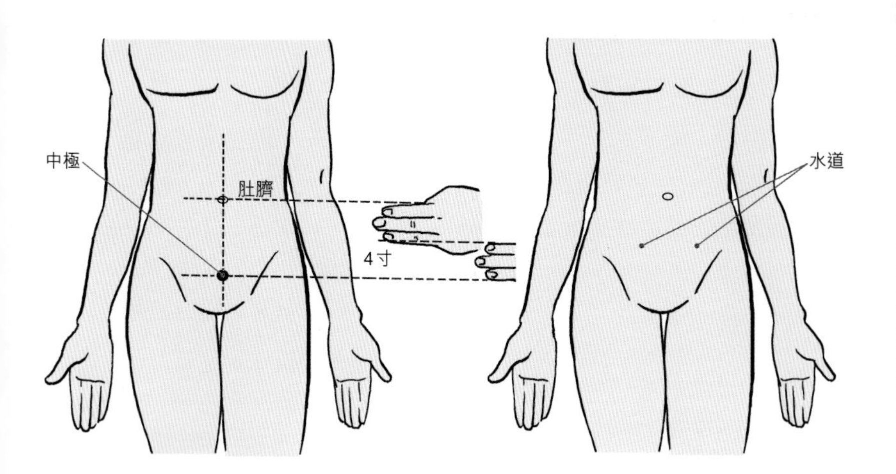
中極
肚臍
4寸
水道

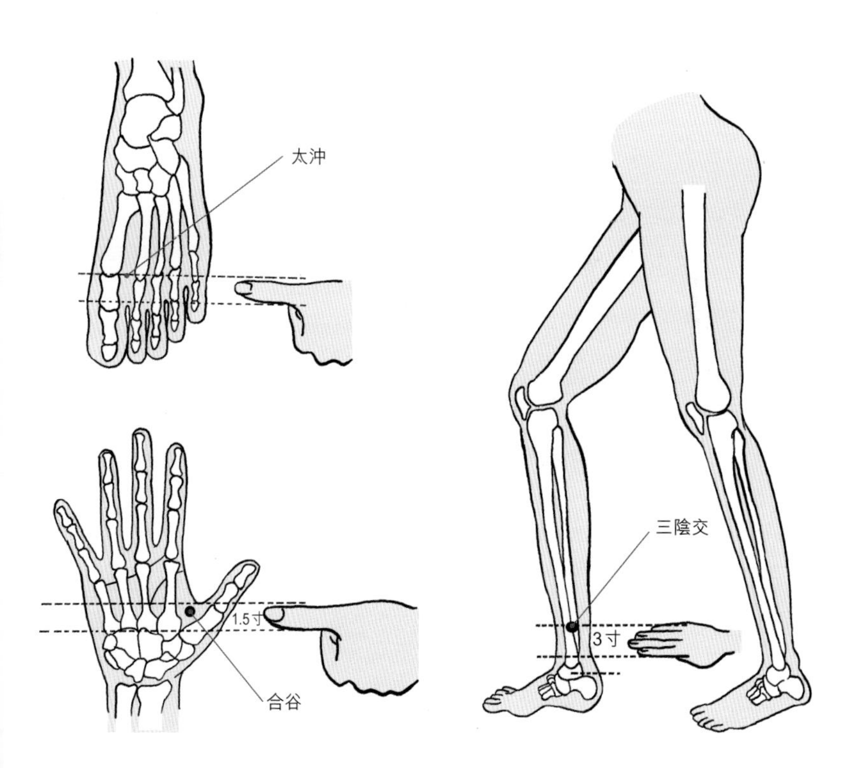
太沖
三陰交
1.5寸
3寸
合谷

更年期綜合症

婦女在50歲左右，腎氣漸衰，沖任二脈虛憊，陰陽失去平衡，臟腑氣血不相協調而出現的絕經前後諸證。其根本以腎虛為主，或偏於陰虛或偏於陽虛。並可累及肝、腎、脾、心諸臟。

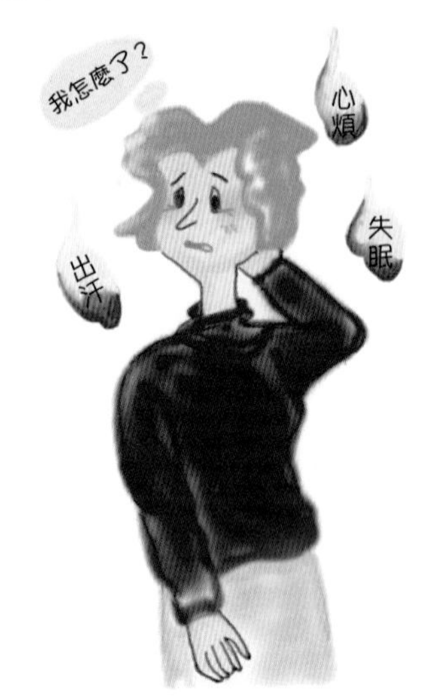

臨床見證

月經期紊亂且不規律，月經量多色鮮，面部烘熱，急躁易怒，睡眠不佳，心煩，頭暈、健忘、腰酸，咽乾，大便乾，小便黃。

治療方法

滋陰降火，養心安神。

處方：腎俞、心俞、肝俞、脾俞、大陵、神門、安眠、三陰交、太沖、太溪。

耳穴：皮質下、交感、神門、內分泌、卵巢、心、腎、脾、肝。

具體操作

針刺：太沖穴用瀉法；其他穴用平補平瀉法。

耳針：耳穴王不留行籽埋豆法，每次選5~6穴，每側埋穴3~4天。患者每日自行按壓3次，每穴10次。每週治療2次。

注意事項

更年期綜合症與情志失和有密切關係，因此要消除煩惱、避免情緒波動，保持心情舒暢對本病的治癒甚為重要。飲食以清淡為主，多食水果蔬菜，避免辛辣刺激性食物。

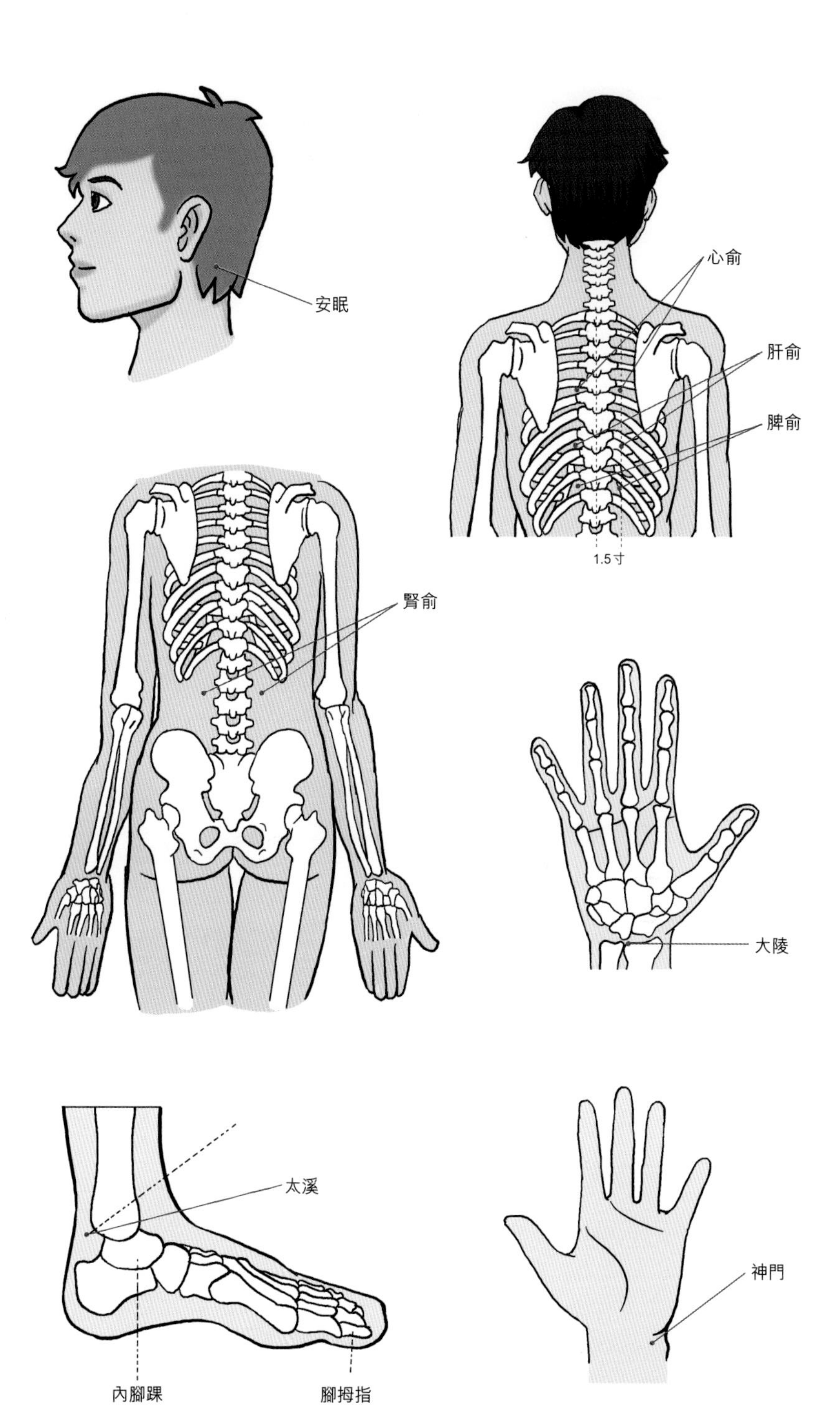
安眠
心俞
肝俞
脾俞
1.5寸
腎俞
大陵
太溪
內腳踝
腳拇指
神門

月經不調

月經不調，也稱月經失調。許多疾病如血液病、高血壓病、內分泌病、流產、生殖道感染、婦科腫瘤等均可引起月經失調。

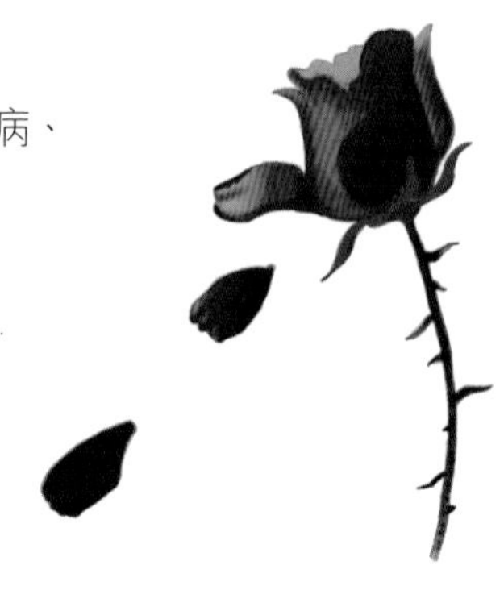

臨床見證

月經週期、經量、經色、經質發生異常。有經行先期、經行後期、經行先後無定期。

治療方法

月經先期：清熱調經。

處方：關元、血海。

加減：實熱加太沖、曲池；虛熱加三陰交、然谷；鬱熱加行間、地機；氣虛加足三里、脾俞。

月經後期：溫經和血。

處方：氣海、三陰交。

加減：寒實加歸來、天樞；虛寒加命門、太溪；血虛加足三里、脾俞；氣滯加蠡溝。

月經先後無定期：調補肝腎。

處方：關元、三陰交。

加減：肝鬱加太沖、肝俞、期門；腎虛加腎俞、太溪。

具體操作

針刺：採用補虛瀉實，酌情處理。

注意事項

經期要防寒避濕，避免淋雨、涉水、游泳、飲冷，尤要防下半身受涼，注意保暖。

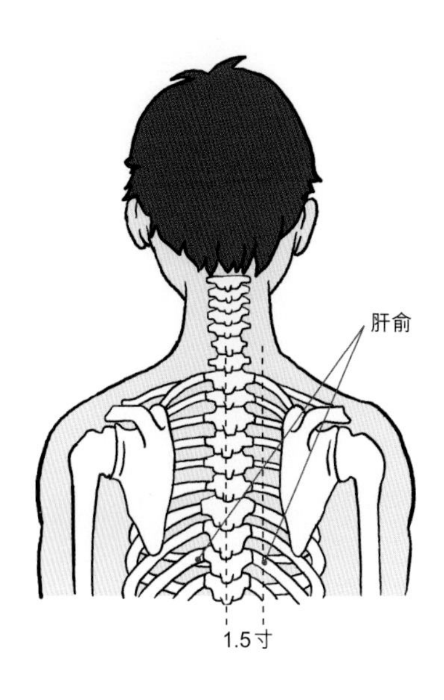
肝俞
1.5寸

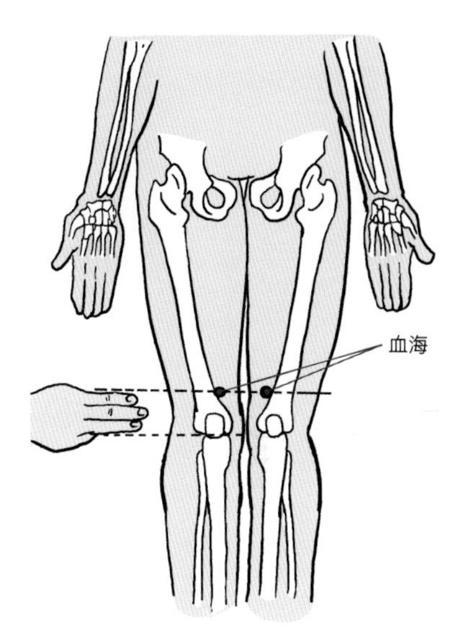
血海

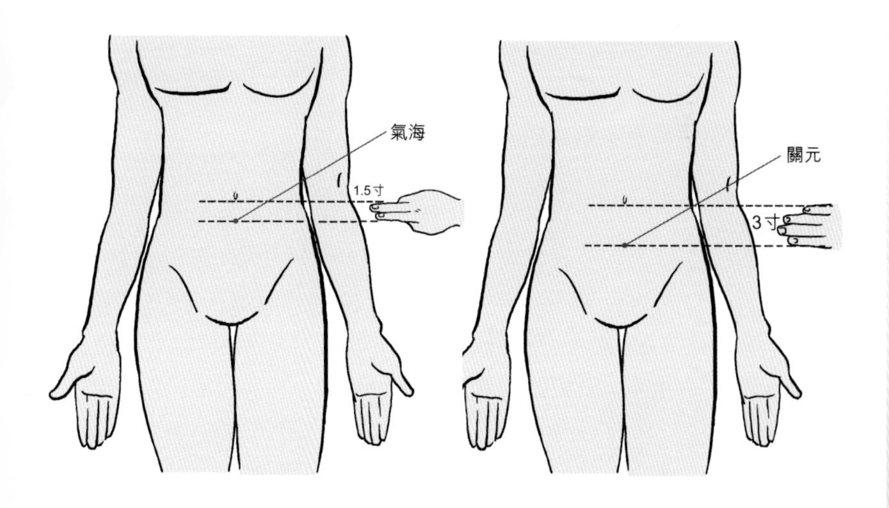
氣海
1.5寸
關元
3寸

閉經

女子年逾18週歲，月經尚未來潮，或已來潮、非懷孕而又中斷3個月以上為主要表現的月經病。

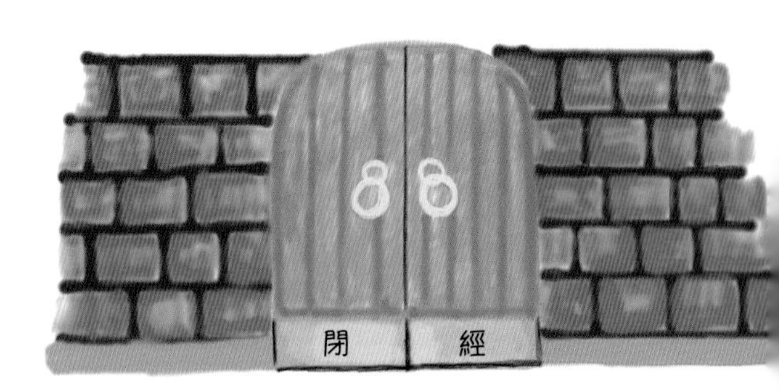

臨床見證

中醫將閉經分為虛、實證。虛為陰血不足血海空虛的血枯證，實為實邪阻滯，脈道不通的血滯證。

治療方法

血枯證：養血通經。

處方：關元、肝俞、脾俞、腎俞、足三里、三陰交。

血滯證：行滯通經。

處方：中極、歸來、血海、合谷、太沖、三陰交。

灸法：關元。

耳針：內生殖器、內分泌、皮質下、肝、腎、心。

具體操作

針刺：太沖、血海穴用瀉法；其他用平補平瀉法。

艾灸：用艾條溫和灸10分鐘。每日1次。

耳針：耳穴王不留行籽埋豆法，每次選5~6穴，每側埋穴3~4天。患者每日自行按壓3次，每穴10次。每週治療2次。

注意事項

本病包括內分泌、神經、精神因素所致的閉經。

飲食：虛弱者食用滋補食物，如雞蛋、牛奶、大棗、桂圓、核桃等；氣滯血瘀引起者，多食行血化瘀之品，如生薑、大棗、紅糖等。

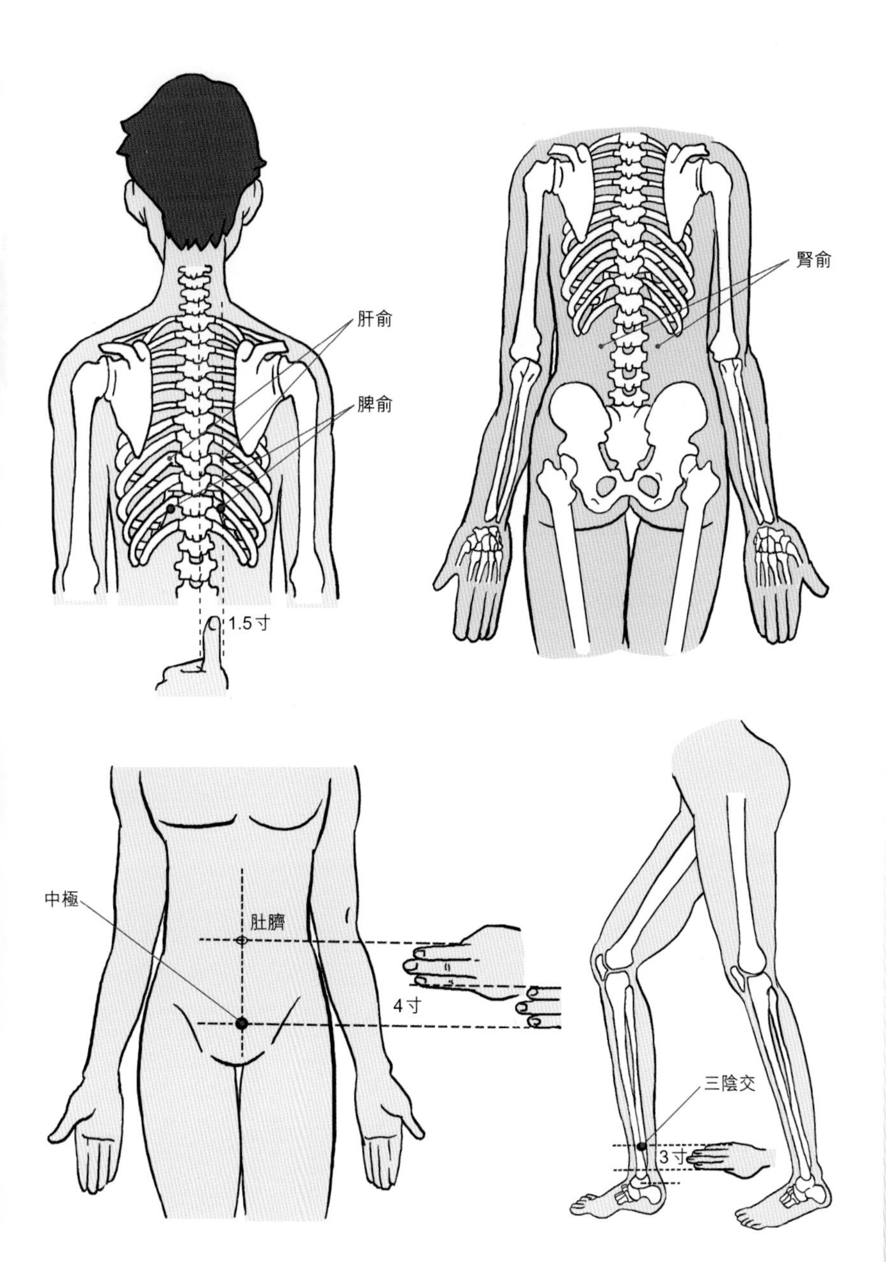
肝俞
脾俞
1.5寸
腎俞
中極
肚臍
4寸
三陰交
3寸

滯產

滯產是指總產程超過24小時。滯產常發生於子宮收縮乏力，產婦精神過度緊張，胎位不正等情況。

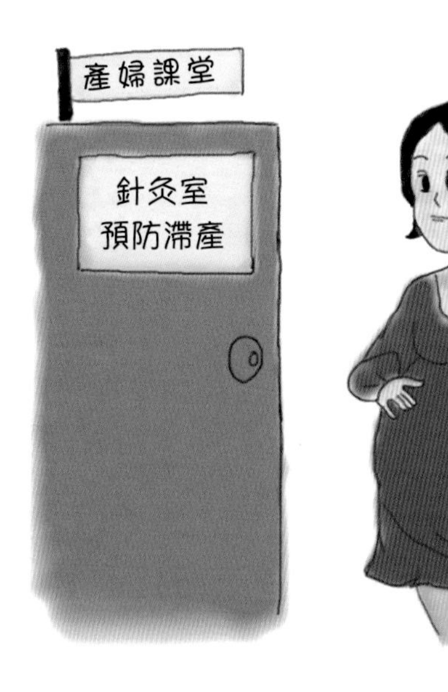

臨床見證　臨床分為氣血虛弱和氣滯血瘀。

治療方法　**氣血虛弱**：補益氣血，扶正催產。
處方：足三里、三陰交、至陰。
氣滯血瘀：理氣調血，行氣催產。
處方：合谷、三陰交、至陰。

具體操作　**針刺**：實證用瀉法，虛證用補法。

注意事項　針灸對子宮收縮無力的滯產，具有催產的作用。
產婦精神過度緊張，消除不必要的思想顧慮和恐懼心理。
有胎位異常的應儘早糾正。

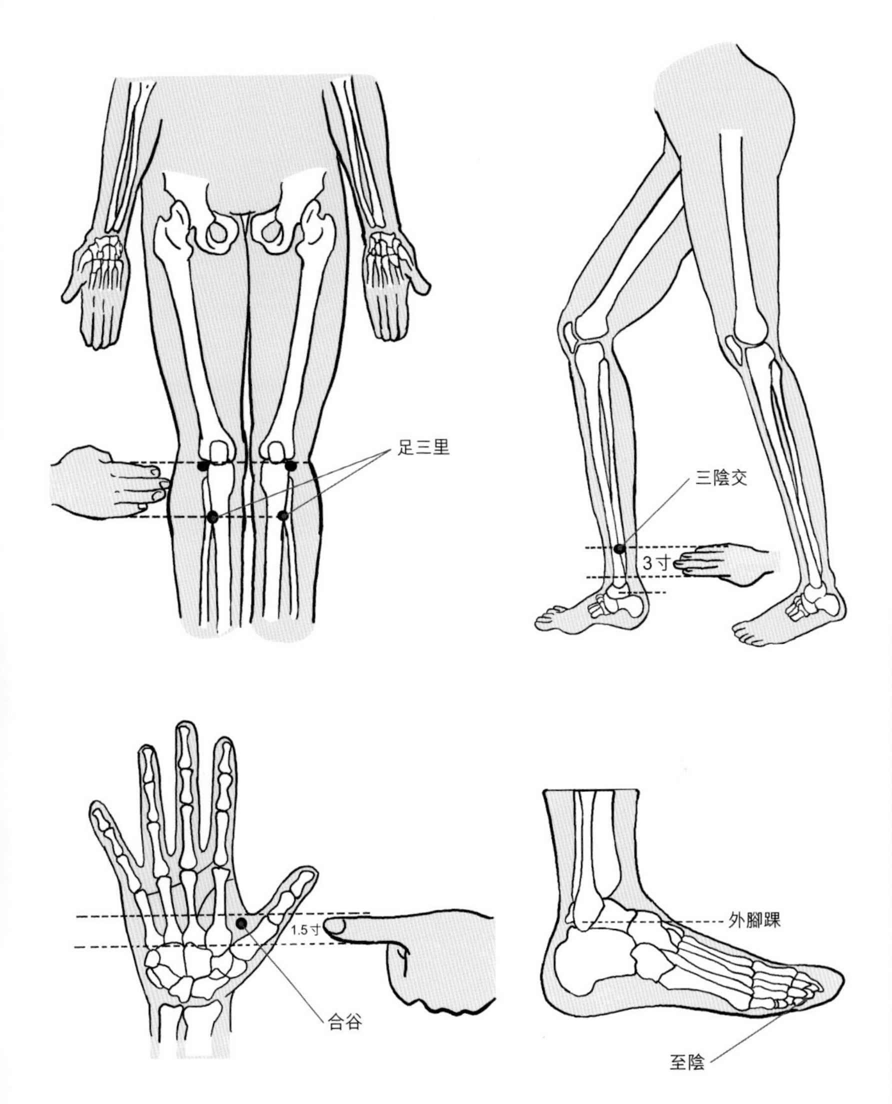
足三里
三陰交
3寸
1.5寸
合谷
外腳踝
至陰

陰挺（子宮脫垂）

子宮脫垂是子宮從正常位置沿陰道下降，甚至全部脫出陰道口外的一種綜合症。

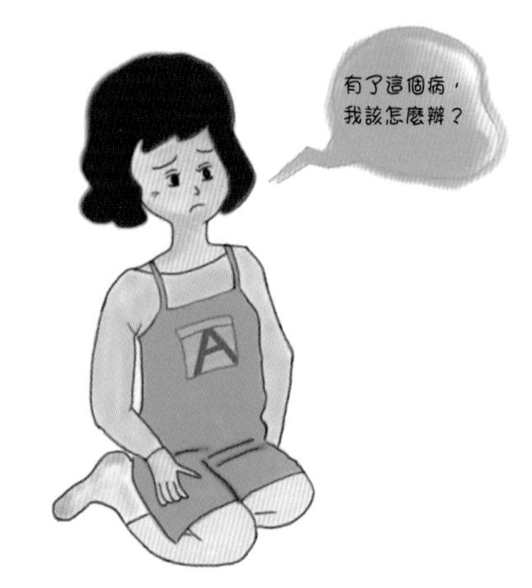

臨床見證

腰酸背痛，嚴重時會拖累膀胱及直腸，伴有尿頻、小便解不乾淨或大便不順之感。病機為氣虛下陷，分為氣虛、腎虛兩種證型。

治療方法

固攝胞宮。

氣虛：補氣升陷。

處方：百會、氣海、中脘、足三里、歸來。

腎虛：補益腎氣。

處方：關元、子宮、曲泉、照海。

灸法：氣海、關元。

具體操作

針刺：用補法。

灸法：用艾條溫和灸，每穴10分鐘，每日1次。

注意事項

避免重體力勞動、長期站立或下蹲的動作。

注意臥床休息，睡時宜墊高臀部或腳部高度。

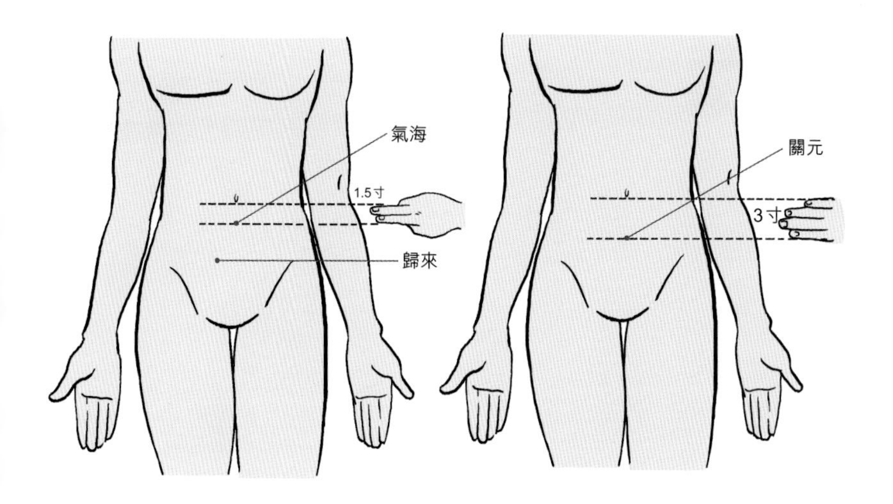
氣海
1.5寸
歸來
關元
3寸

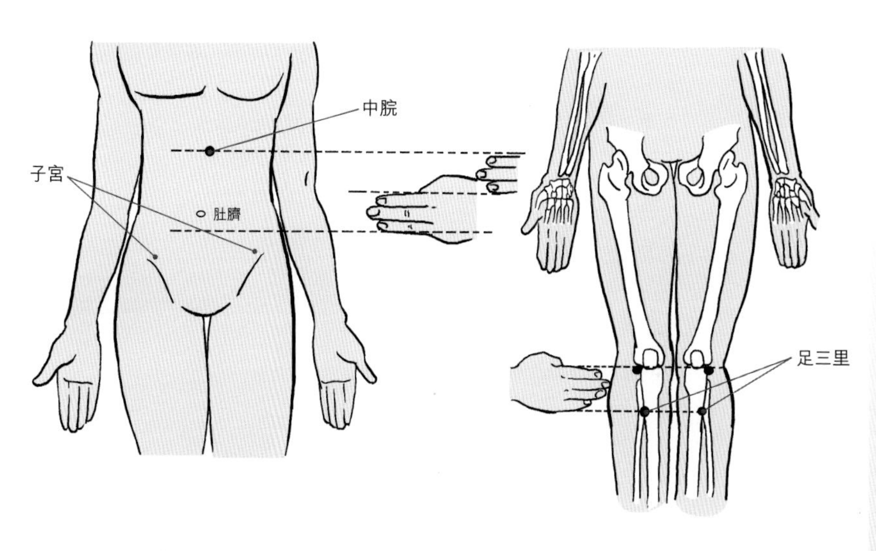
中脘
子宮
肚臍
足三里

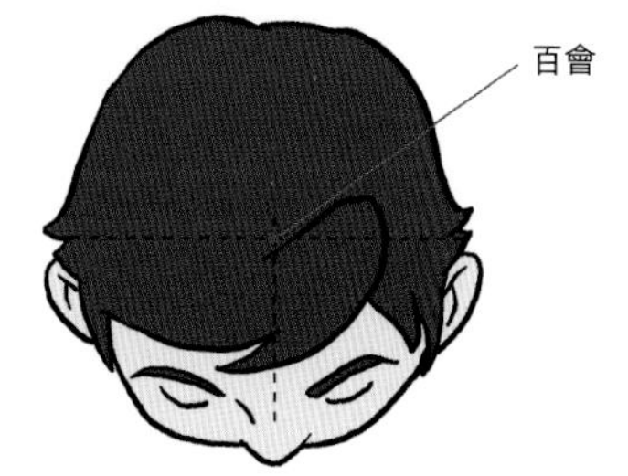
百會

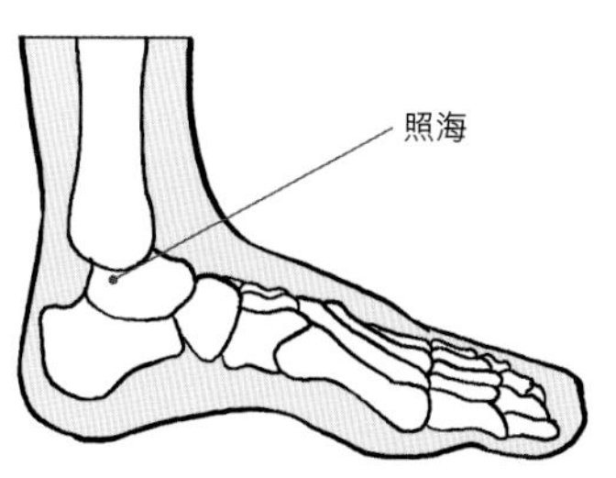
照海

陰癢

外陰部或陰道內瘙癢。中醫認為陰癢由脾經濕熱和肝鬱化熱引起。

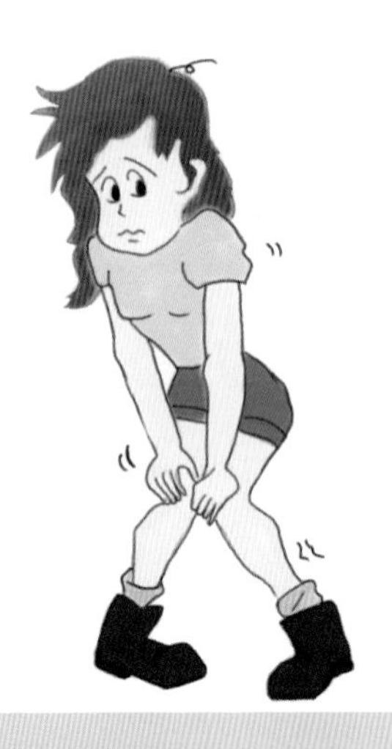

臨床見證

陰部瘙癢不堪，甚則癢痛難忍，伴有帶下增多，稱為陰癢。西醫的外陰瘙癢可與陰癢互參。

治療方法

清利濕熱，佐以疏肝。

處方：中極、下髎、血海、三陰交、蠡溝。

加減：奇癢加曲骨、大敦；心煩加內關。

耳針：神門、脾、肝、卵巢、外生殖器。

具體操作

針刺：採用瀉法。

耳針：刺法強刺激，留針30分鐘。針後配合耳穴埋豆。

注意事項

注意經期衛生保持外陰清潔乾燥，切忌搔抓。

忌酒及辛辣或過敏食物。

病因治療，消除引起瘙癢因素，如滴蟲、念珠菌感染或糖尿病等。

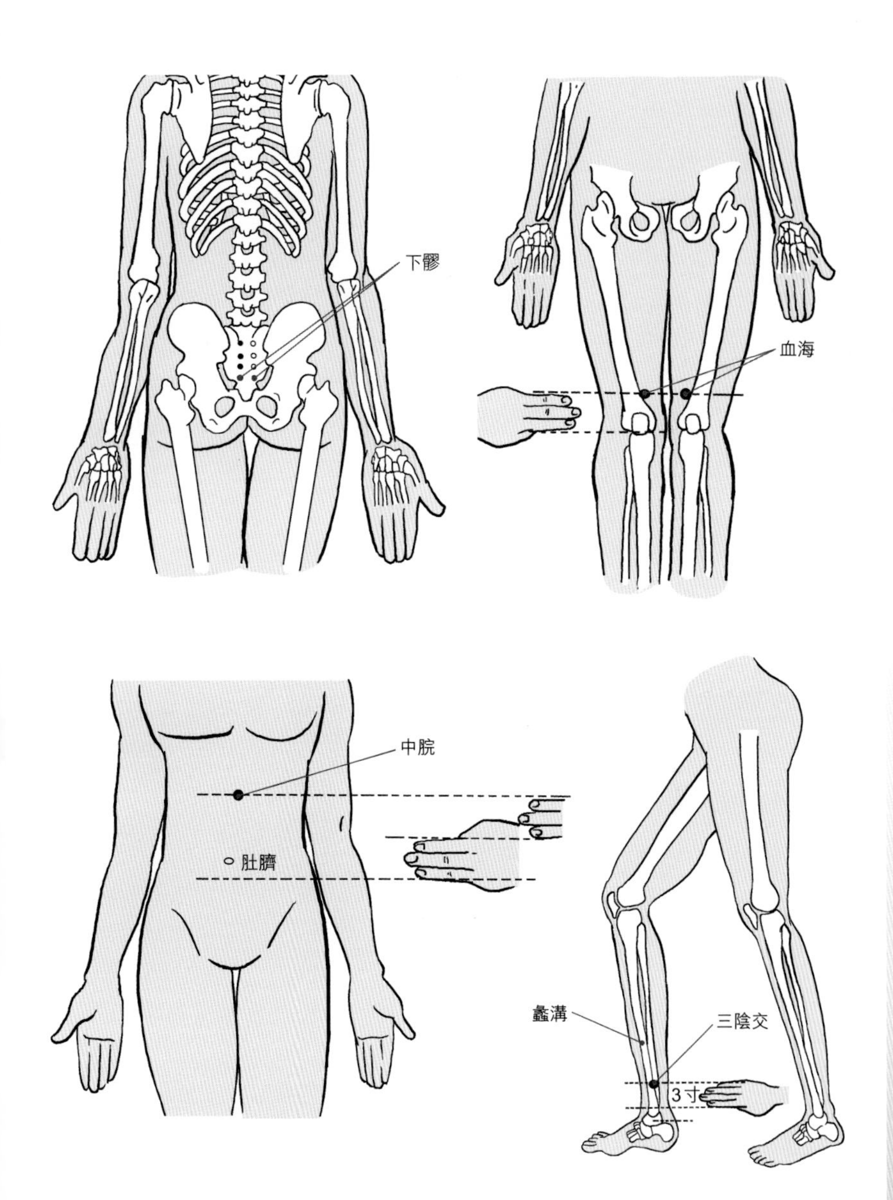

第六篇 婦產科

產後腹痛

產婦分娩後，小腹疼痛為主的疾病。多由血虛、寒凝、血瘀所致。

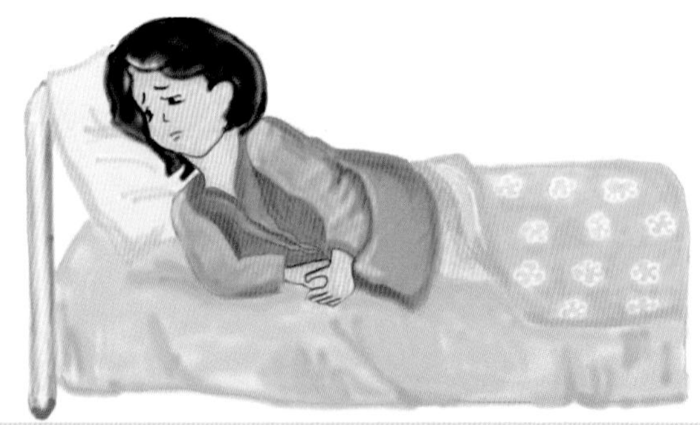

臨床見證

產後小腹疼痛。

治療方法

血虛腹痛：補益氣血，調理沖任。

處方：關元、氣海、膈俞、足三里、三陰交。

加減：頭暈加百會、四神聰；大便燥結加照海、支溝。

寒凝腹痛：助陽散寒，溫通胞脈。

處方：關元、氣海、腎俞、三陰交。

加減：四肢厥冷加灸神闕、陰交；腹痛劇烈加命門、次髎。

血瘀腹痛：行氣化瘀，通絡止痛。

處方：中極、歸來、膈俞、血海、太沖。

加減：胸脅脹痛加期門、膻中；惡露不下加氣海、陰交。

耳針：子宮、肝、腎、神門、脾、內分泌、腎上腺。

具體操作

針刺：血虛腹痛用補法；寒凝、血瘀腹痛用瀉法。

耳針：毫針中刺激，留針30分鐘，針後配合耳穴埋豆。

注意事項

如果腹痛較重並伴見高熱(39℃以上)，惡露穢臭色暗的，應速送醫院診治。

飲食宜清淡，少吃生冷食物。禁止房事。

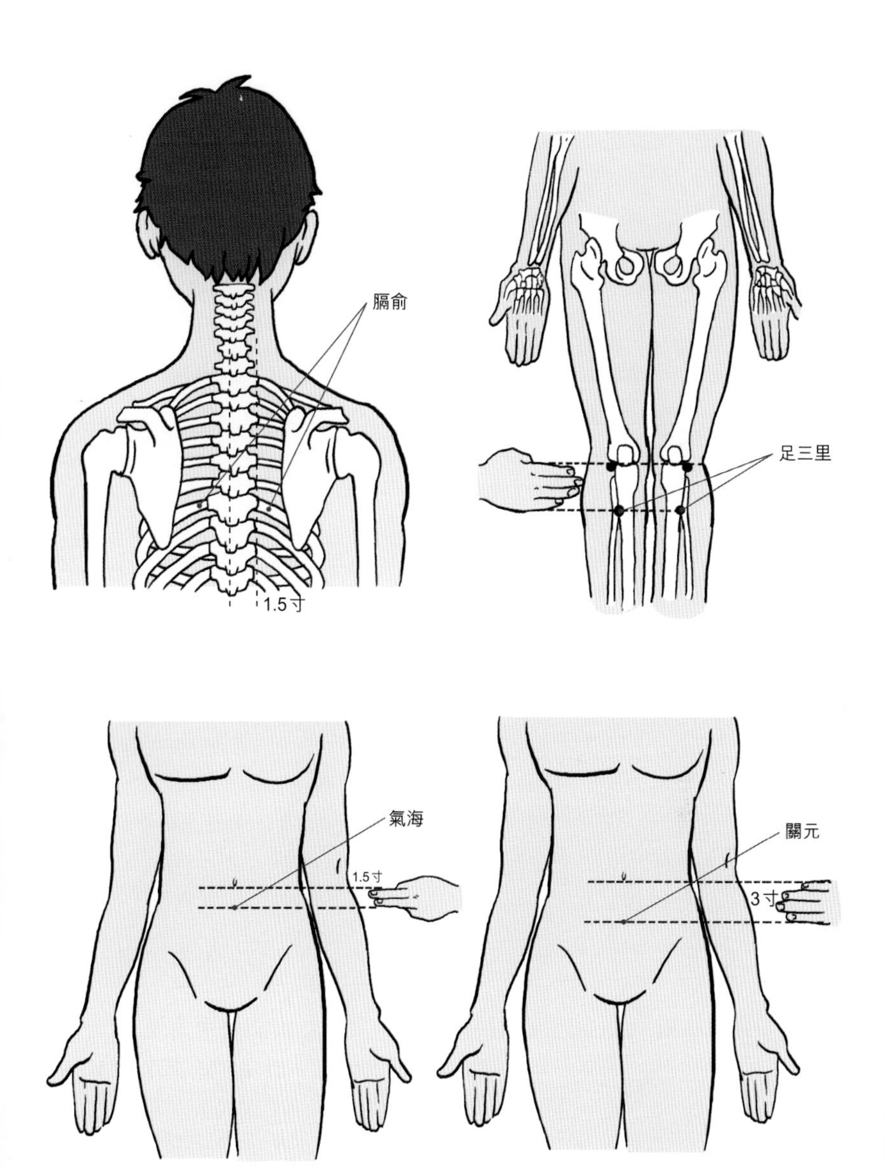
膈俞
1.5寸
足三里
氣海
1.5寸
關元
3寸

不孕

不孕症。以育齡期女子婚後或末次妊娠後，夫婦同居2年以上，男方生殖功能正常，未避孕而不受孕。

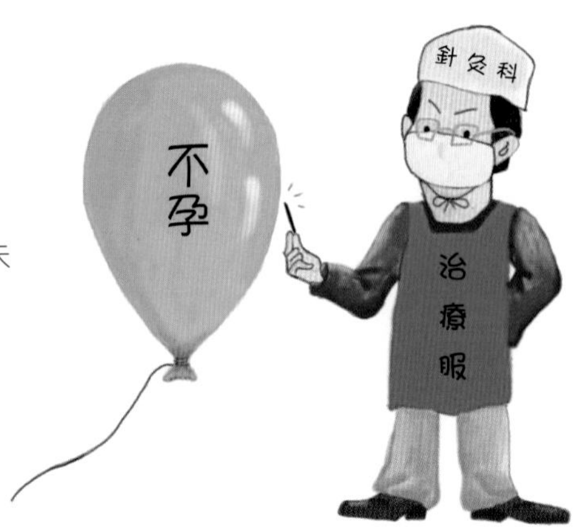

臨床見證 常見的有腎虛不孕、宮寒不孕、肝鬱痰濕不孕。

治療方法

處方：子宮、中極。

加減：腎虛加腎俞、關元、然谷、三陰交、血海、照海；宮寒加陰交、曲骨、命門、氣海；肝鬱痰濕加氣沖、豐隆、三陰交。

電針：三陰交、中極、子宮、關元。

耳針：內分泌、卵巢、腎、肝、脾、子宮、皮質下。

具體操作

針刺：在月經後進行治療，腎虛用補法，宮寒配合灸法，肝鬱痰濕用瀉法。每週3次，10次為1療程。中間休息1週，如效不顯，再繼續下1療程。

電針：每選1組穴位於針刺得氣後加電針，留針30分鐘。

耳針：耳穴王不留行籽埋豆法，每次選5~6穴，每側埋穴3~4天。患者每日自行按壓3次，每穴10次。每週治療2次，10次為1療程，療程間隔1週。

注意事項 治療不孕症一般需要3~6個療程才有可能見效。

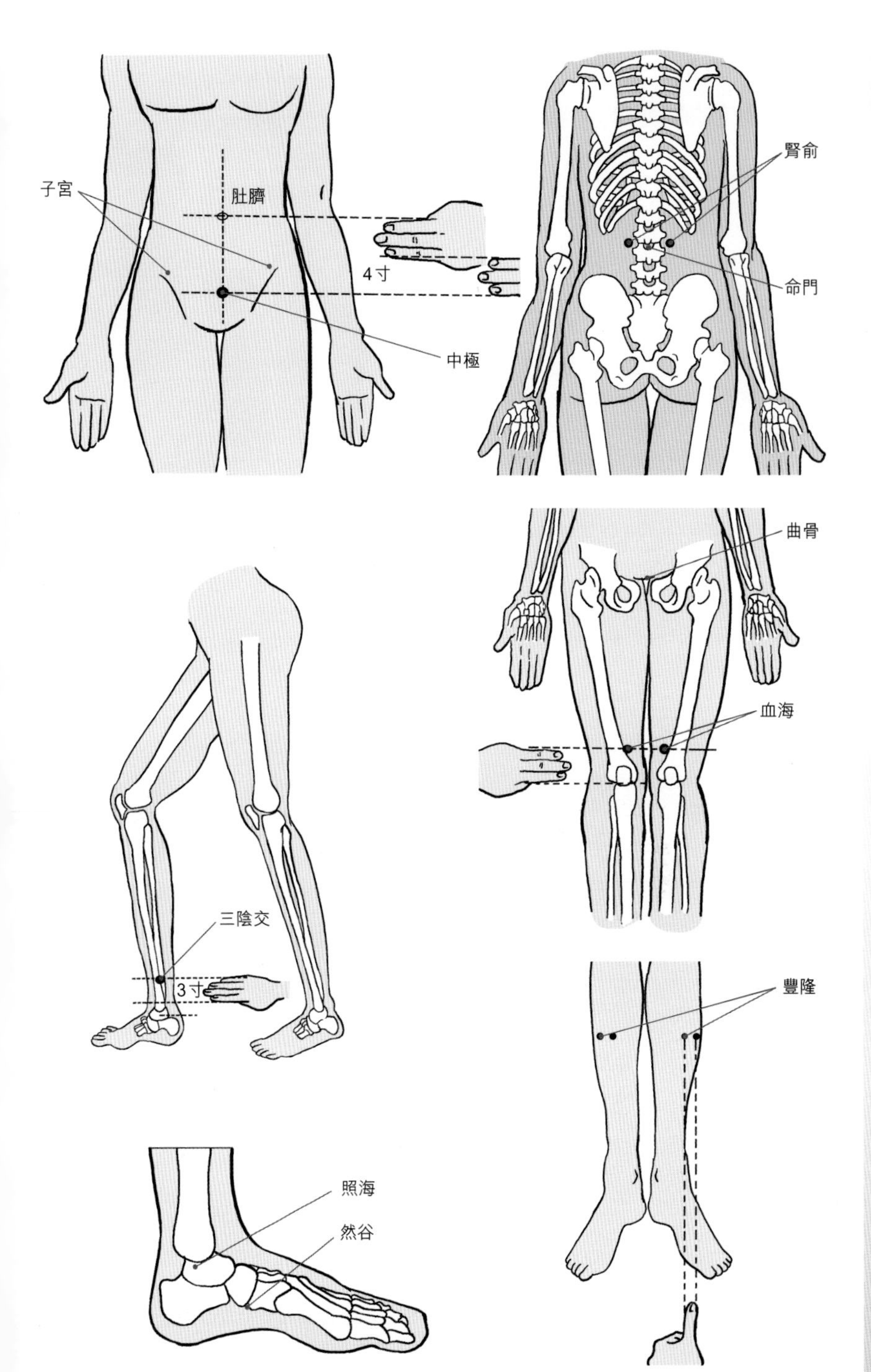
子宮
肚臍
4寸
中極
腎俞
命門
曲骨
血海
三陰交
3寸
豐隆
照海
然谷

胎位不正

胎位異常一般指妊娠30週後，胎兒在子宮體內的位置不正。胎位異常包括臀位、橫位、枕後位，以臀位多見。

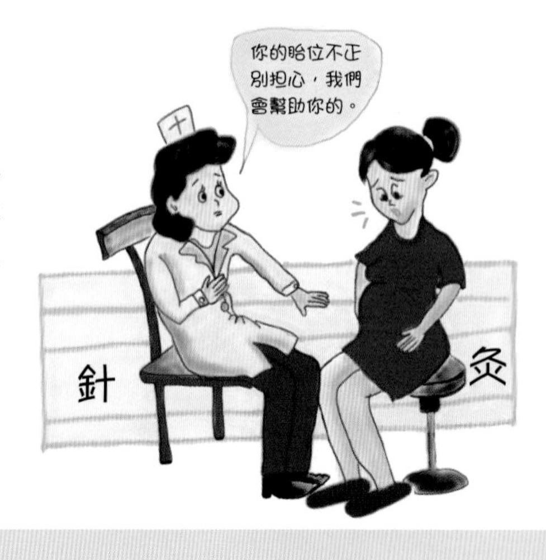

臨床見證　其病機主要是氣血虛弱與氣滯血瘀。

治療方法　糾正胎位。

灸法：至陰。

耳穴：內生殖器、轉胎穴(轉胎穴位置：在內生殖器穴下方。)、交感、皮質下、腹、肝、脾、腎。

具體操作　**灸法**：取雙側至陰穴，操作時孕婦解開腰帶，取坐位或仰臥位用艾條溫和灸，每次10分鐘，每日2次，至胎位轉正為止。

耳穴：以王不留行子貼壓，囑孕婦每日早、中、晚自行按壓穴丸各100次。

注意事項　最佳糾正時間：為孕30~32週之間。

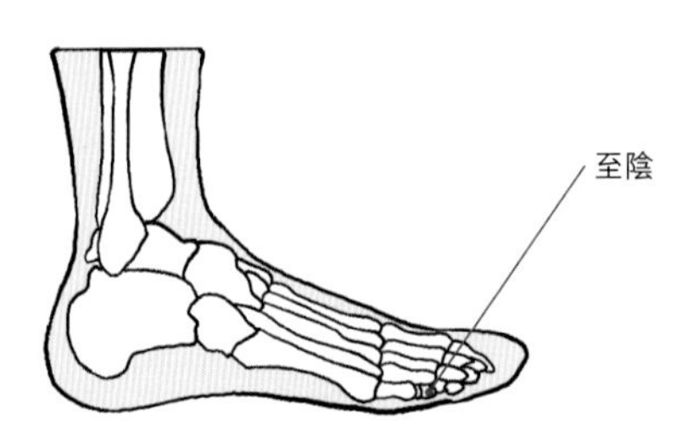

乳汁少

產後乳汁分泌甚少，不能滿足嬰兒需要的症狀，稱為產後缺乳。

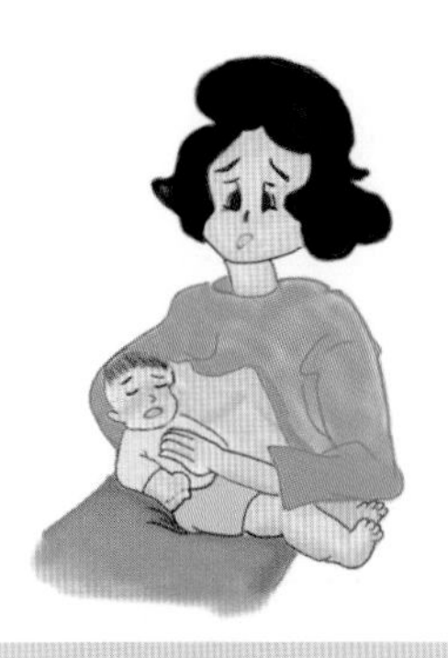

臨床見證　中醫有虛實之分。虛者多為氣血虛弱，乳汁化源不足所致，一般以乳房柔軟而無脹痛為辨證要點。實者則因肝氣鬱結，或氣滯血凝，乳汁不行所致，一般以乳房脹硬或痛，或伴身熱為辨證要點。

治療方法　虛者宜補而行之，實者宜疏而通之。

處方：乳根、膻中、少澤。

加減：氣血虛弱加脾俞、足三里、三陰交；肝氣鬱結加期門、內關、太沖。

具體操作　**針刺**：氣血虛用補法；肝氣鬱結用瀉法或平補平瀉法。

注意事項　養成良好的哺乳習慣，按需哺乳，勤哺乳，一側乳房吸空後再吸另一側。

保證充分睡眠和足夠的營養，少食多餐，多食新鮮蔬菜、水果，多飲湯水。

產婦宜保持樂觀、舒暢的心情，避免過度的精神刺激。

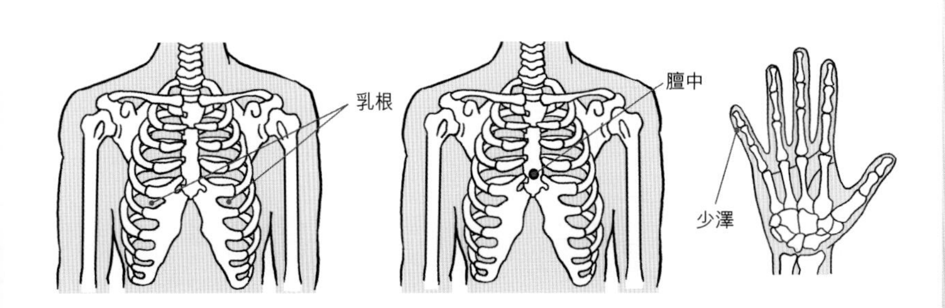

回乳

婦女產後氣血旺盛，奶多乳脹或無小兒吃奶，或嬰兒長至2歲左右需要斷乳。

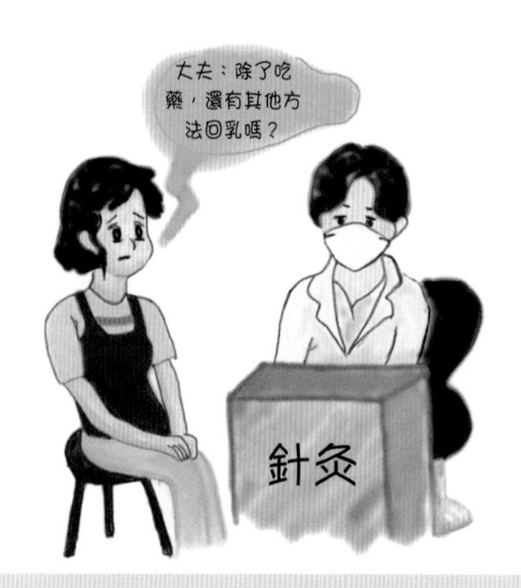

臨床見證 奶多乳脹。

治療方法 回乳。

處方：❶足臨泣、光明。
❷足三里、內關。

具體操作 **針刺**：兩組穴位可輪換使用。針刺用撚轉瀉法，留針30分鐘，每隔10分鐘行針1次。每日1次，連續2~3天。

注意事項 飲食控制湯類飲食。減少進食葷性湯水。不要讓孩子吸吮乳頭或擠乳。

乳汁少的婦女，只要逐漸減少哺乳次數，乳汁分泌自會漸漸減少而停止。

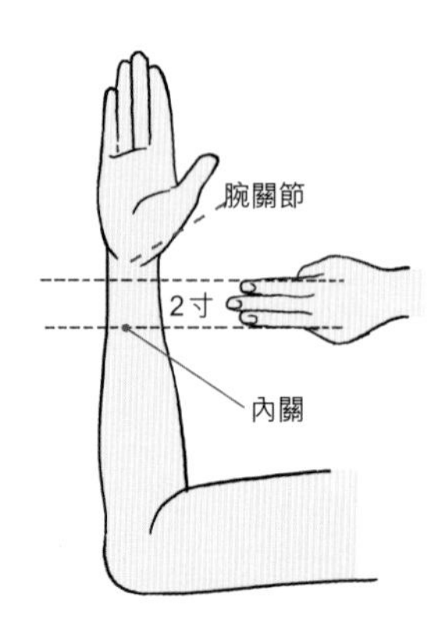

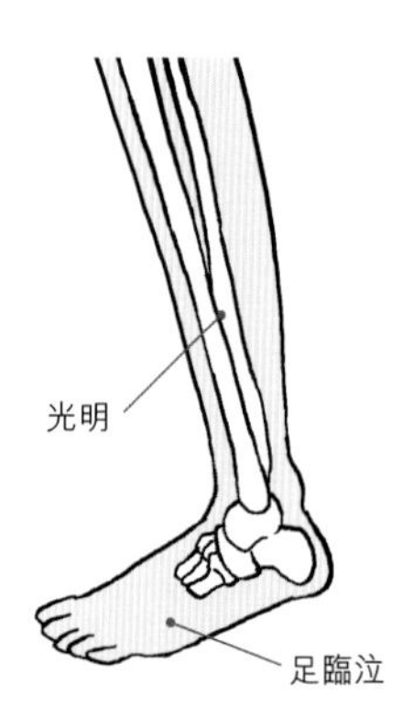

第七篇

五官科

◎牙痛

◎咽喉痛

◎耳鳴

◎近視眼

◎目赤腫痛

◎鼻淵

◎眼瞼下垂

◎斜視

◎迎風流淚

◎過敏性鼻炎

牙痛

牙痛為口腔疾患中常見的症狀。

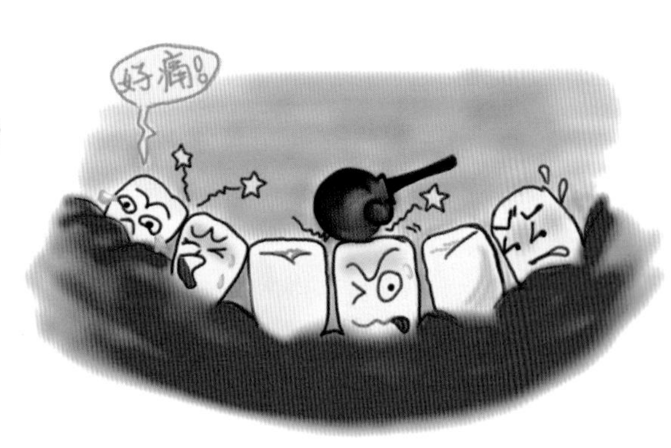

臨床見證

手、足陽明經脈分別入下、上齒，大腸、胃府有熱，或風邪外襲，鬱於陽明而化火，火邪循經上炎而致牙痛。腎主骨，齒為骨之餘，腎陰不足，虛火上炎亦可引起牙痛。

治療方法

清熱止痛，益陰降火。

處方：頰車、下關。

加減：胃火牙痛加合谷、內庭；風火牙痛加外關、合谷；腎虛牙痛加太溪、行間。

耳針：上頜、下頜、屏尖、神門、胃、大腸、腎。

具體操作

針刺：胃火、風火牙痛針用瀉法；腎虛牙痛用平補平瀉法。

耳針：針刺撚轉手法，中刺激，留針30分鐘。

注意事項

進食清淡飲食，少食辛辣肥甘厚味。

本病包括急慢性牙髓炎、齲齒、牙週病。

針刺對急性牙髓炎引起的牙痛，鎮痛效果不明顯，應及早看牙科醫生。

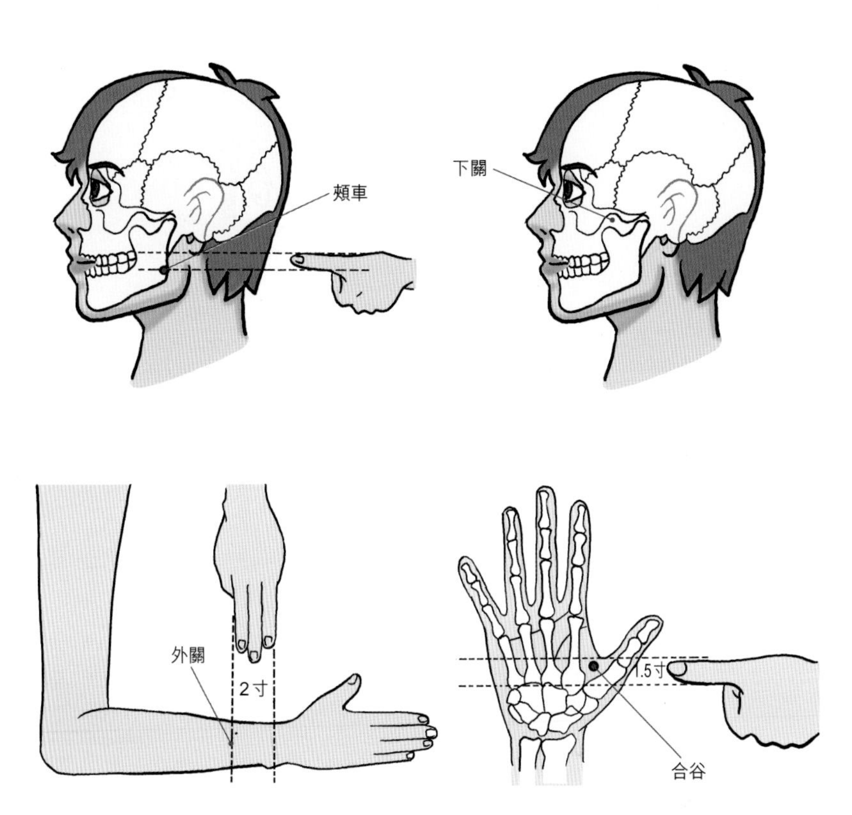
頰車
下關
外關
2寸
1.5寸
合谷

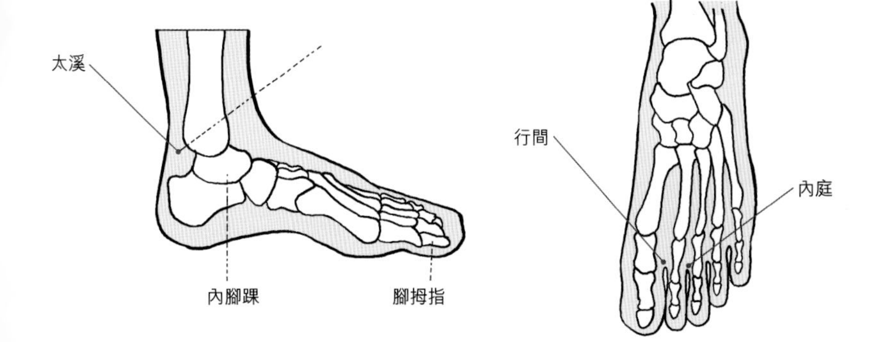
太溪
內腳踝
腳拇指
行間
內庭

咽喉痛

咽喉腫痛是五官科的常見病症。

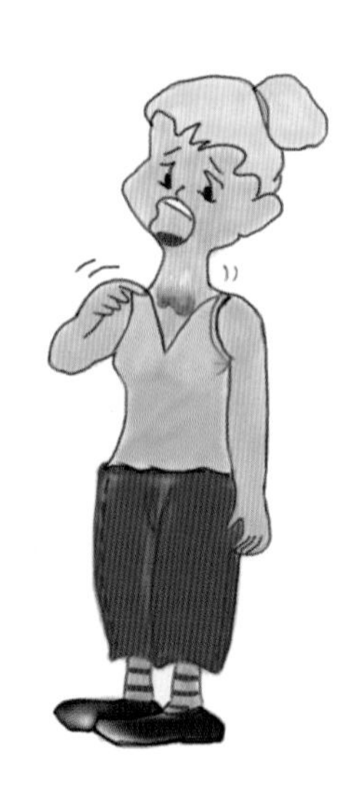

臨床見證

咽接食道，通於胃；喉連氣管，通於肺。

外感風熱和肺胃二經鬱熱上擾，致咽喉腫痛，為實熱證；腎陰虧耗，陰液不能上潤咽喉，虛火上炎，而致咽痛，則屬陰虛證。

治療方法

疏風清熱，益陰降火。

處方：

實熱證：少商、合谷、內庭、天容、廉泉。

陰虛證：太溪、魚際、列缺、照海、扶突。

耳針：咽喉、扁桃體、輪1~6、肺、胃、腎。

具體操作

針刺：少商點刺放血，每穴5滴；合谷、內庭針用瀉法；餘穴用平補平瀉法。

耳針：輪1~6、每選2穴，點刺放血每穴5滴；其他穴針刺撚轉手法，中刺激，留針30分鐘。

注意事項

本證包括急慢性扁桃腺炎、急慢性咽炎。

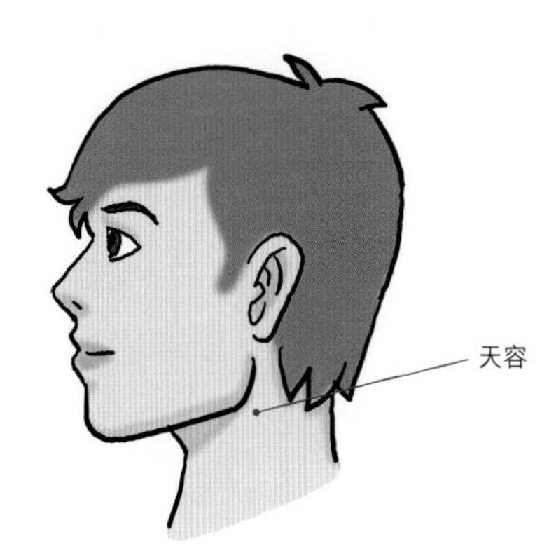
天容

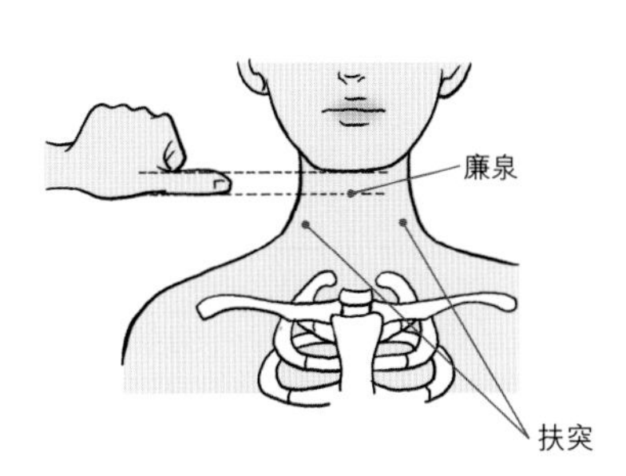
廉泉
扶突

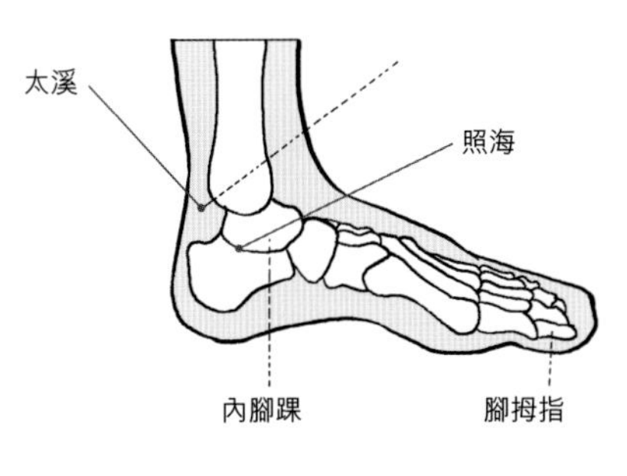
太溪
照海
內腳踝
腳拇指

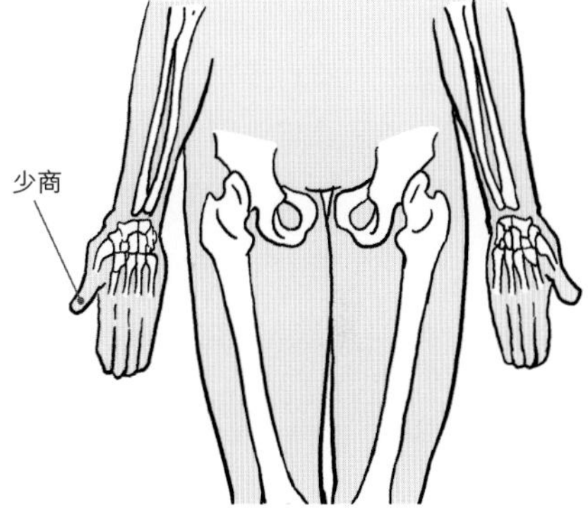
少商

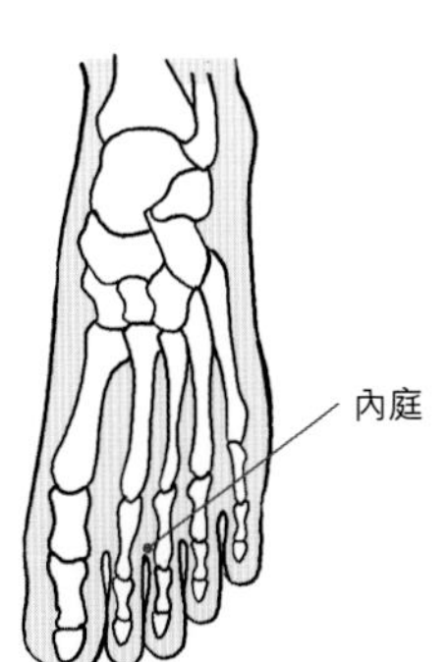
內庭

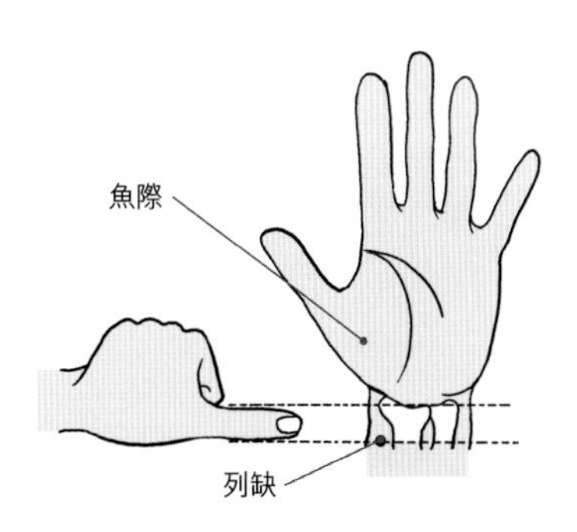
魚際
列缺

耳鳴

聽覺異常的病症。

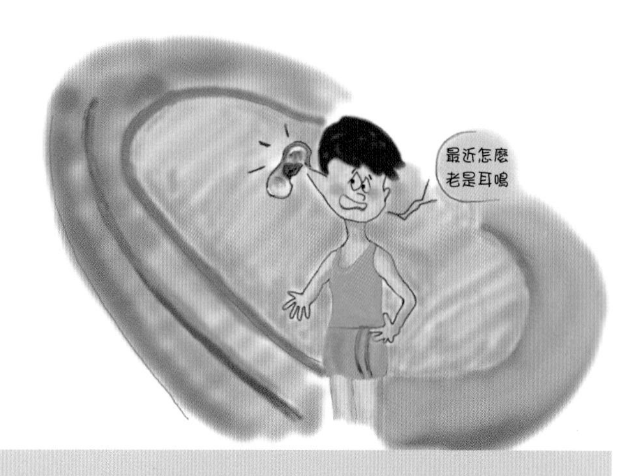

臨床見證

耳鳴以自覺耳內鳴響為主證。一般來說，病程短，聲音高，鳴聲不止，按之不減，伴有實證的特點為實證；病程較長，聲音較低，按之鳴聲減弱，遇勞而重的為虛證。實證為肝膽火，虛證為腎虛。

治療方法

清肝膽火，益腎寧神。

處方：聽宮、聽會、翳風、中渚、外關、合谷。

加減：肝膽火加行間、足臨泣；腎虛加腎俞、太溪。

電針：聽宮、聽會、翳風、中渚。

耳針：腎、肝、神門、皮質下、內分泌、內耳。

具體操作

針刺：行間、足臨泣用瀉法；腎俞、太溪用補法；其他穴用平補平瀉法。

電針：每選2穴於針刺得氣後加電20分鐘。隔日1次，10次為1療程。

耳針：耳穴王不留行籽埋豆法，每次選5~6穴，每側埋穴3~4天。患者每日自行按壓3次，每穴10次。每週治療2次。

注意事項

患者心情愉快，精神舒暢，避免憂鬱及煩惱。

避免房事活動過頻、過勞以及過用腦力。

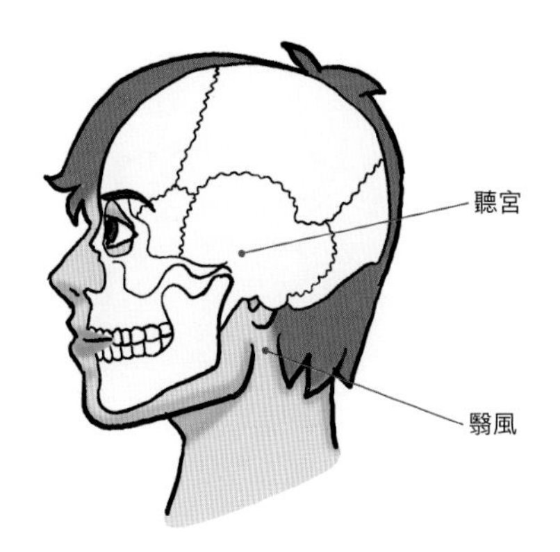
聽宮
翳風

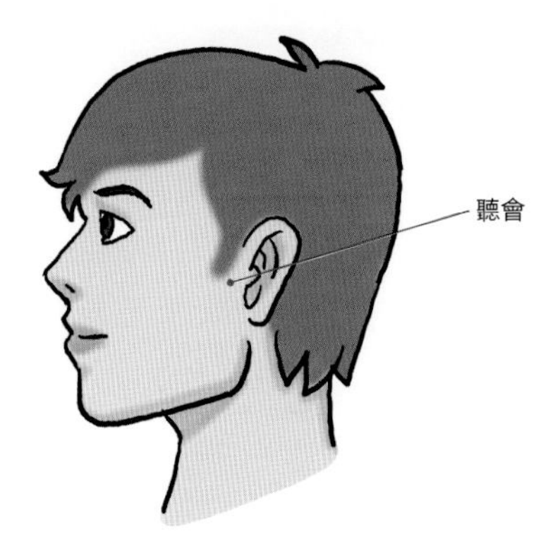
聽會

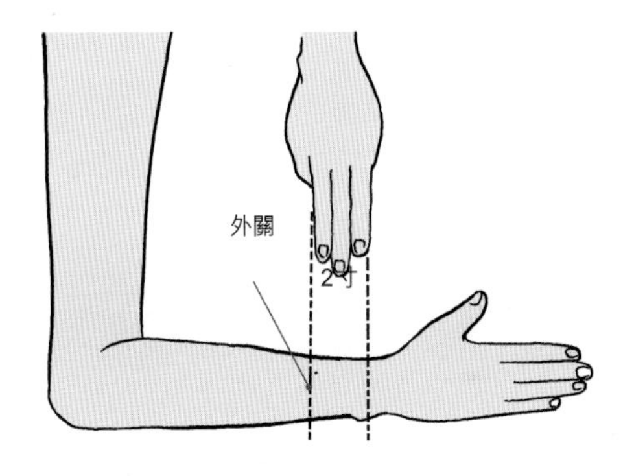
外關
2寸

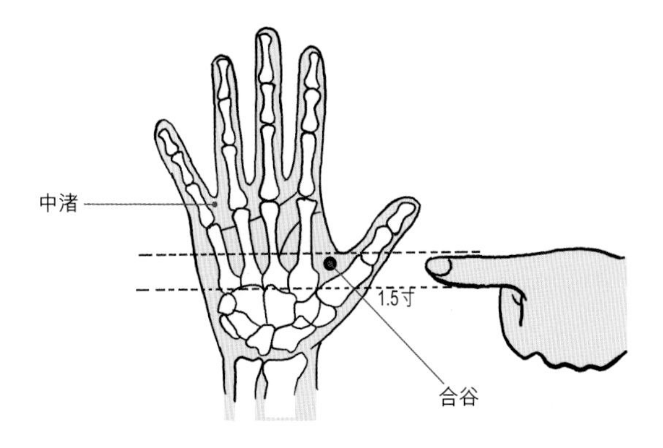
中渚
1.5寸
合谷

近視眼

近視眼也稱「短視眼」。因為這種眼只能看近不能看遠。

臨床見證 視物模糊，視力減退。肝腎不足則視物昏花。

治療方法 滋補肝腎，益氣明目。

處方：睛明、攢竹、承泣、光明、風池、肝俞、腎俞、合谷。

電針：攢竹、承泣、風池、合谷。

耳穴：眼、神門、心、肝、腎、目1、目2。

梅花針：百會、睛明、承泣、太陽、風池。

具體操作 **針刺**：用平補平瀉法。

電針：每選2穴位於針刺得氣後加電20分鐘。隔日1次，10次為1療程。

耳針：耳穴王不留行籽埋豆法，每次選5~6穴，每側埋穴3~4天。患者每日自行按壓3次，每穴10次。每週治療2次，10次為1療程，療程間隔1週。

梅花針：每穴叩打1分鐘。隔日1次，10次為1療程。療程間隔1週。

注意事項 預防：讀書姿勢要端正；照明條件要得當；飲食營養要均衡；眼保健操要堅持；電視、網絡要節制。

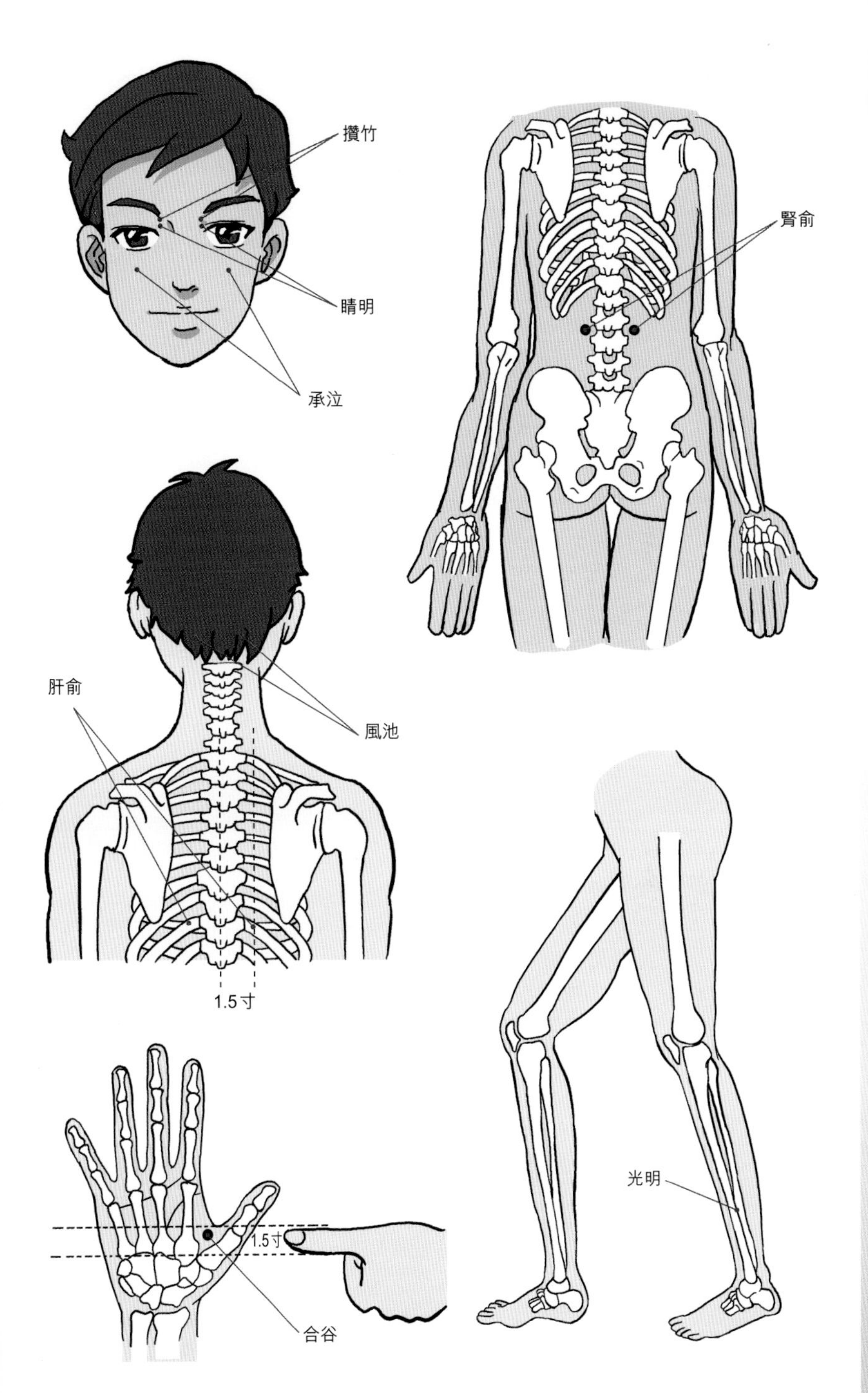
攢竹
睛明
承泣
腎俞
肝俞
風池
1.5寸
1.5寸
合谷
光明

目赤腫痛

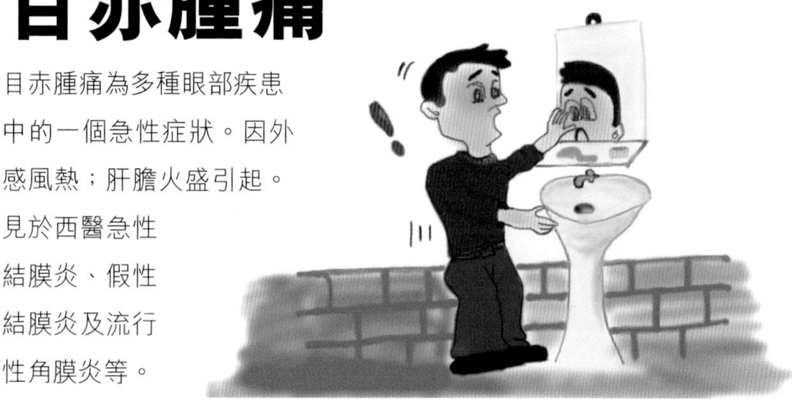

目赤腫痛為多種眼部疾患中的一個急性症狀。因外感風熱；肝膽火盛引起。見於西醫急性結膜炎、假性結膜炎及流行性角膜炎等。

臨床見證

目赤腫痛，羞明，流淚，眵多。兼見頭痛，發熱，脈浮數，為風熱證；口苦，煩熱，便秘，脈弦數，為肝膽火盛。

治療方法

清瀉風熱，消腫定痛。

處方：合谷、太沖、風池、睛明、太陽。

加減：風熱加少商、外關；肝膽火盛加行間、俠溪。

耳針：眼、目1、目2、肝、膽、耳尖。

具體操作

針刺：針用瀉法。少商點刺出血，每側5滴。

針刺睛明穴，進針宜輕不宜撚轉提插，出針時用棉球按壓30秒，防止出血。

耳針：針刺上穴留針20分鐘，間歇運針；亦可在耳尖或耳後靜脈點刺出血。

注意事項

保持良好情緒，勿躁勿怒。

忌食辛辣、煎炸、燒烤及腥發之物。

發病期間，應少用目力，多閉目靜養。

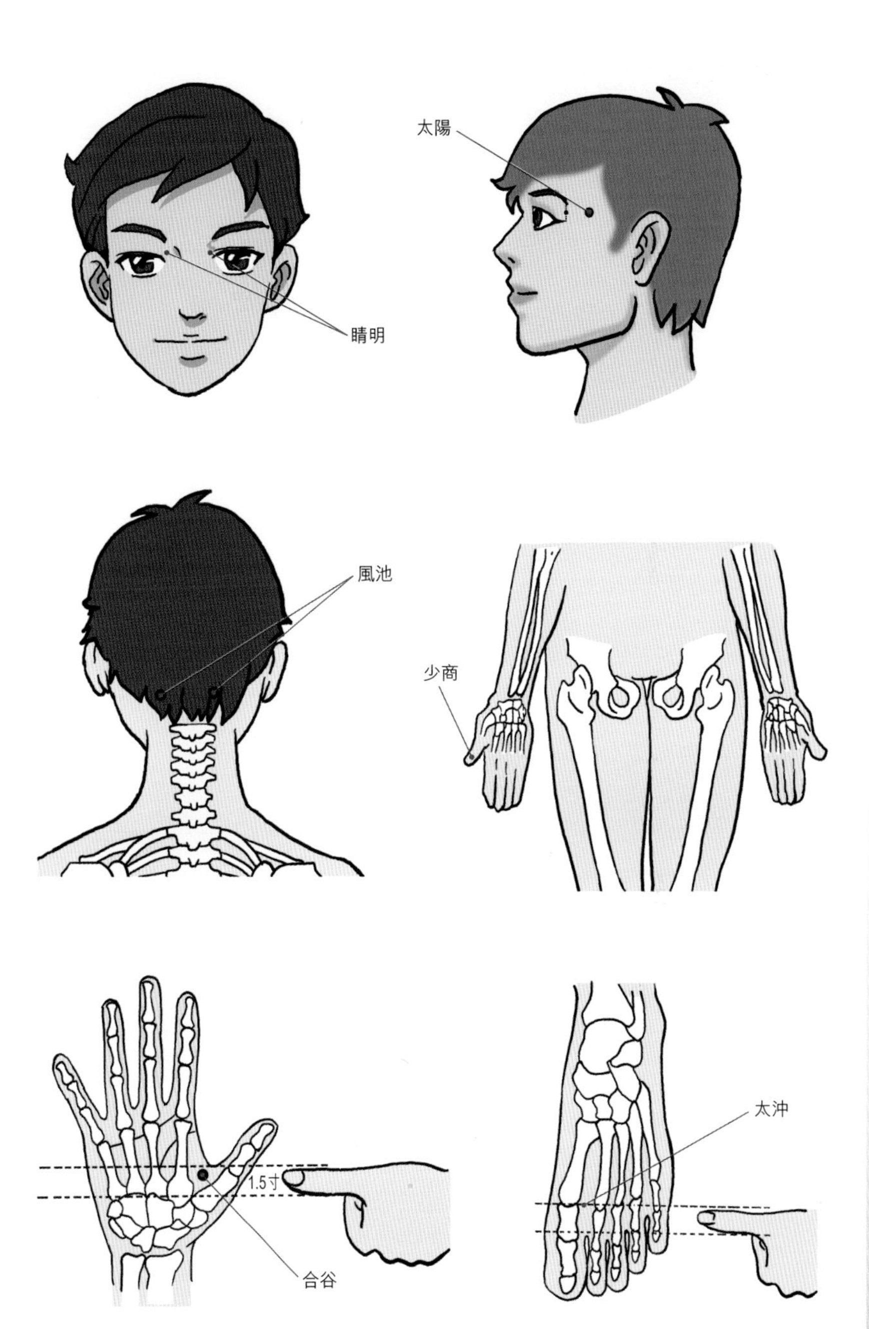
睛明
太陽
風池
少商
1.5寸
合谷
太沖

鼻淵（鼻炎）

以鼻流濁涕，伴有頭痛、鼻塞、嗅覺減退為主的疾病。

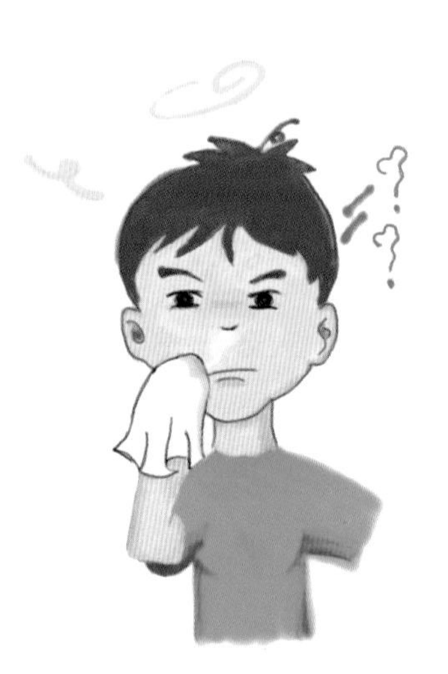

臨床見證 鼻淵，是指鼻流濁涕，如泉下滲，量多不止為主要特徵的鼻病。

治療方法 宣肺祛風，清熱通竅。

處方：百會、上星、印堂、迎香、列缺、合谷。

按摩：迎香、風池、合谷。

具體操作 **針刺**：用平補平瀉法。

按摩：每穴3分鐘，每日2次。

注意事項 積極鍛煉身體，增強體質，預防感冒。

飲食宜清淡而富於營養，戒除煙酒，少食辛辣刺激之品。

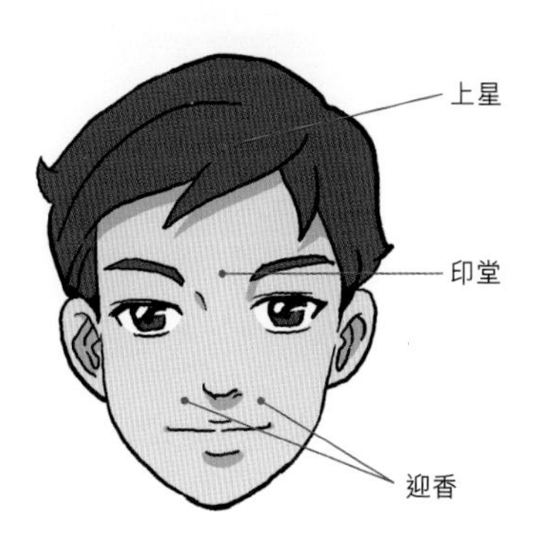
上星
印堂
迎香

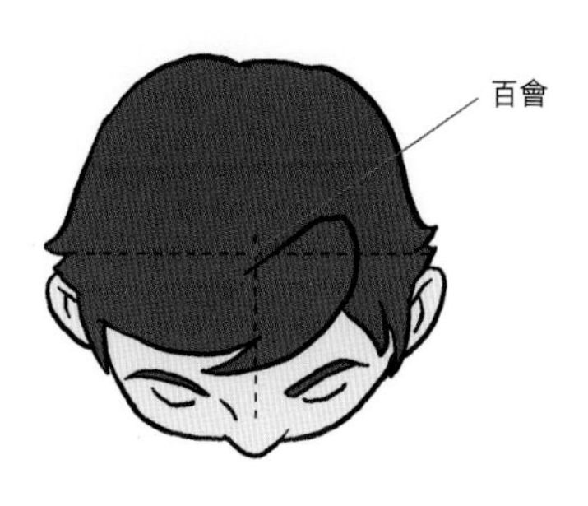
百會

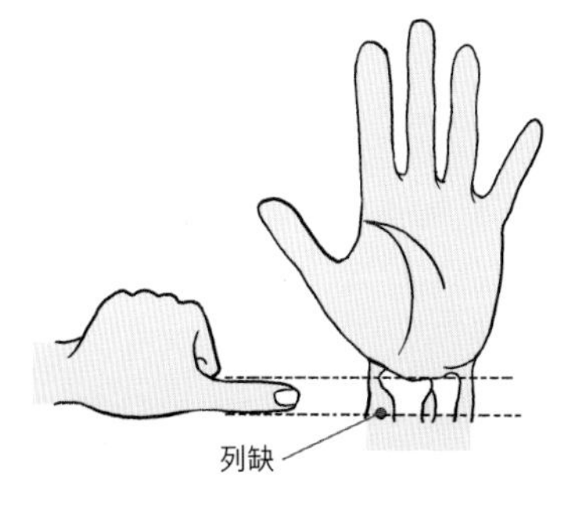
列缺

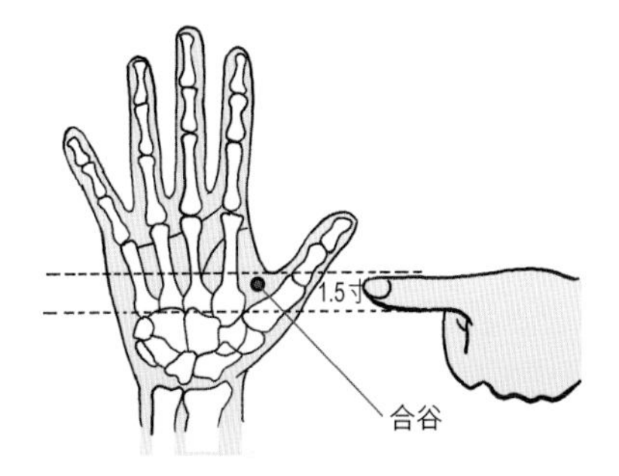
1.5寸
合谷

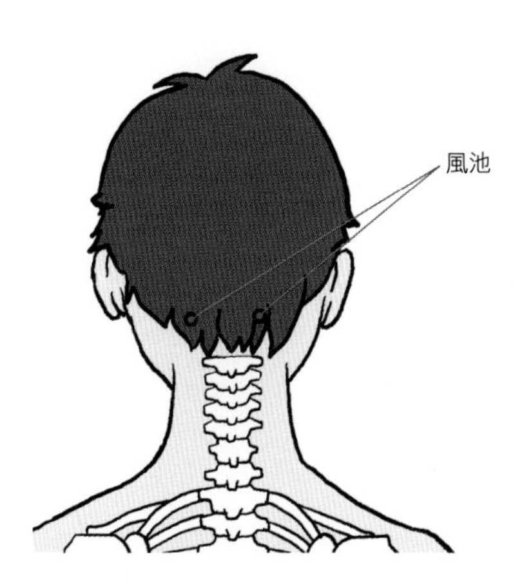
風池

眼瞼下垂

眼瞼下垂通常指上眼瞼下垂，表現為上眼瞼部分或完全不能抬起，使病眼的眼裂顯得較正常眼裂小。

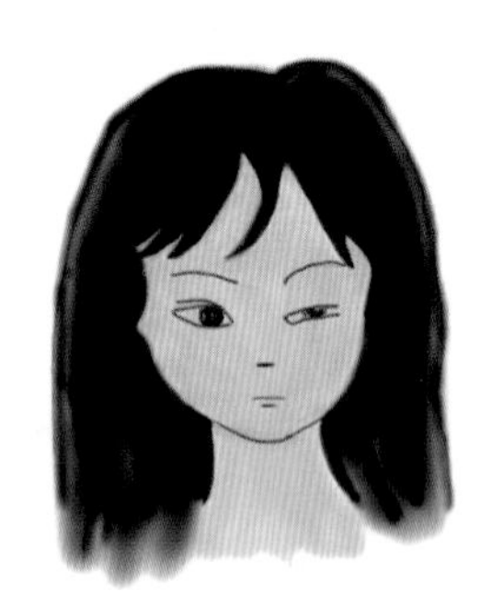

臨床見證 眼瞼下垂分為完全性及部分性、單眼性或雙眼性。常因脾氣虛弱和風邪傷絡所致。

治療方法 益氣疏風。

處方：攢竹、絲竹空、陽白。

脾氣虛弱加足三里、三陰交；風邪傷絡加風池、合谷。

電針：攢竹、絲竹空、陽白。

具體操作 **針刺**：脾氣虛弱用補法。風邪傷絡用瀉法。

電針：每選2穴位於針刺得氣後加電20分鐘。

注意事項 由動眼神經麻痹、重症肌無力、外傷等引起的可參照治療。

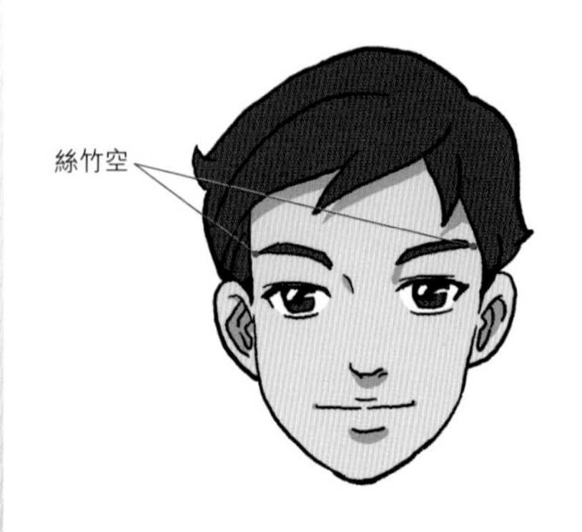

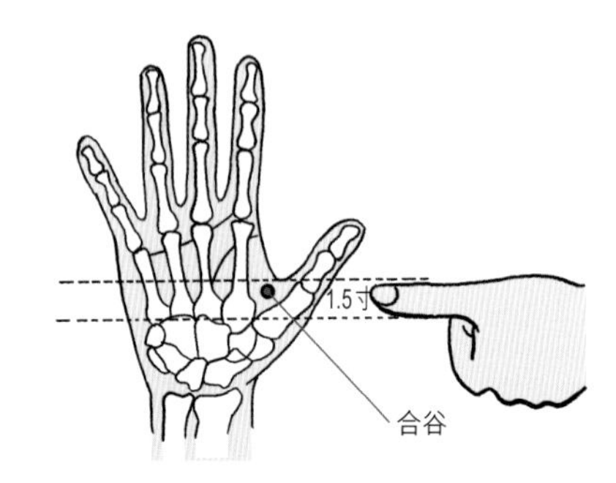

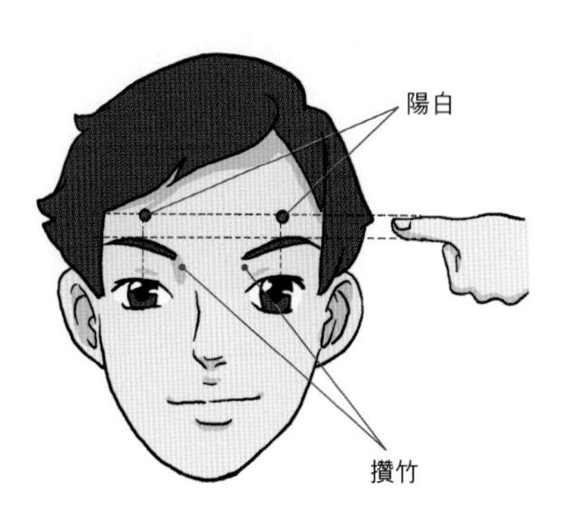
陽白
攢竹

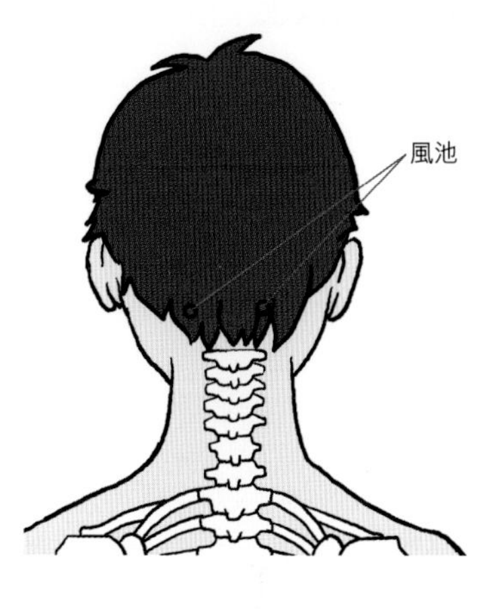
風池

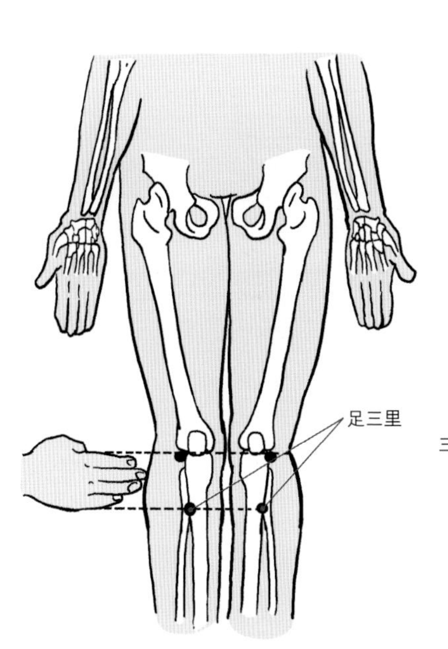
足三里

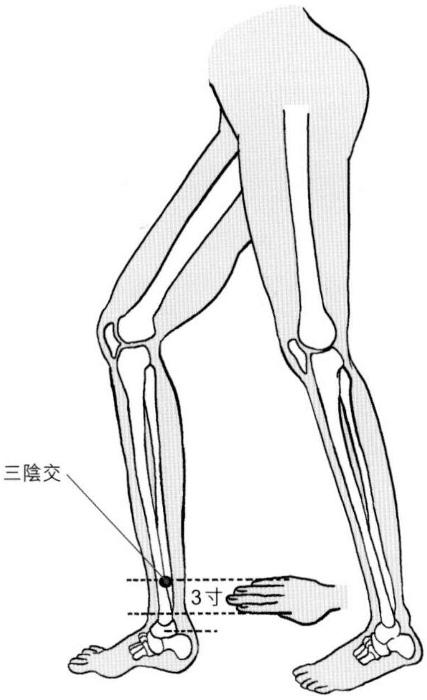
三陰交
3寸

斜視

斜視是指兩眼不能同時注視目標。

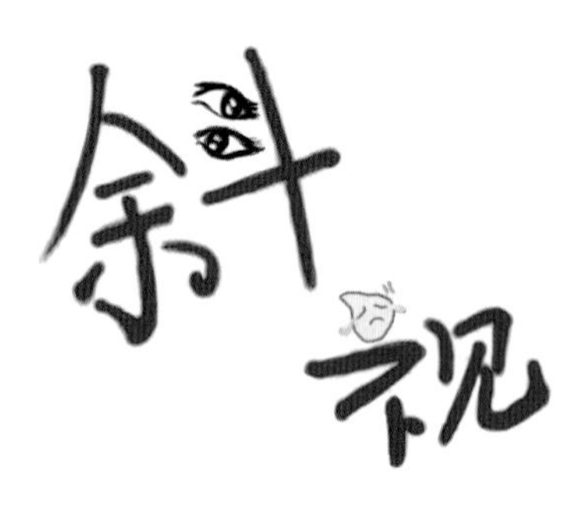

臨床見證 本病多因脾虛風邪侵襲或肝腎不足引起。

治療方法 祛風通絡，補益肝腎。

處方：四白、球後、風池、太陽、合谷。

加減：脾氣虛弱加脾俞、胃俞、中脘、足三里；肝血不足加肝俞、膽俞、太沖；腎虛加腎俞、三陰交、太溪；內斜視加瞳子髎、絲竹空、外關、頭維；外斜視加睛明、魚腰、攢竹、風池。

具體操作 雙眼斜視取雙側，單眼斜視取單側。

針刺：進針得氣後施平補平瀉手法，留針30分鐘。隔日1次，10次為1療程。療程間隔1週。眶內穴位宜慢慢刺入，不作大幅度撚轉。小兒速刺入，撚轉3~5秒出針。

注意事項 看電視時注意保持一定距離，不能讓小孩每次都坐在同一位置上，尤其是斜對電視的位置。應時常左中右交換座位。

注意用眼衛生，不要過度用眼，揉眼，避免眼睛過度疲勞，保證充足睡眠。

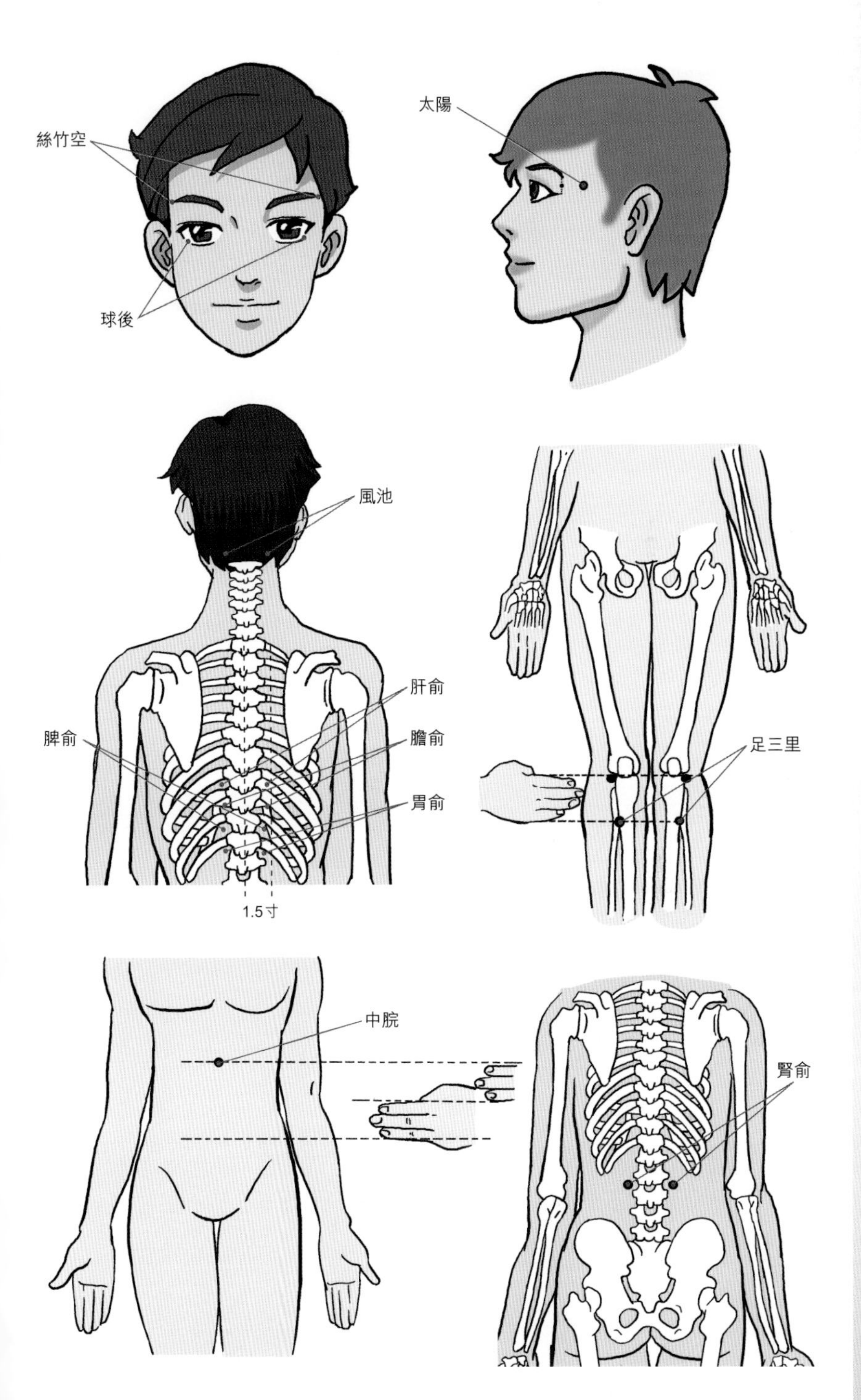
絲竹空
球後
太陽
風池
肝俞
脾俞
膽俞
胃俞
1.5寸
足三里
中脘
腎俞

迎風流淚

迎風流淚是淚腺對寒冷刺激產生的一種保護性生理反應。中醫分為冷淚、熱淚。冷淚由肝腎兩虛，招引外風所致；熱淚由肝火之盛外因風邪而發。

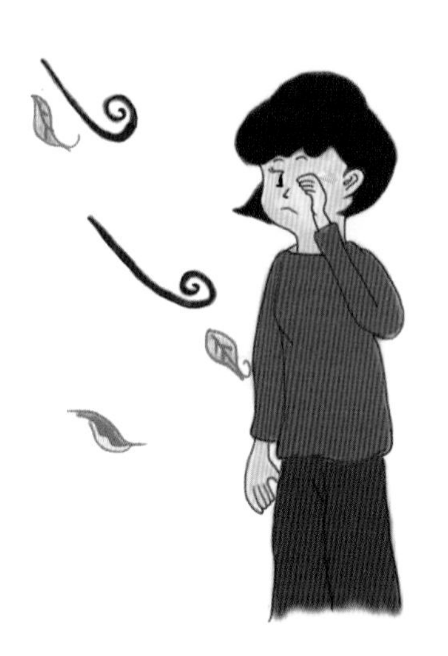

臨床見證 迎風淚出汪汪，拭之即生。

治療方法

冷淚：補益肝腎。

熱淚：舒肝明目，散風清熱。

處方：睛明、攢竹、承泣。

冷淚加風池、肝俞、腎俞；

熱淚加合谷、陽白、太沖。

耳針：眼、肝、腎、目1、目2。

具體操作

針刺：冷淚針用補法；熱淚針用瀉法。

耳針：針刺強刺激，留針30分鐘。

注意事項 針刺睛明、承泣不宜過深，少用提插撚轉方法。

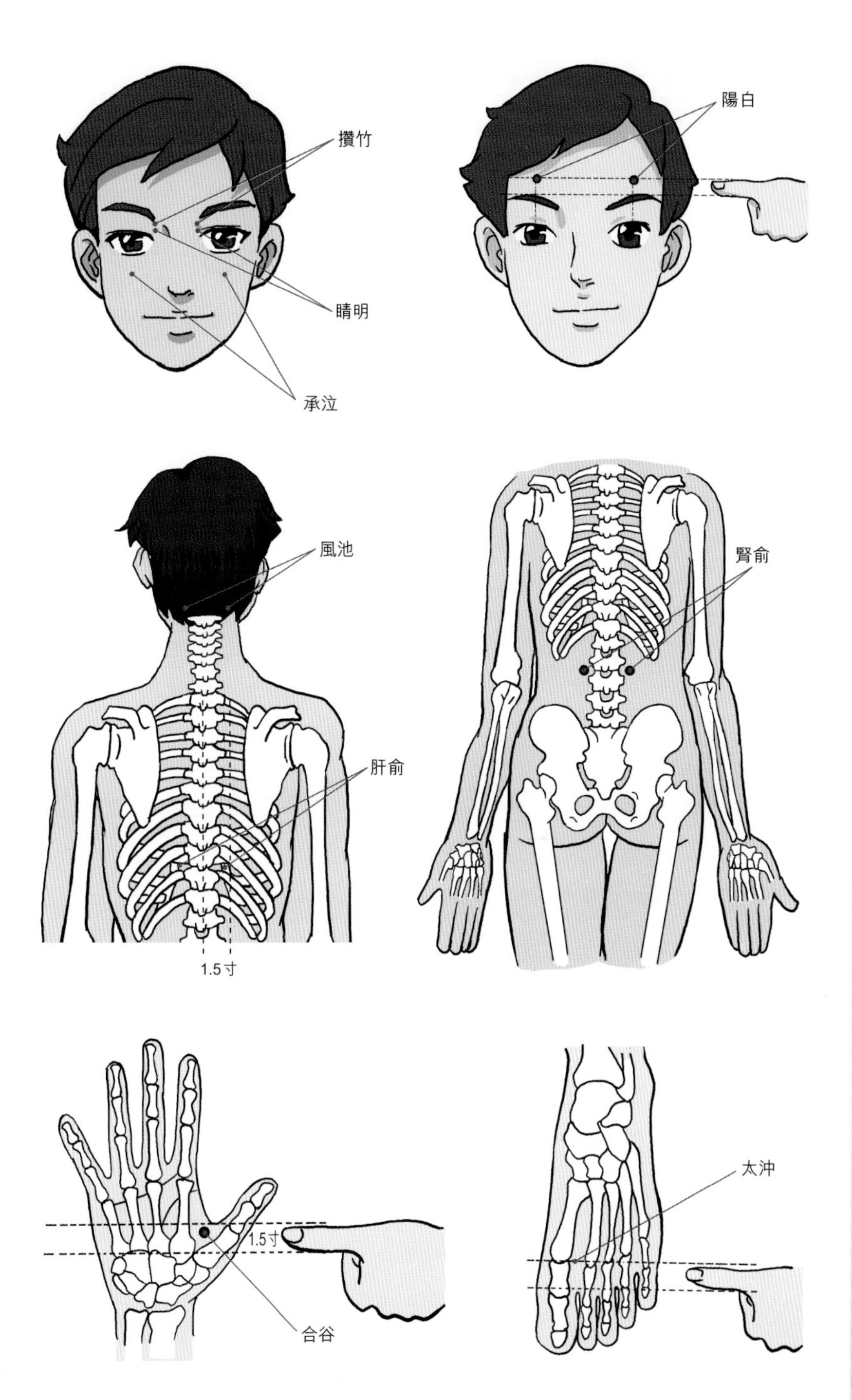

第七篇 五官科

過敏性鼻炎

過敏性鼻炎，是鼻腔粘膜的變應性疾病。

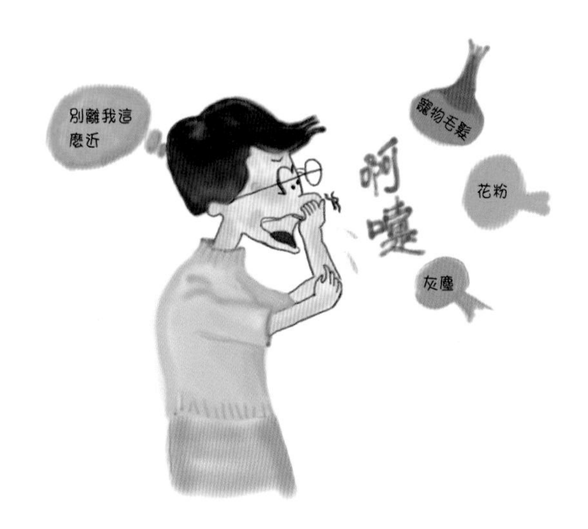

臨床見證 噴嚏、鼻癢、流涕或鼻塞。中醫認為與肺、脾氣虛及風寒外襲有關。

治療方法 調補肺脾，祛除風寒。

處方：百會、風池、上星、印堂、迎香、列缺、合谷、足三里、三陰交。

灸法：肺俞、脾俞、大椎。

耳針：風溪、神門、內必泌、肺、脾、內鼻、外鼻。

火罐：肺俞、脾俞、風門、大椎。

具體操作 **針刺**：風池、列缺、合谷用瀉法；足三里、三陰交用補法；餘穴用平補平瀉法。

灸法：用艾條溫和灸，每穴10分鐘，每日1次。

耳針：耳穴王不留行籽埋豆法，每次選5~6穴，每側埋穴3~4天。患者每日自行按壓3次，每穴10次。每週治療2次。

火罐：先用閃罐，每穴10次，後坐罐5分鐘。發作期用大椎，風門、肺俞；間歇期用肺俞、脾俞。

注意事項

治療時機：發作期以祛邪為主，每週3次，間歇期進行調整治療，增加肺、脾背俞穴，每週2次，治療10次。

鞏固療效：於每年發作期到來前1個月接受治療10次，每週2次，以鞏固療效，防止復發，此法可進行2年。

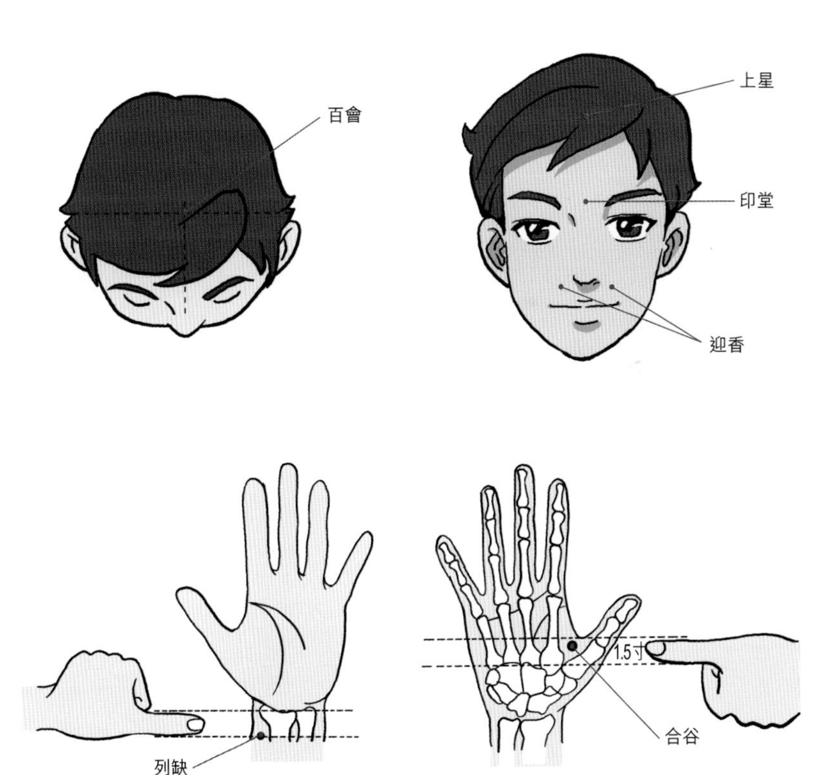

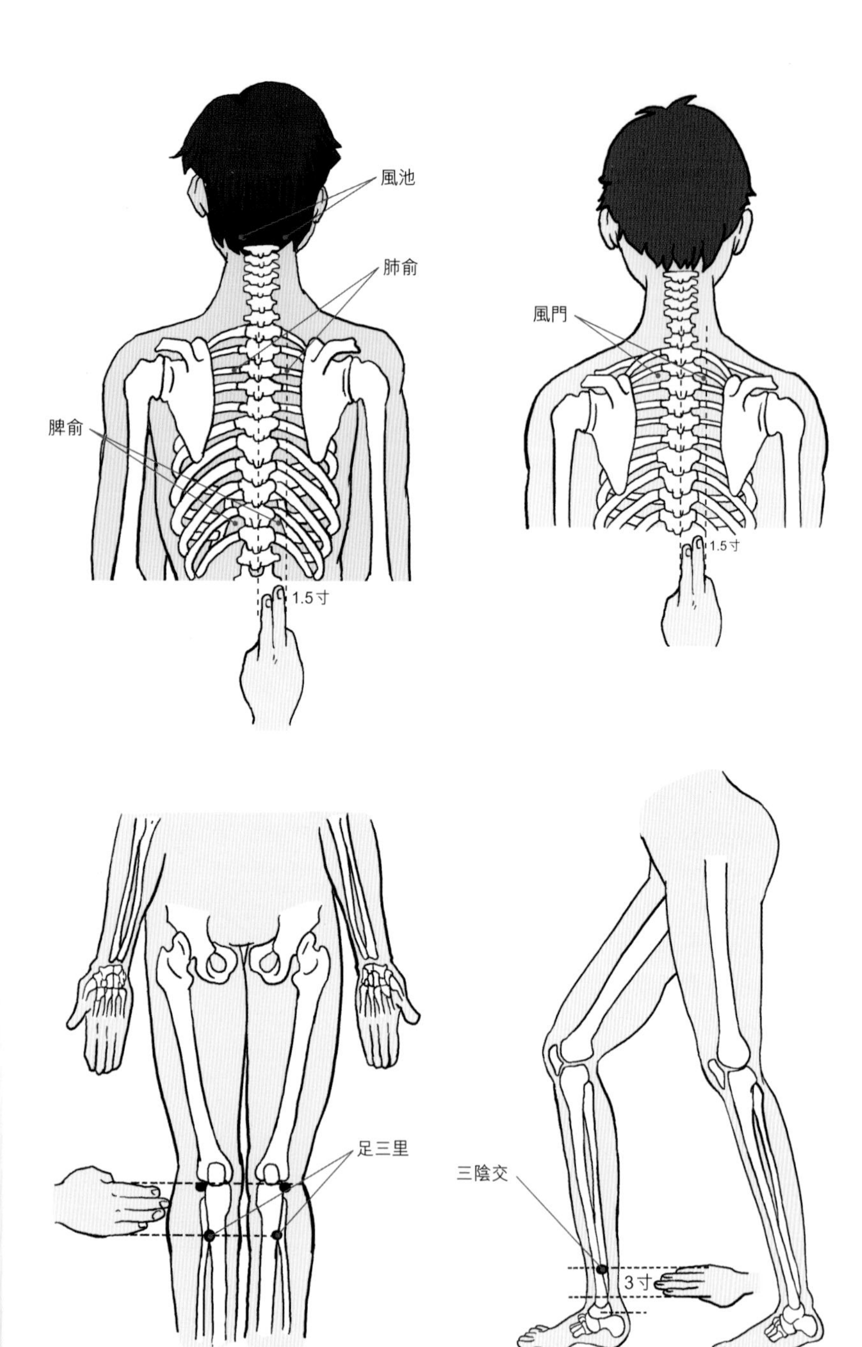
風池
肺俞
脾俞
1.5寸
風門
1.5寸
足三里
三陰交
3寸

第八篇

兒科

◎遺尿

◎小兒疳積

◎小兒癱瘓

◎痄腮

◎小兒驚風

遺尿

遺尿，少則數日一次，多則一夜數次，其睡眠深沉，睡眠中他人難以將其喚醒，每於玩耍勞累過度而尿床次數增多。

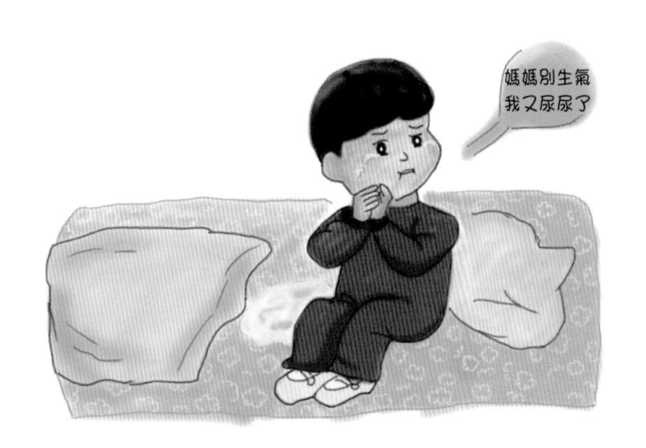

臨床見證

形體略瘦，精神疲倦，神志正常，睡中自遺，醒後方覺。

治療方法

溫補脾腎，養心安神。

處方：關元、中極、腎俞、三陰交、足三里、神門。

加減：睡眠深沉加素髎；夜尿頻繁加夜尿點。

耳針：腎、膀胱、心、腦點、皮質下、枕、尿道區。

灸法：關元、腎俞。

具體操作

針刺：關元、腎俞、足三里、三陰交用補法；其他穴位用平補平瀉法。

耳針：耳穴王不留行籽埋豆法，每次選5~6穴，每側埋穴3~4天。患者每日自行按壓3次，每穴10次。每週治療2次。

注意事項

消除患者的自卑和害羞心理，樹立起自信心，對治療本病是很重要的。

治療期間，對睡眠深沉的患兒，應於夜間叫醒患兒去小便，促其建立條件反射。

夜尿點的定位：小指掌側面遠端橫紋的中點。

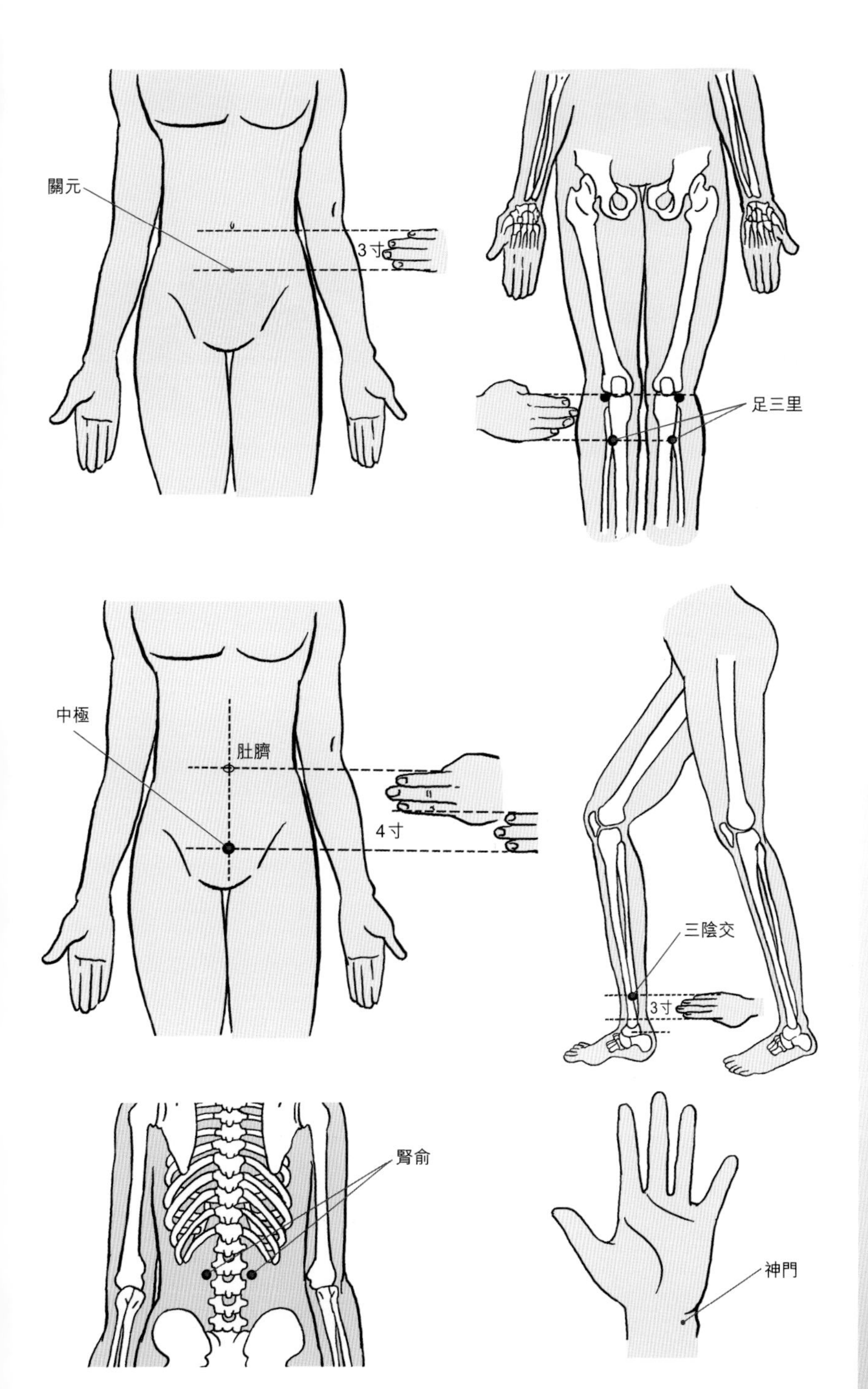
關元
3寸
足三里
中極
肚臍
4寸
三陰交
3寸
腎俞
神門

小兒疳積

疳積是1~5歲兒童的一種常見病。由於餵養不當，或其他疾病影響，使脾胃受損導致全身虛弱、消瘦面黃、髮枯等。

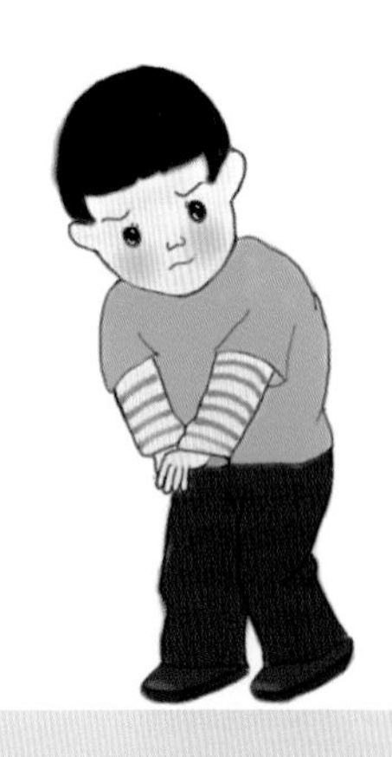

臨床見證 小兒面黃肌瘦，毛髮焦枯，睡眠不安，食慾不振，腹部膨脹，精神萎靡。

治療方法 消乳消食，導滯和中。

處方：中脘、脾俞、胃俞、四縫。

加減：積滯加建里；腹脹、便溏加天樞、氣海；睡眠不安加內關；蟲積加百蟲窩。

推拿：足三里、中脘、神闕、捏脊。

具體操作 **針刺**：足三里、氣海用補法；中脘、脾俞、胃俞、天樞、內關用平補平瀉法；建里、百蟲窩用瀉法。四縫用三棱針刺出少量黃色液體。

推拿：患兒仰臥，用掌根摩中脘、神闕各5分鐘。患兒俯臥，捏脊法5遍。後輕揉背部1分鐘。足三里按揉2分鐘。

注意事項 小兒飲食宜定時定量，配合捏脊療法可以提高療效。

捏脊療法：兩手沿脊柱兩旁，由下而上連續地挾提肌膚，邊捏邊向前推進，自尾骶部開始，一直捏到項枕部為止（一般捏到大椎穴，也可延至風府穴）。重複3~5遍後，再按揉腎俞穴2~3次。一般每天或隔天捏脊1次，6次為1個療程。慢性疾病在1個療程後可休息1週，再進行第2個療程。

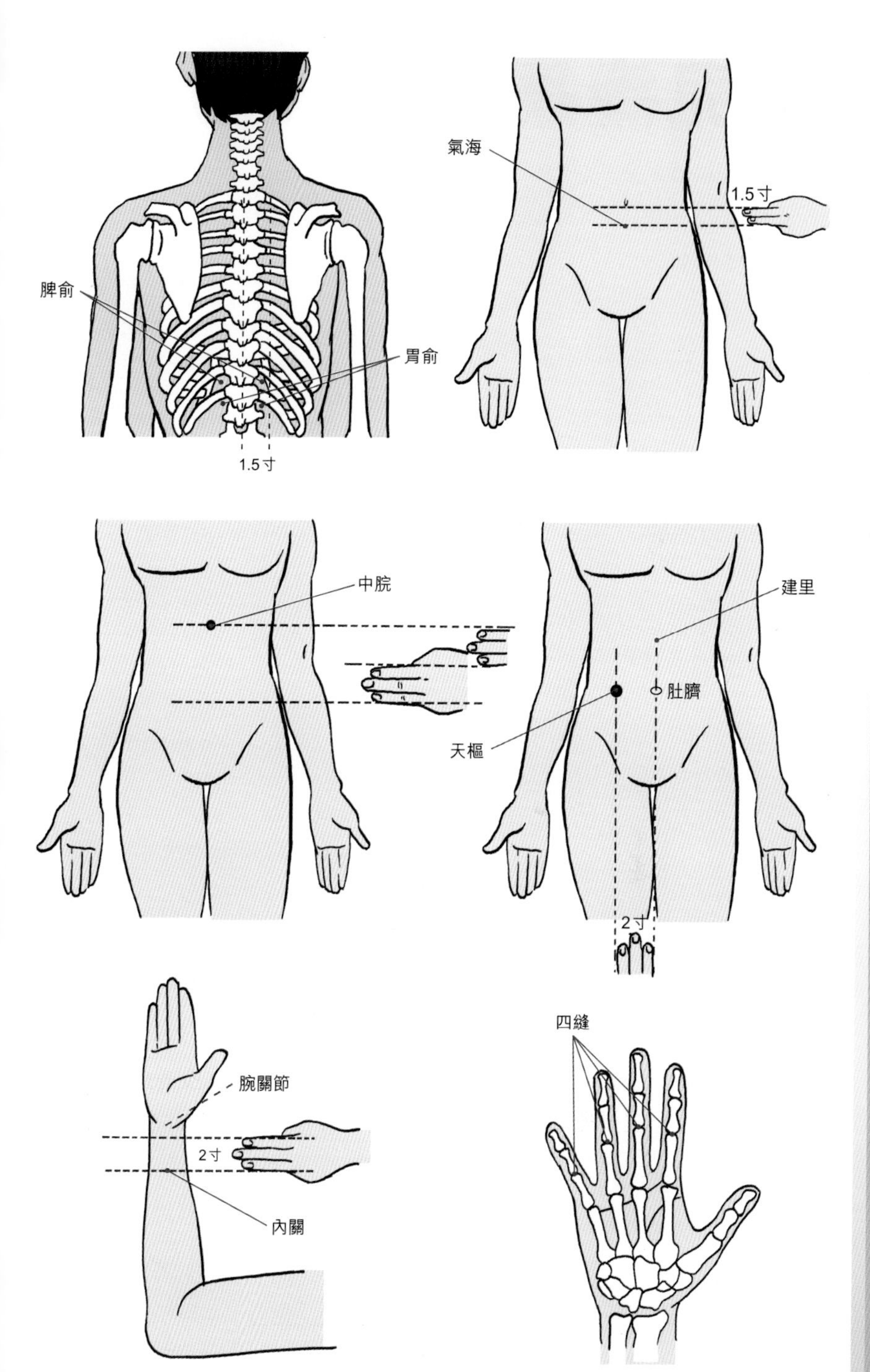
脾俞
胃俞
1.5寸
氣海
1.5寸
中脘
建里
肚臍
天樞
2寸
腕關節
2寸
內關
四縫

小兒癱瘓（小兒麻痹後遺症）

小兒癱瘓屬於「痿證」範圍。這裏討論「小兒麻痹後遺症」。

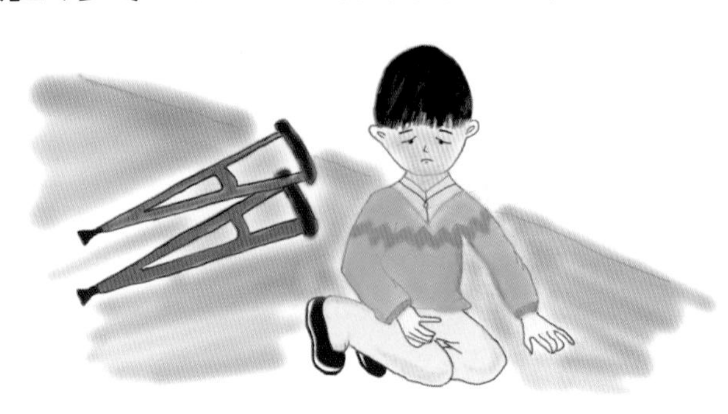

臨床見證 肢體痿軟，下肢多見，病久則肌肉萎縮，形成癱瘓。

治療方法 通經活絡，濡養筋骨。

處方：

上肢：肩髃、曲池、外關、合谷、天柱、大椎。

下肢：環跳、髀關、足三里、陽陵泉、解溪、三陰交、懸鐘、崑崙、腰部夾脊。

加減：足內翻加申脈、丘墟；足外翻加照海、太溪。

具體操作 **針刺：**用平補平瀉法。病久可採用先針健側，後刺患側。

注意事項 本病應早期治療，並配合物理治療及功能訓練。

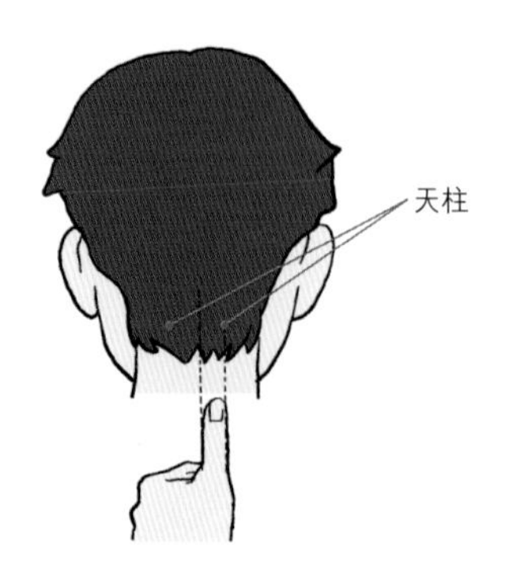

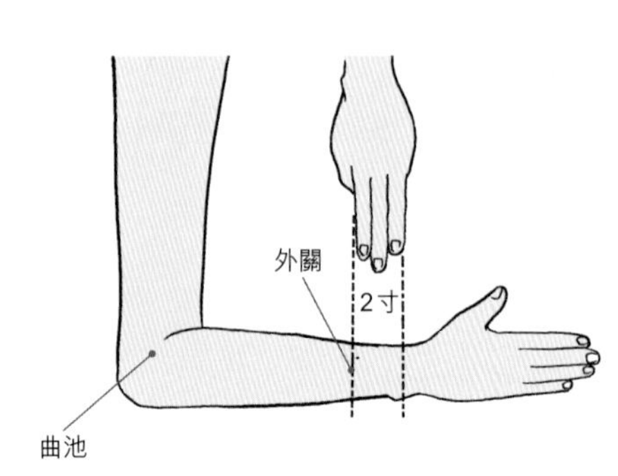

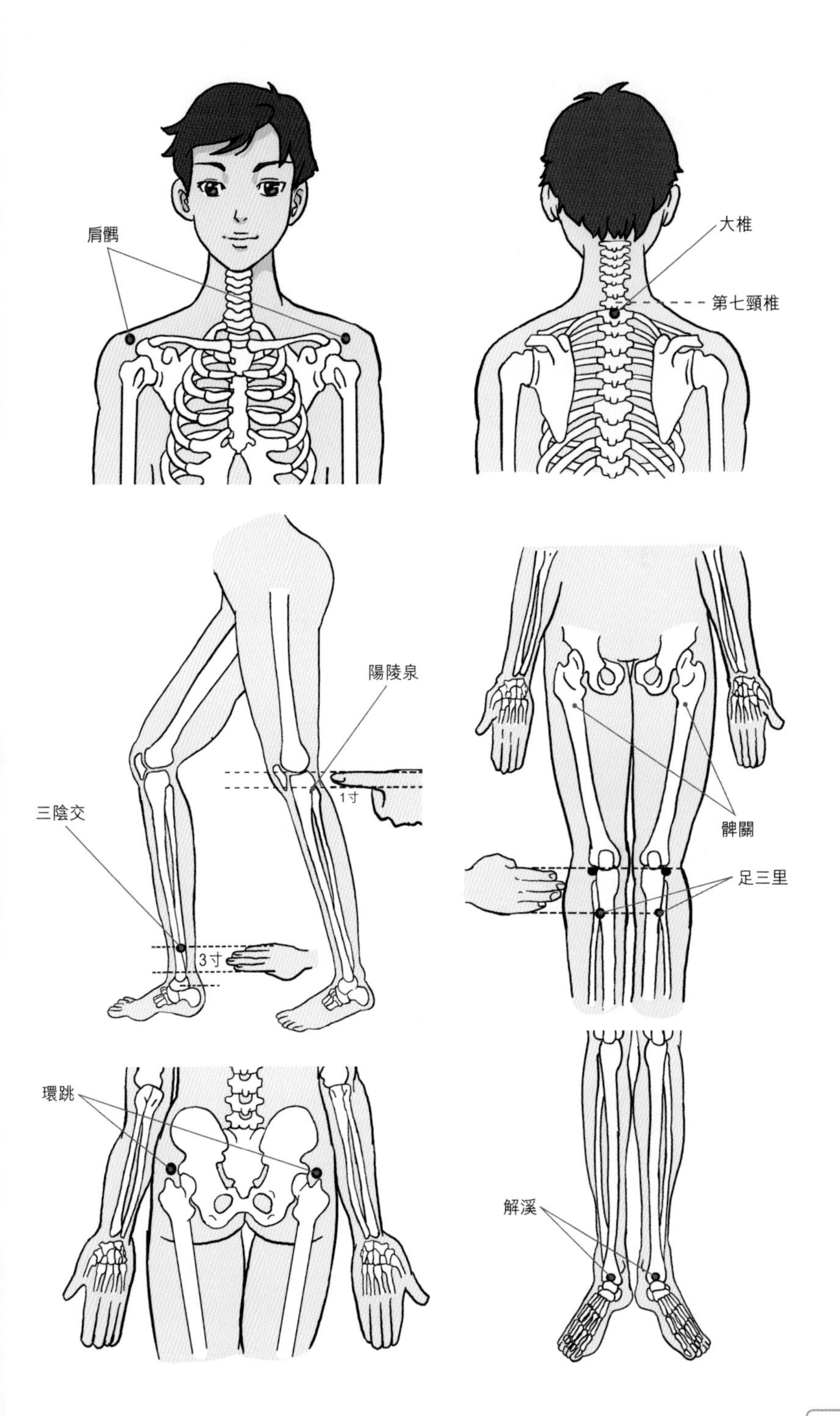
肩髃
大椎
第七頸椎
陽陵泉
1寸
三陰交
3寸
髀關
足三里
環跳
解溪

痄腮

痄腮以發熱、耳下腮部腫痛為主要表現。指「流行性腮腺炎」。

臨床見證 發熱、腮腺區腫大。

治療方法 清熱解毒，消腫散結。

處方：翳風、頰車、外關、合谷、關沖。

加減：發熱加曲池、少商；併發睾丸炎者加三陰交、太沖、曲泉。

氦氖鐳射：局部照射。

耳針：耳尖、對屏尖、面頰、腎上腺。

燈火灸法：角孫。

具體操作 **針刺**：用瀉法，每日1次，留針30分鐘，關沖、少商點刺出血，5次為1療程。

耳針：耳尖點刺放血，餘穴用毫針強刺激，每次留針20分鐘。隔日1次。

燈火灸法：單側者取同側，雙側者取雙側。先將穴處頭髮剪去，常規消毒，用燈芯草蘸植物油點燃，快速觸點穴位，聞及「叭」的響聲，立即提起。一般灸治1次即可消腫，如未完全消腫，次日可重複1次。

注意事項 針灸治療腮腺炎效果良好，如有嚴重合併症，應配合其他療法。

氦氖鐳射局部照射對流行性腮腺炎有止痛消腫的效果。

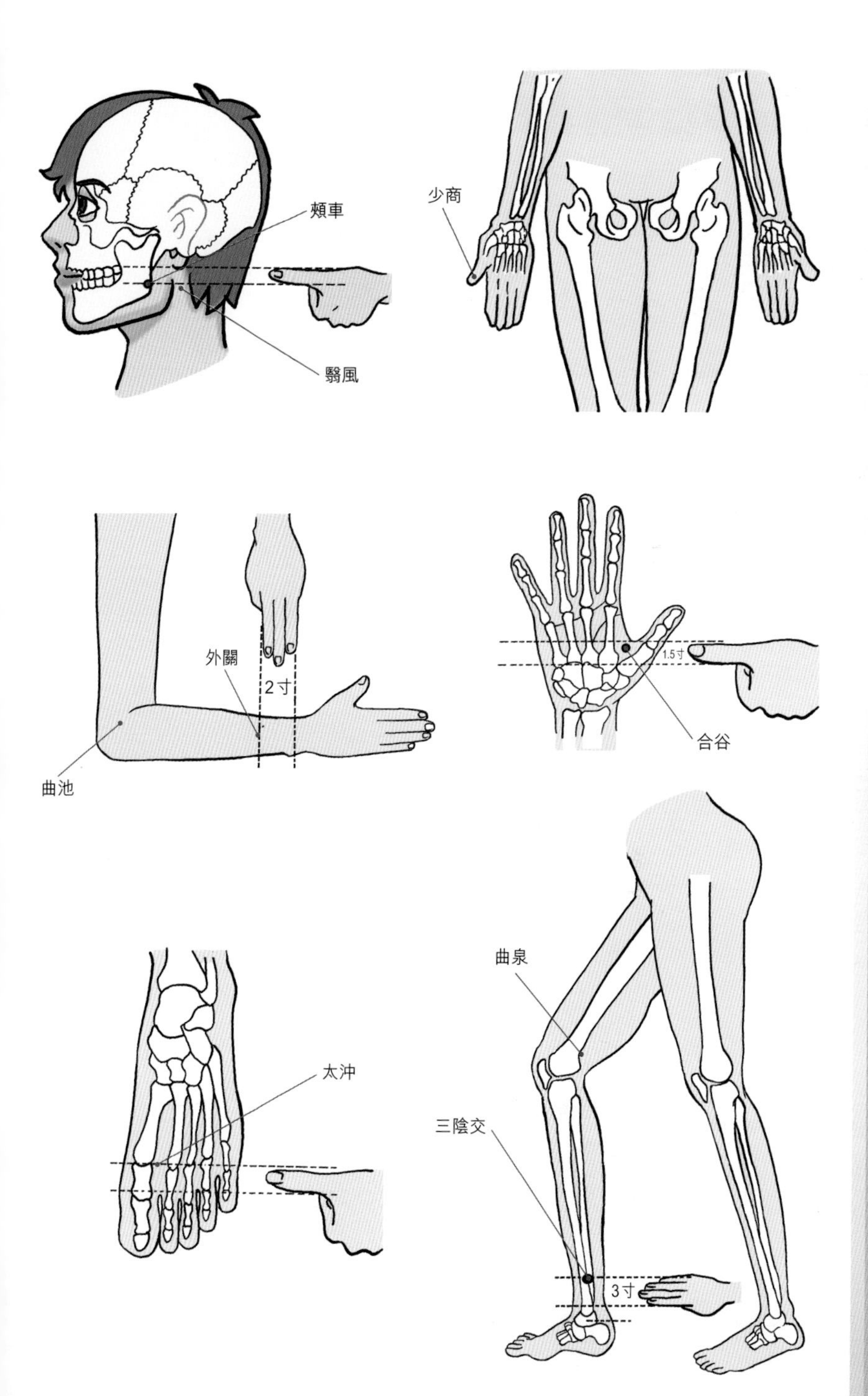
頰車
翳風
少商
外關
2寸
曲池
合谷
1.5寸
太沖
曲泉
三陰交
3寸

小兒驚風

驚風是小兒時期常見的一種急重病證，又稱「驚厥」，俗名「抽風」。以1~5歲的小兒多見。西醫學稱「小兒驚厥」。

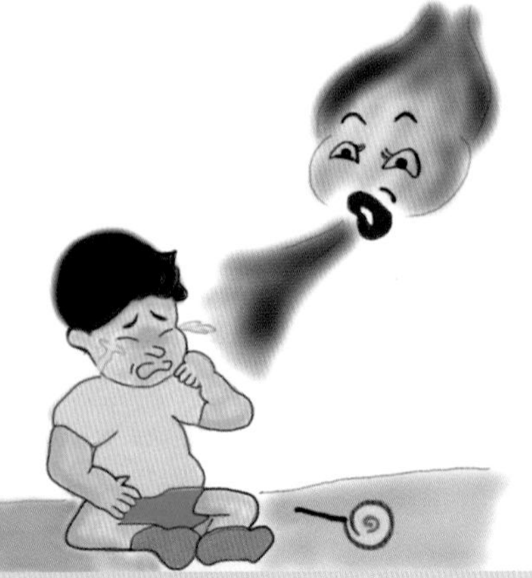

臨床見證 以臨床出現抽搐、昏迷為主要特徵。

治療方法 急驚風：清熱豁痰，開竅熄風。

處方：人中、合谷、內關、太沖、湧泉、印堂。

加減：高熱加曲池、大椎、十宣；痰鳴加豐隆；牙關緊閉加下關、頰車。

耳針：交感、神門、皮質下、心、肝、腦點。

慢驚風：補益脾腎，鎮驚熄風。

處方：脾俞、胃俞、肝俞、腎俞、氣海、曲池、合谷、足三里、太沖。

灸法：大椎、脾俞、腎俞、足三里。

具體操作 **針刺**：人中穴向上斜刺2~3分，撚轉至患兒蘇醒反應，如哭聲等即出針。十宣放血1~3滴；其他穴位用瀉法。

耳針：毫針強刺激。

慢驚風針用平補平瀉法。

灸法：用艾條溫和灸，每穴3分鐘。

注意事項 針灸治療小兒驚風可鎮驚止痙以救急，痙止後須查明原因，治療原發病。

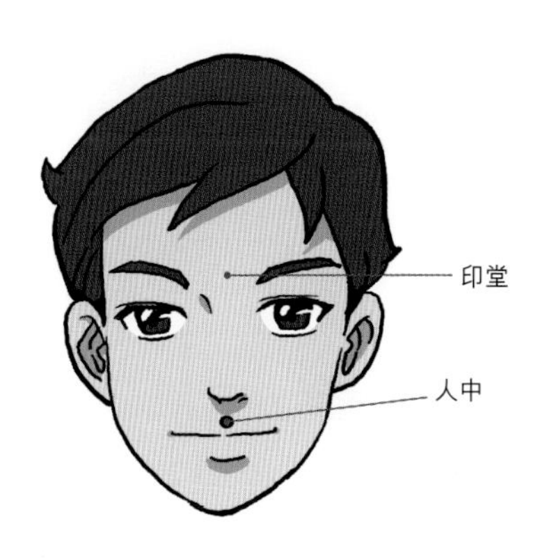
印堂
人中

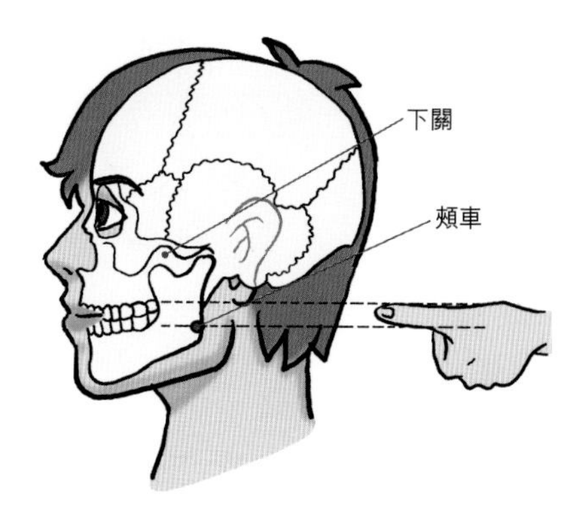
下關
頰車

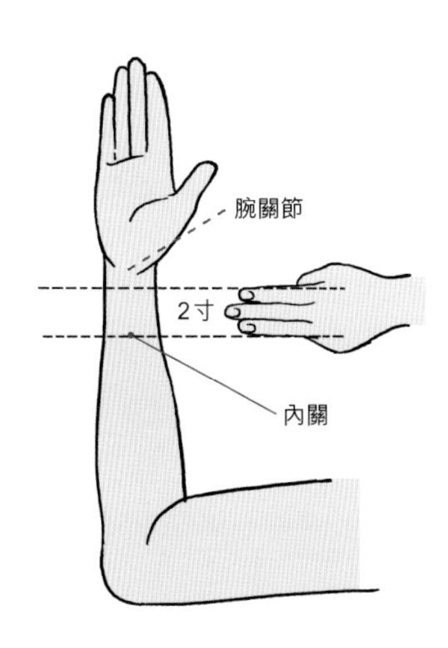
腕關節
2寸
內關

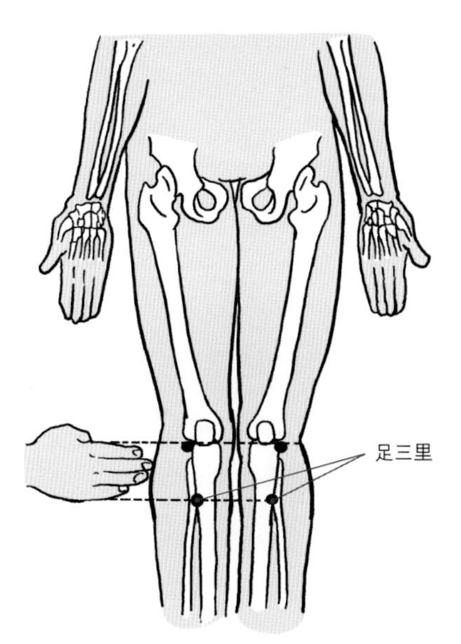
足三里

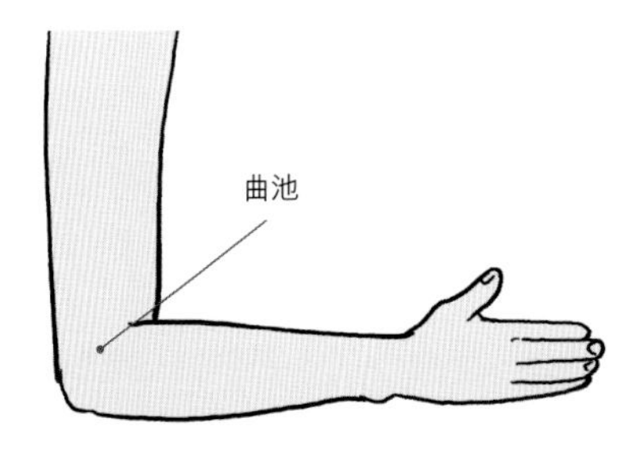
曲池

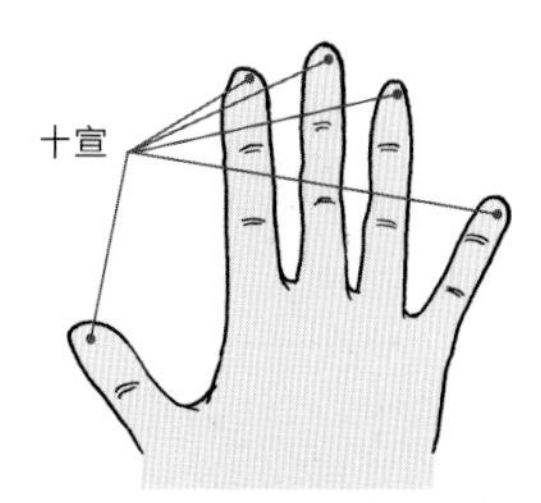
十宣

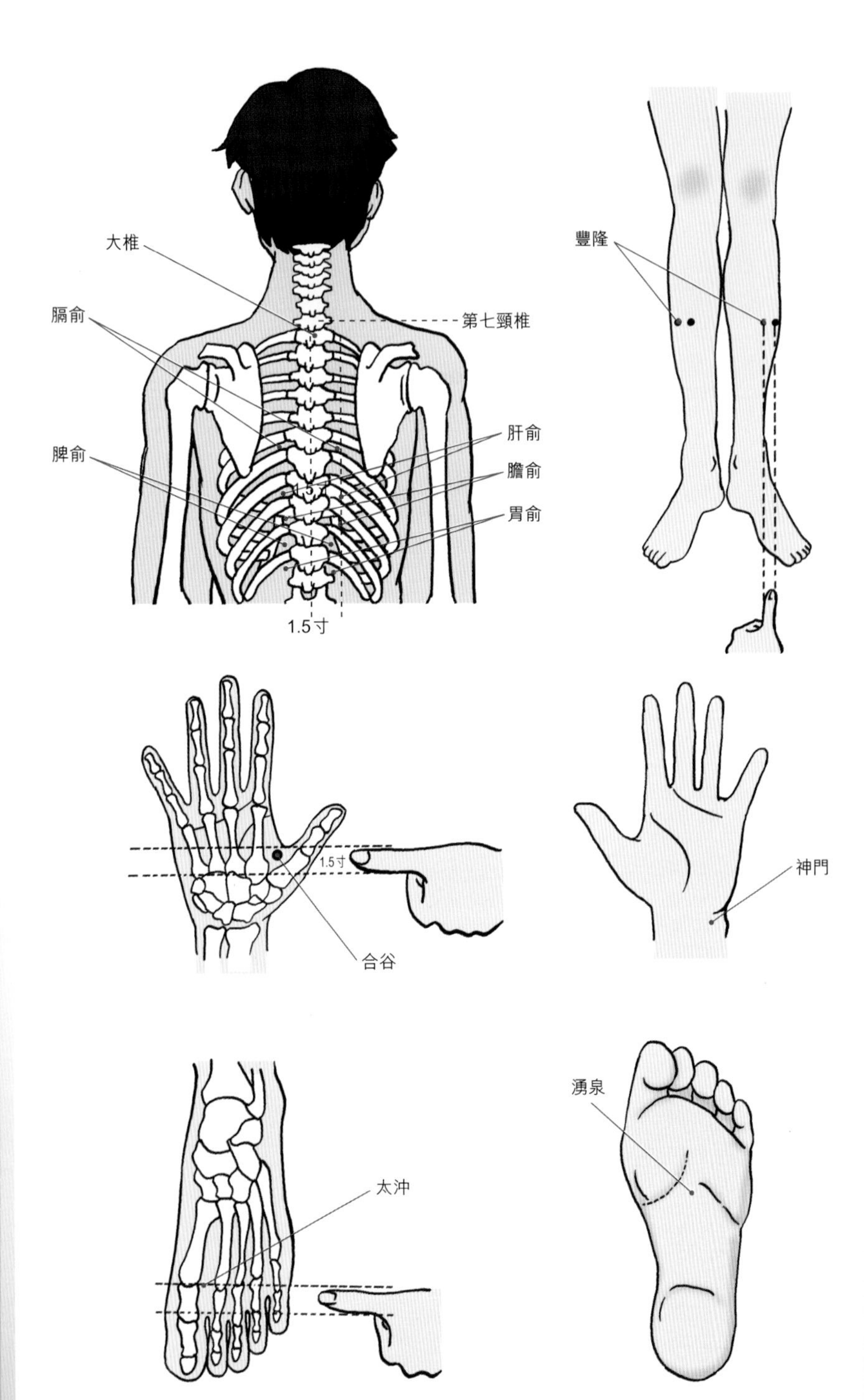

大椎
膈俞
第七頸椎
肝俞
脾俞
膽俞
胃俞
1.5寸
豐隆
1.5寸
合谷
神門
太沖
湧泉

第九篇

保健預防

◎頭部保健
◎頸部保健
◎腰部保健
◎膝關節保健
◎預防感冒
◎預防中風
◎全身調整

頭部保健

頭為人體的重要部位。保持頭腦清醒十分必要。

臨床見證 昏沉、疼痛、疲勞。

治療方法 醒神健腦。

處方：百會、神庭、印堂、風池、四神聰、太陽、合谷、太沖。

按摩：百會、風池、太陽、乾洗頭。

具體操作 **針刺**：用平補平瀉法。

按摩：用手指按揉，每穴5分鐘。

乾洗頭：雙手十指自然分開，自前髮際向後髮際梳理並逐漸加力，每組10次。每日2組。

注意事項 清頭目，緩解頭部疲勞，保持頭腦清醒。

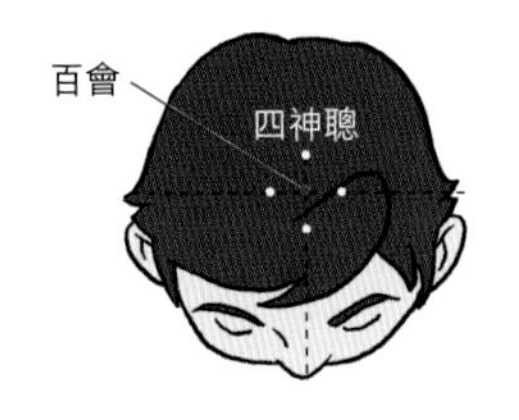

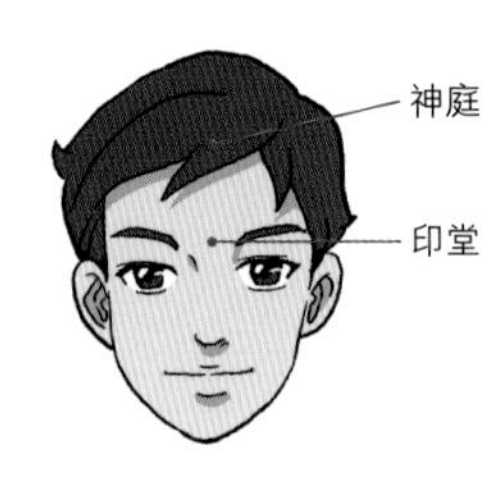

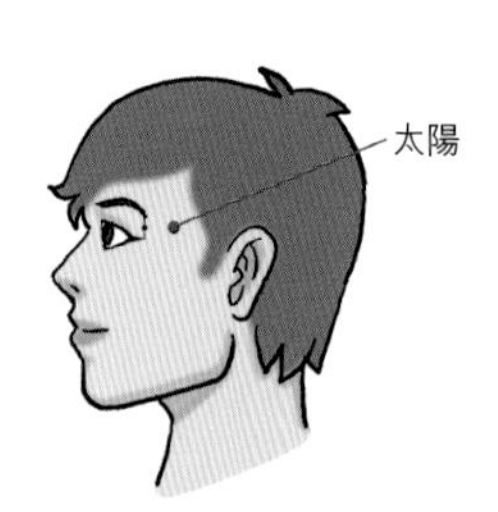

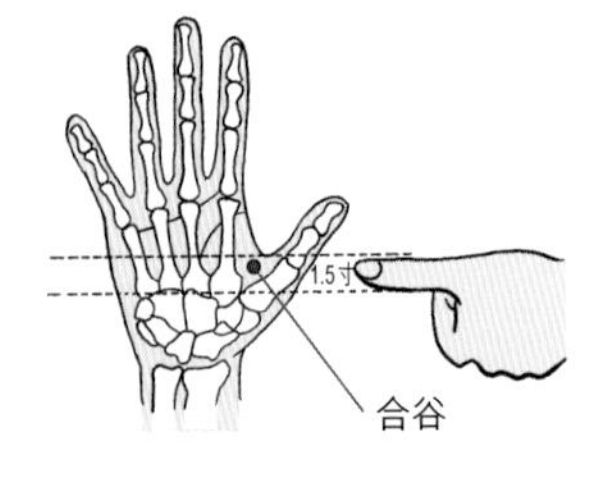

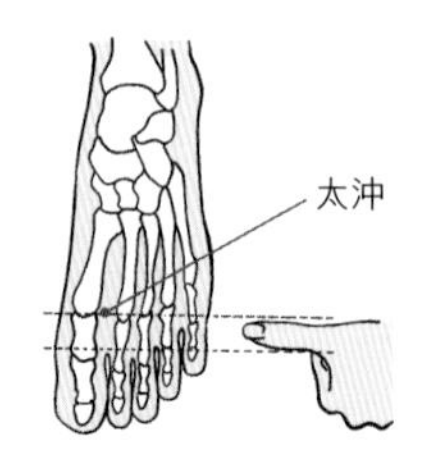

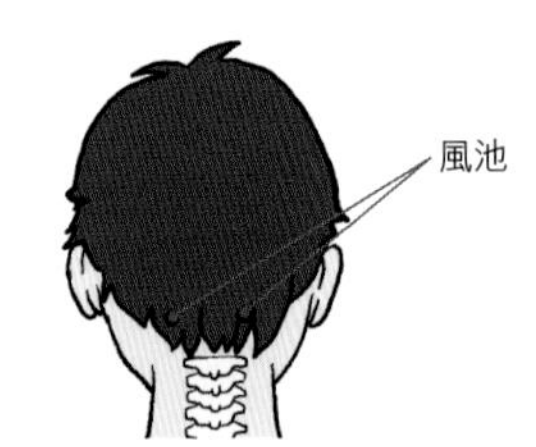

頸部保健

伏案工作、整日面對電腦引起頸部不適。

臨床見證 頸項部酸痛、疲勞。

治療方法 舒筋活血。

處方：天柱、大椎、肩井、頸夾脊、阿是、懸鐘。

按摩：天柱、肩井、頸項部。

鍛煉：頸部放鬆運動。

具體操作 **針刺**：用平補平瀉法。

按摩：用手指於頸項部按揉10分鐘。

鍛煉：

❶頸部放鬆。點頭、後仰、左右轉動，頭向四週環轉，每個動作5次。

❷用頭寫字：從簡單「米」字開始，到複雜的「鶴」字。

注意事項 可以緩解頸項部肌肉的緊張，解除頸項肩背痛，預防頸椎病的發生。尤其適於經常在電腦前或伏案工作的人士。

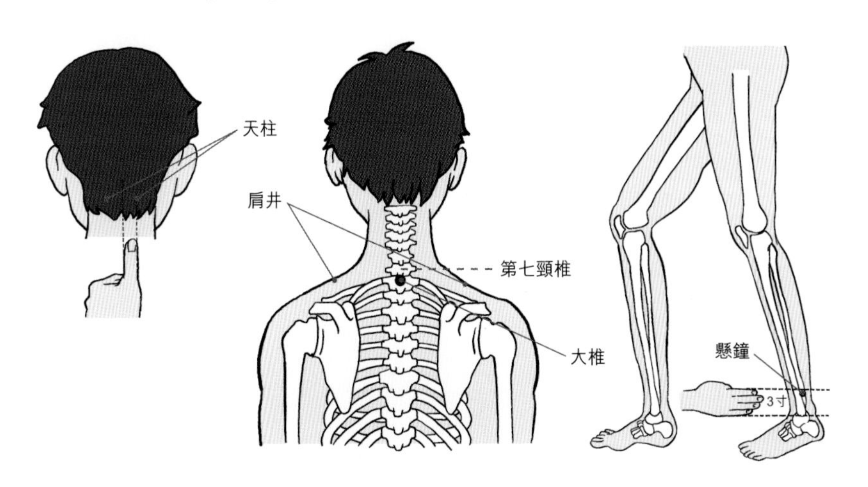

腰部保健

腰位於人體中間部位，支撐全身，又為「腎之府」。保護好腰部甚為重要。

臨床見證 腰酸、腰痛。

治療方法 強腰益腎。

處方：腎俞、大腸俞、委中、阿是。

按摩：腎俞、大腸俞。

鍛煉：腰部運動。

具體操作 **針刺**：用平補平瀉法。

按摩：用手指按揉腎俞、大腸俞5分鐘。

鍛煉：腰部環轉：雙手按在腰部，自行環轉。

注意事項 強腰助腎，緩解腰酸、腰痛以及腰肌勞損所引起的症狀。

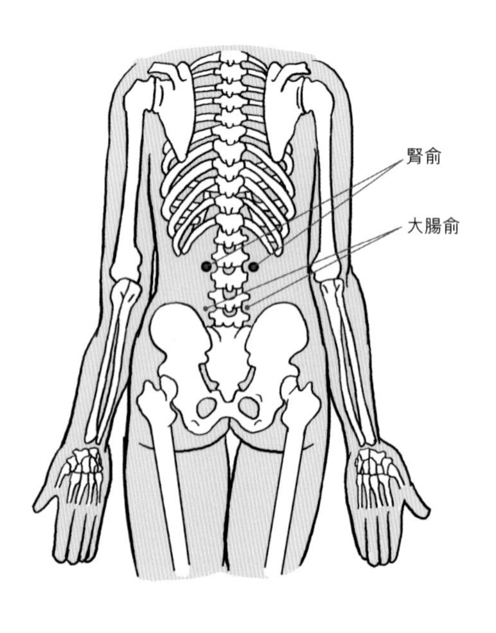

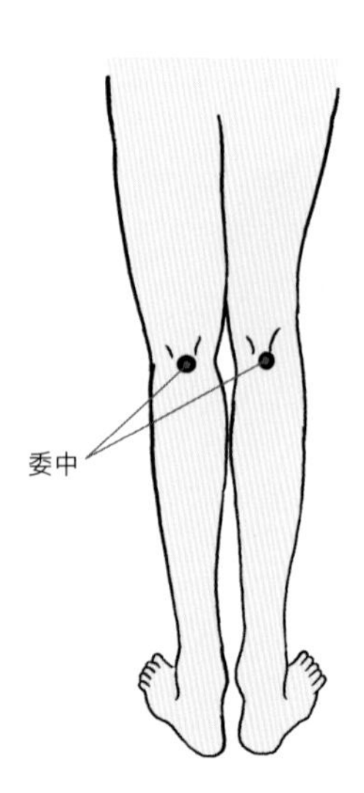

膝關節保健

人體最大最複雜，最易受損的關節。保護膝關節對工作生活起居甚為重要。

臨床見證 疼痛、活動不便。

治療方法 通經活絡。

處方：鶴頂、血海、梁丘、內外膝眼。

按摩：雙手揉膝。

鍛煉：下蹲動作。

具體操作 **針刺**：用平補平瀉法。

按摩：雙手揉膝：雙掌心按在臏骨上，手指進行按揉，邊按揉邊環轉膝關節，每次5分鐘。

鍛煉：膝關節彎曲下蹲10次。每日2次，動作宜緩，量力而行。

注意事項 增強膝關節的活動度，改善其功能。用於膝關節痛的預防和治療。

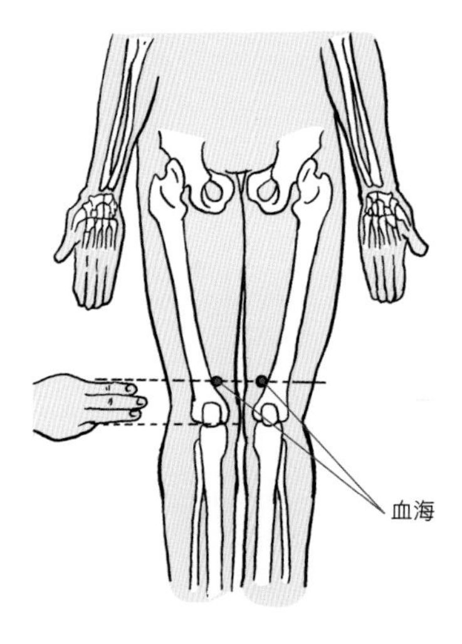

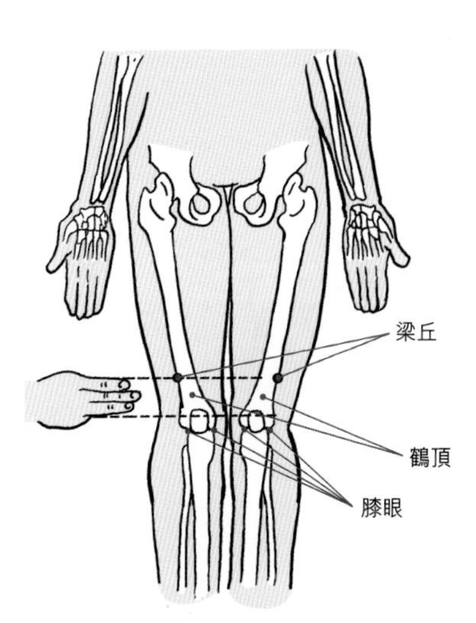

預防感冒

感冒是誘發多種併發症的序曲。預防感冒尤為重要。

臨床見證 感冒前期症狀：微畏風寒，打噴嚏。

治療方法 扶正袪邪。

處方：上星、印堂、風池、迎香、合谷、外關。

艾灸：大椎、足三里。

拔罐：大椎、風門。

按摩：迎香、風池、合谷。

具體操作 **針刺**：平補平瀉。

艾灸：艾條灸每穴5分鐘，每日1次，連續3日。

拔罐：先用閃罐每穴5次，再用坐罐每穴5分鐘。

按摩：每穴3分鐘，每日2次。

注意事項 **糖薑飲**：紅糖5克、生薑3片、泡水飲，每日2次。

熏醋：將100克食醋放在火爐上薰蒸，每日1次。

冷水洗面：從夏季開始，秋冬不輟。早晚用冷水洗臉，提高抗病能力，預防感冒。

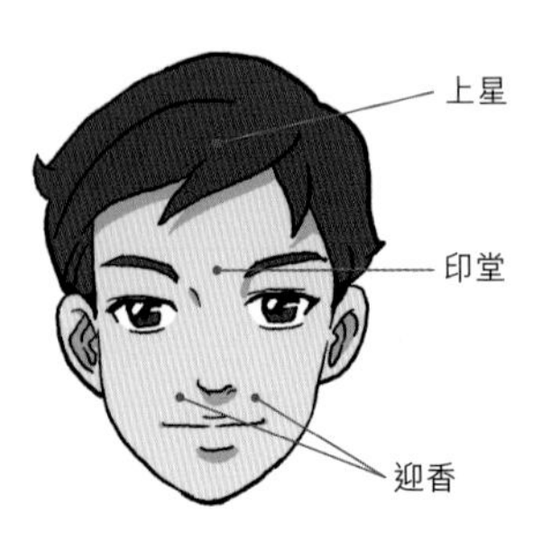

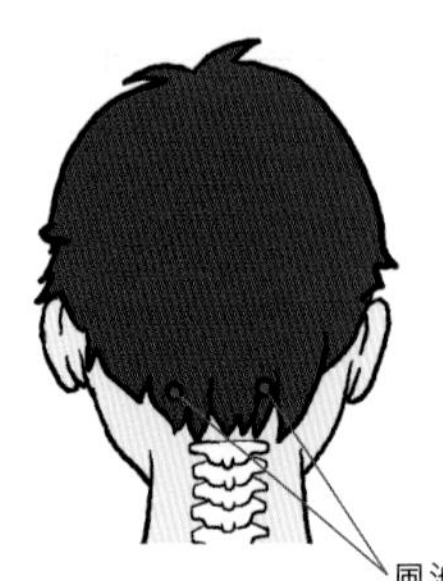

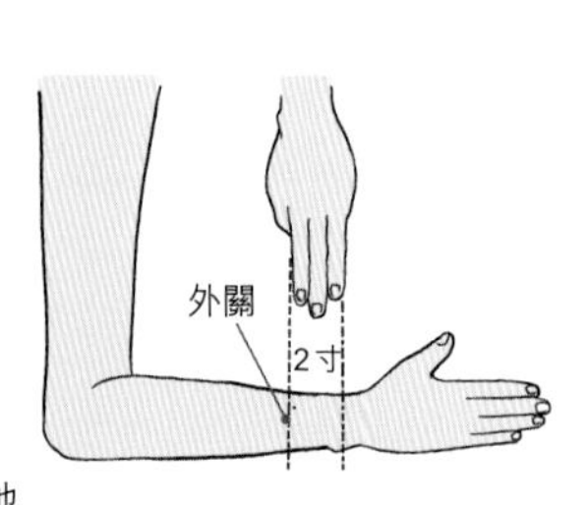

預防中風

預防中風是防病保健的重要一環。

臨床見證 頭暈、肢麻、血壓波動。

治療方法 活血通絡，鎮靜安神。

處方：百會、神庭、印堂、風池、曲池、合谷、血海、足三里、太沖。

艾灸：足三里、風市、懸鐘。

具體操作 **針刺**：合谷、太沖瀉法，其他穴用平補平瀉法。

艾灸：艾條灸每穴5分鐘，每日1次。

注意事項 高血壓是中風危險因素，有效地控制血壓應堅持服藥。

重視中風先兆，如頭暈、頭痛、肢麻、昏沉嗜睡時，應採取措施，避免中風發生。

消除誘發因素，如情緒波動、過度疲勞、用力過猛等。

飲食以低糖清淡、低脂為宜，多食蔬菜和水果，忌煙酒。

堅持鍛煉，解除緊張和疲勞，情緒穩定，生活規律，大便通暢。

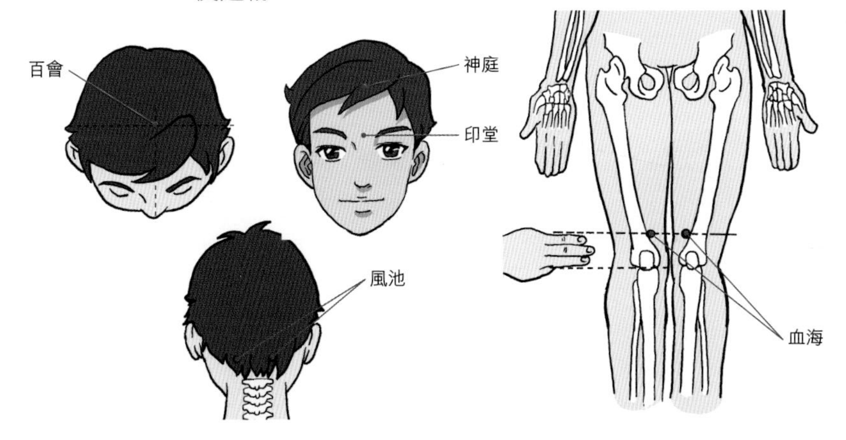

全身調整

辨別病性，確定病位。

臨床見證 根據寒熱、虛實診斷。

治療方法 調和氣血，平衡陰陽。

處方：百會、神庭、印堂、外關、合谷、足三里、三陰交、太沖。

加減：寒證、虛證加氣海、關元；熱證、實證加曲池、血海。

灸法：氣海、關元、足三里。

具體操作 **針刺**：寒證、虛證針刺用補法配合灸氣海、關元、足三里；熱證、實證針用瀉法。

灸法：採用艾條溫和灸適於虛寒證。每穴5分鐘。隔日1次。

注意事項 臨床應根據患者的體質及具體情況辨證選穴加減應用。

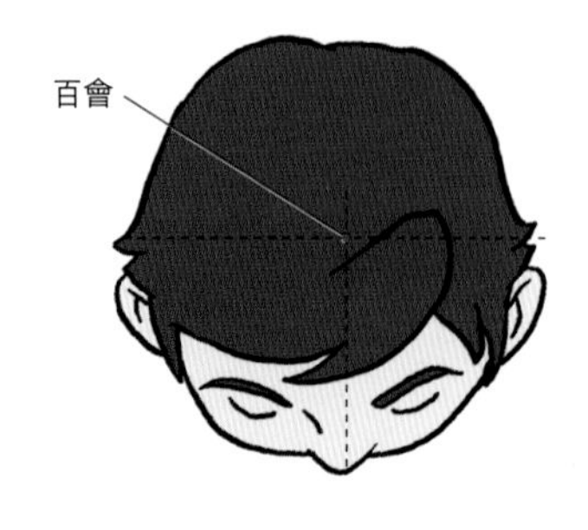

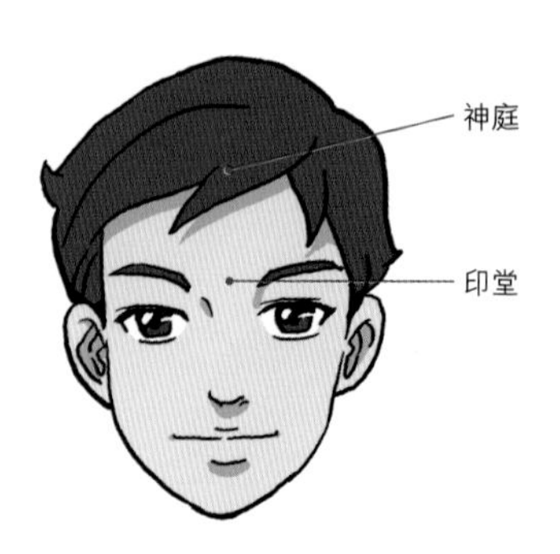

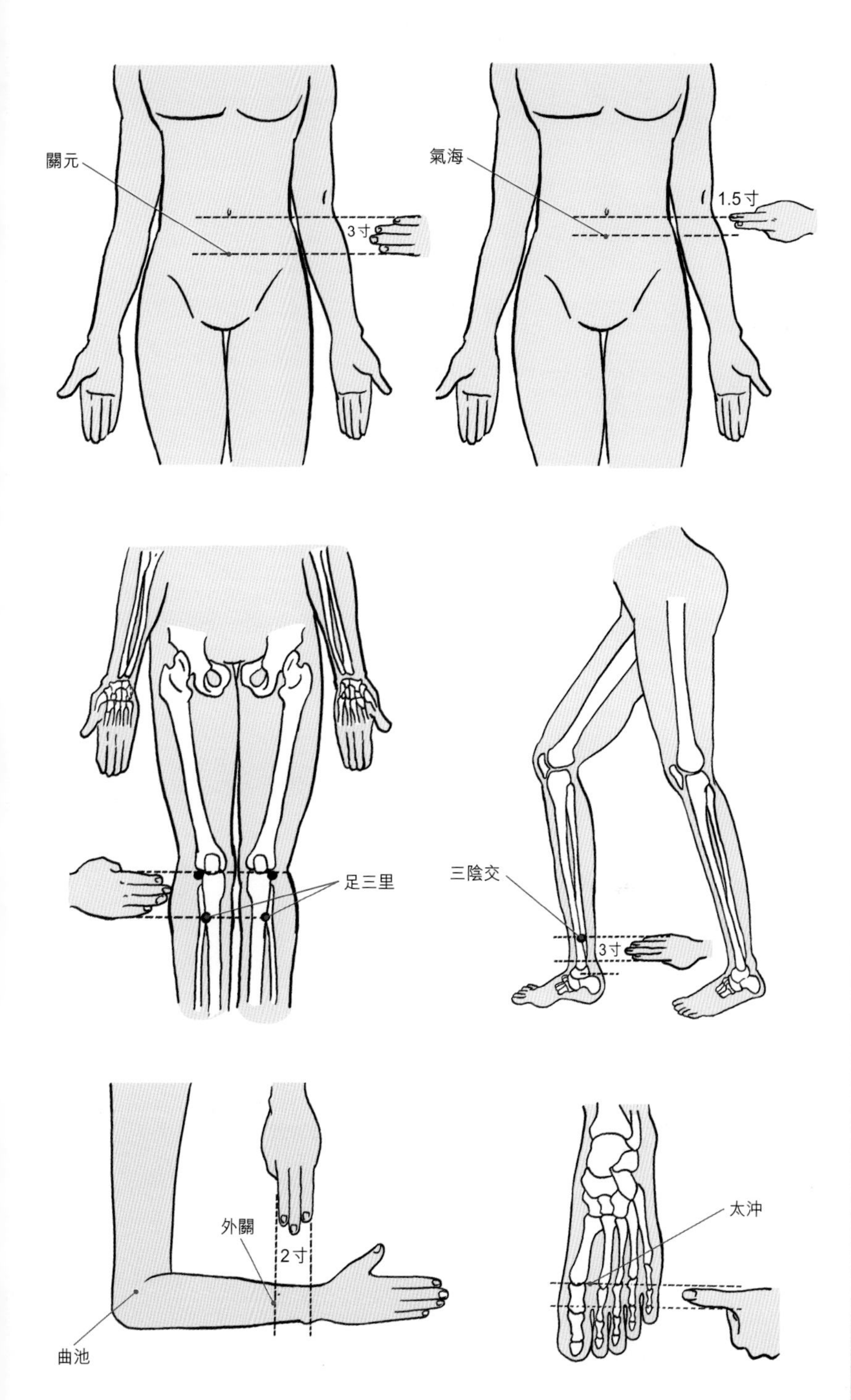
關元
3寸
氣海
1.5寸
足三里
三陰交
3寸
外關
2寸
曲池
太沖

穴位索引

【按筆劃分類】

五劃

六劃

七劃

八劃

九劃

十劃

十一劃

十二劃

十三劃或以上